U0102320

新生儿肺脏疾病超声诊断学

第2版

Neonatal Lung Ultrasonography

刘　敬　曹海英　程秀永　著

河南科学技术出版社

· 郑州 ·

图书在版编目（CIP）数据

新生儿肺脏疾病超声诊断学/刘敬，曹海英，程秀永著．—2版．—郑州：河南科学技术出版社，2019.4
ISBN 978-7-5349-9506-4

Ⅰ．①新⋯ Ⅱ．①刘⋯ ②曹⋯ ③程⋯ Ⅲ．①新生儿疾病－肺疾病－超声波诊断 Ⅳ．①R722.190.4

中国版本图书馆CIP数据核字（2019）第062993号

出版发行：河南科学技术出版社
　　　　　地址：郑州市郑东新区祥盛街27号　　　邮编：450016
　　　　　电话：（0371）65788613　65788625
　　　　　网址：www.hnstp.cn
策划编辑：马艳茹　任燕利
责任编辑：任燕利
责任校对：崔春娟
整体设计：张　伟
责任印制：张　巍
印　　刷：河南瑞之光印刷股份有限公司
经　　销：全国新华书店
开　　本：787 mm×1092 mm　1/16　印张：16.5　字数：317千字
版　　次：2019年4月第2版　2019年4月第1次印刷
定　　价：218.00元

如发现印、装质量问题，影响阅读，请与出版社联系并调换。

作者简介

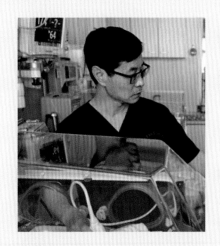

刘敬　主任医师、教授、医学博士（博士后）、博士生导师。

曾在奥地利 Graz 医科大学做博士后研究、澳大利亚 New South Wales 大学皇家妇产医院新生儿重症监护中心进修学习。现任北京市朝阳区妇幼保健院新生儿科 /NICU 主任。

擅长新生儿危重症救治、新生儿颅脑超声和肺脏超声，出版了国内第一本新生儿颅脑超声专著《新生儿脑损伤超声诊断与临床》、国际迄今唯一的新生儿肺脏超声专著《新生儿肺脏疾病超声诊断学》和《Neonatal Lung Ultrasonography》。主编或参编著作 10 余部，以第一作者发表论文近 300 篇（SCI 收录近 60 篇）。牵头制定了国际新生儿肺脏疾病诊断规范和指南（Protocol and Guidelines for Point-of-Care Lung Ultrasound in Diagnosing Neonatal Pulmonary Diseases based on International Expert Consensus）。获国家自然科学基金、中国博士后科学基金特别资助金、北京市优秀人才培养专项基金等科研基金 12 项。获军队和北京市等省部级以上科学技术奖励 11 项、国家科技进步奖二等奖 1 项。

曾任全军儿科学会副主任委员，现任中国医师协会新生儿科医师分会副会长、中国医师协会北京市新生儿科医师分会副会长、中华儿科学会围产医学专业委员会副主任委员、中国医药教育协会超声医学专业委员会重症超声学组常委及近 30 种国内外医学杂志编委等社会职务。

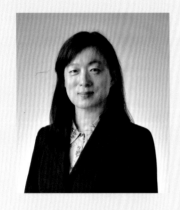

曹海英　医学硕士，从事超声专业技术工作20余年。曾任超声科主任、通用电气医疗集团超声波产品部临床应用技术支持、临床市场部经理等职务。多次支持香港地区及泰国、印度等国家的操作演示和技术培训工作，多次被评为中国区和亚洲区最佳应用技术支持。曾分别在澳大利亚悉尼大学医学院尼平医院、澳大利亚皇家妇产医院进修学习盆底超声和胎儿心脏超声，致力于在国内推广盆底超声技术、胎儿心脏横断面超声技术等，并通过了中华胎儿医学基金会（CFMF）产科超声医师资格认证考核，也是我国最早开展肺脏疾病超声诊断技术的专家之一。熟悉超声产品结构性能，熟练掌握各种仪器的调节。发表论文20余篇，参与国内、国际新生儿肺脏超声指南的制定，合作主编中、英文超声专著等3部，参与翻译著作1部，获省部级科技进步奖3项。

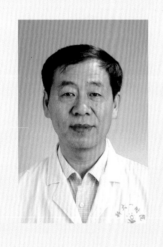

程秀永　医学博士、主任医师、教授、博士生导师、郑州大学第一附属医院新生儿科主任、河南省临床医学重点学科（新生儿科）带头人，河南省优秀教师，河南省卫生科技创新人才。现任中国医师协会新生儿科医师分会常委兼早产儿专业委员会主任委员、中华医学会儿科学分会围产专业委员会委员、全国医师（新生儿）定期考核编辑委员会委员、中国医疗器械行业协会新生儿医疗分会副理事长、海峡两岸医药卫生交流协会新生儿学专业委员会常委、世界中医药学会联合会围产医学专业委员会第一届理事会常务理事、河南省医师协会新生儿科医师分会会长、河南省医学会重症医学分会副主任委员兼儿科学组组长、河南省医学会儿科学分会常委兼新生儿学组组长；《中华实用儿科临床杂志》《中华新生儿科杂志》《国际儿科学杂志》《中国当代儿科杂志》《中国小儿急救医学》编委。承担有国家自然科学基金面上项目及省、厅级科研课题6项，发表论文120余篇，主编和参编专著9部。

《新生儿肺脏疾病超声诊断学》第一版自2013年10月出版以来，已经5年之久。对于肺脏超声，大家从一开始持怀疑态度，到目前广泛接受和认可，第一版专著的出版已经达到了目的。多年来，经过全国各地各级各类医院的大力推广、探索与应用，人们对肺脏超声的热情达到了空前的高度。正如国外专家早在2014、2015年对我们的工作所给予的评价那样：用超声诊断肺脏疾病，是近年来医学领域的一个具有划时代意义的"革命性进展"。每当听到有人对我说"我们就是一边看着这本肺脏超声书，一边进行肺脏超声操作和开展这项工作的"的时候，我就甚感欣慰！这本书能够对推动肺脏超声在我国相关领域的开展与应用，造福更多新生儿，已经超越了传统的专著出版的目的和意义。

国内外众多研究已经证实在常见肺脏疾病的诊断方面，与传统X线相比，肺脏超声具有更高的敏感性和准确性。自2017年3月起，笔者所在北京市朝阳区妇幼保健院新生儿科/NICU，肺脏超声已经全面替代X线检查，常规用于新生儿肺部疾病的诊断和鉴别诊断，使住院患儿彻底避免因肺部疾病遭受射线损害。两年来的实践证明，超声在新生儿病房内常规开展，至少作为新生儿肺部疾病的一线或首选检查手段，从而减少新生儿住院期间的射线暴露是完全可行的。

时光飞逝，转眼5年已经过去。5年来，人们对肺脏超声已经有了更深入的研究和更深刻的认识，对肺脏超声也有了更多的理解，包括肺脏超声有关术语、概念和不同肺部疾病的超声影像学特点等方面。第一版专著的内容已经不能满足当前和今后一个时期内的临床需求，因此急需对其中不准确的概念，甚至是错误的认识加以修订，以使参阅者尤其是初学者更好地掌握、理解和应用。

不仅如此，我们的研究和临床实践还证明：超声在指导和辅助新生儿肺脏疾病的治疗和护理方面也具有突出优势。如果说用超声诊断肺脏疾病改变了我们对新生儿肺脏疾病的传统认识；那么在指导和辅助肺脏疾病的治疗与护理方面，肺脏超声则彻底改变了我们的传统管理理念，如最大限度地避免了漏诊和误诊，极大地降低了呼吸机使用概率，缩短了上机时间，避免了重复上机，降低了贵重药物的使用概率，极大地缩短了患儿住院时间和节约了住院费用，并做到了肺部疾病的"精准护理"，等等。详细介绍和推广这些技术，也是出版第二版专著的目的之一。

第二版专著在第一版的基础上，对每一种常见肺脏疾病的介绍均增加了更多、更典型的病例和图谱，因而具有更大的实用性和可操作性，有助于读者参考和学习。对一些少见疾病尤其是先天性肺发育畸形（如先天性肺隔离症、先天性肺囊腺瘤等）未做介绍，因其多在产前检查中得以明确诊断，不是新生儿肺脏超声检查的主要目标。对另外一些尚处于研究阶段、不能定论或争议较多的肺脏疾病，如支气管肺发育不良等，则仅做少量介绍。

肺脏超声在我院新生儿病房 /NICU 内的常规开展和应用，是医院领导高度重视和大力支持的结果，也是我科全体医护人员共同努力的结果，在此向支持这项工作、实施这项技术的所有领导和全科医护人员表示由衷的感谢！

河南科学技术出版社高瞻远瞩、敢为人先，在人们对肺脏超声还非常陌生的情况下，出版了国际上第一本新生儿肺脏超声专著，对推动肺脏超声在我国新生儿领域的应用与开展发挥了重要作用；为该书的再版更是付出了辛勤劳动，不仅保证了及时出版，而且在排版设计、印刷质量等方面有了进一步的提高，在此表示感谢！

本次再版还得到了北京市朝阳区科学技术委员会社会发展计划项目（编号 CYSF1820）和吴阶平医学基金会临床科研专项基金（项目编号 320.6750.15072）的资助，在此表示感谢！

衷心期待肺脏超声能够在我国新生儿领域广泛开展与正确应用，期待这一"绿色、无害"新技术惠及更多新生儿！

北京市朝阳区妇幼保健院　刘敬

2018年10月于北京

前言

长期以来，医学界对肺脏疾病的诊断主要依赖于胸部 X 线检查。由于肺泡内充满气体，超声波在遇到气体时会发生全反射，因此，对肺脏疾病的诊断一直被认为是超声检查的"禁区"。但近年来，这一"禁区"已逐渐被打破，而且技术日益成熟，超声诊断肺部疾病已成为一种重要的检查和治疗效果监测手段，逐渐被临床医师所接受和认可。很多过去主要依赖于胸部 X 线检查而诊断的肺部疾病，现在借助于超声检查均可很容易做出诊断。肺脏超声为新生儿肺脏疾病的诊断与鉴别诊断开辟了一个崭新的领域，希望本书的出版能够对推动肺脏超声在我国新生儿领域内的开展和应用有所帮助。

奥地利格拉茨医科大学的 SorantinErich 教授是我们开展新生儿肺脏超声的启蒙老师。他是欧洲儿童放射学领域的权威专家，具有丰富的经验和极高的造诣，曾多次应邀到我院进行床旁超声教学和指导，修正了我们的一些错误认识和错误观念，为我们开展新生儿肺脏超声检查的准确性和可靠性方面提供了技术保障。此次 SorantinErich 教授欣然为本书作序，使本书增色不少，在本书出版之际，我们谨对 SorantinErich 教授的无私帮助与指导表示衷心感谢！

本书结合国内外最新研究成果，对书中涉及的各种新生儿肺病的病因、病理生理、临床特点及诊断与治疗等均给予了适当介绍。因此，本书不但适合超声科医师也适合新生儿科和围产医学专业医师阅读，尤其对那些希望亲自开展新生儿肺脏超声检查的新生儿专业医师会更有裨益。超声检查具有诸多优点，如简便、准确、可靠、可在床边开展、可以随时检测、便于动态观察，尤其重要的是不但可以及时做出诊断，而且可以使被检查者、同病室其他患儿及医务人员免遭射线损伤，尤其值得在新生儿监护病房内广泛开展。不仅如此，肺脏超声检查还改变了我们对疾病的传统认识，甚至纠正了我们的某些不正确的观点。

新生儿肺脏超声诊断较为简单易学，有超声诊断仪的单位，经过适当培训与学习均可开展。本书对肺的发育与解剖、新生儿肺脏超声的基础、肺脏超声的检查方法及新生儿常见肺脏疾病（如呼吸窘迫综合征、暂时性呼吸增快症、胎粪吸入综合征、感染性肺炎、肺不张等）的超声影像学特点进行了比较详细的介绍。其中，将新生儿肺不张列为单独的章节予以介绍，在专业参考书中尚属首次。书中对每种疾病均配有适量插图，其中多数插图均有详细的病史介绍和说明，有利于读者理解和自学。对于一些需在实时超声下才能清楚显示的动态特征，提供了相应的动态图谱，读者点击相关链接即可实时查看。由于先天性肺发育不良或畸形较为少见，超声不是其诊断的主要手段且诊断技术尚不够成熟，故本书对此未做介绍。

美国加州大学圣地亚哥分校的吴哲教授对书中有关超声基础和超声原理方面的内容提出了宝贵意见，修正了有关理念或认识上的某些偏差，使本书避免了一些错误，在此对吴哲教授的帮助与支持表示感谢！

肺脏超声首先在我院新生儿重症监护病房得以成功开展，是我院领导极力推动与大力支持的结果；同时我们也得到了新生儿科全体医护人员的鼎力协助、领导的积极支持及同事的无私帮助，这不仅是该项工作得以顺利开展的基础，也是本书能够最终完成的保证。二十余年来，我们在工作和学习上也得到了国内众多新生儿专家和超声专家的无私培养与扶植，他们的期望和鼓励是我们在业务上不断努力与进步的动力。在拙著出版之际，谨向所有关心、鼓励和帮助过我们的专家、领导和同事表示由衷的感谢！

本书的出版得到了河南科学技术出版社的大力支持，该出版社的期望是使本书得以与读者见面的保证，在此表示感谢！

虽然我们在新生儿肺脏疾病的超声诊断方面已有了一定的摸索与积累，并通过不同途径向国外专家学习和请教，但由于我们的接受理解能力及水平所限，对疾病的研究尚不够深入，且同一疾病不同程度、不同阶段的表现也有所差异；加之尚无可借鉴的参考书，差错和不妥之处在所难免。我们将在今后的工作中进一步加深研究、认识，并对本书进行及时补充、纠正和完善，也恳请广大读者和同道们不吝赐教与指正，以利于我们修正错误及进一步提高。

北京军区总医院附属八一儿童医院　刘敬

2013 年7月于北京

目录

第一章

肺的发育和解剖

第一节 肺的发育

肺的主要功能是气体交换，肺发育是支气管树的形成、肺泡化以及与肺发育同步的肺循环血管形成的过程，气血交换面的形成是肺发育的最重要标志性事件。肺发育主要发生在三个时期：胚胎期、胎儿期和出生后的肺发育期[1]。

一、肺发育分期

传统上基于形态学标准把肺发育分为五期[2]：胚胎期（embryonic period）、假腺期（pseudoglandular period）、小管期（canalicular period）、终末囊泡期（terminal sac period）和肺泡期（alveolar period）。近年来也有人将肺泡期分为两期，即肺泡期和微血管成熟期。肺发育的每一时期都有特异的发育标志（表1-1）。在每一时期都可能发生与肺发育异常相关的先天畸形（表1-2）。

（一）胚胎期（embryonic period）

胚胎第3~7周为肺发育的胚胎期，该期的主要特征是肺芽、气管、初级支气管和主气道的形成。人类肺起源于胚胎第3~4周的原肠腹壁侧的气管憩室（laryngotracheal diverticulum），原始憩室末端膨大分成两支，为左、右肺芽，是主支气管和肺的原基。两个肺芽向后腹侧生长，进入间叶组织，并分支形成左、右主支气管。约于胚胎第37天、42天及48天分别形成叶支气管、段支气管及次段支气管。

最初的肺血管是通过血管发生的方式由间充质细胞分化成单层内皮细胞，然后在围绕于肺芽的间充质中形成血管丛。在以后的气道分支期间，形成新的毛细血管丛以晕圈围绕着每个新形成的肺芽。肺血管最终的结构是通过初生成的血管的套叠重塑、修剪和血管生成来实现的[1]。因此，支气管树起到了血管树和淋巴网生成的模板作用[3]。

器官发生时期的发育畸形常与肺芽的形成与发育、气管与食管的分隔以及隔膜的不完全形成有关，常见的有肺不发育或发育不全、气管食管瘘、膈疝等。这些畸形常伴有其他发育缺陷而具有预后不良的高风险[4]。

（二）假腺期（pseudoglandular period）

胚胎第7~16周为假腺期，主要是传导性气道从支气管树到终末支气管的形成时期。其特点是形成胎肺，再分支形成未来的肺泡管。假腺期与胚胎期的区分在于细胞的分化过程，在胚胎期形成的肺芽、气管、初级支气管和主气道均被未分化的柱状上皮细胞覆盖，而在假

表 1-1 肺发育分期

分期	时间		主要事件
	人类（周）	鼠（天）	
胚胎期	3~7	E9~11.5	气管和左、右主支气管及肺段支气管的形成
假腺期	7~16	E11.5~16.5	上皮细胞分化，传导性气道和终末支气管形成，肺动脉和肺静脉形成
小管期	17~27	E16.5~17.5	呼吸性气道、肺泡管和原始肺泡形成；Ⅰ型上皮细胞、Ⅱ型上皮细胞分化和肺泡毛细血管屏障形成
终末囊泡期	28~36	E17.5~PN5	增加气体交换面积，Ⅰ型上皮细胞、Ⅱ型上皮细胞进一步分化
肺泡期	36~2 岁	PN5~28	肺泡分隔和增加，终末支气管和肺泡扩大

表 1-2 与肺发育异常相关的先天性畸形

时期	先天性畸形
胚胎期	肺发育不良、气管或喉发育不全或闭锁、气管或支气管软化、支气管畸形、异位叶、A-V 畸形、先天性肺囊肿
假腺期	囊性腺瘤样畸形、肺隔离症、肺囊肿、肺发育不良、先天性肺淋巴管扩张、先天性膈疝
小管期	肺发育不良、腺泡发育不良、RDS
终末囊泡期 / 肺泡期	肺发育不良、腺泡发育不良、RDS/CLD、肺泡毛细血管发育不良

注：RDS 为呼吸窘迫综合征；CLD 为慢性肺部疾病。

腺期近端上皮、远端上皮和间质将分化为特定的细胞类型。上皮分化呈离心性，未分化的细胞分布于远端气道，而分化中的细胞分布于近端气道。胚胎第 13 周，近端气道出现上皮分化，近端气道上皮来源于未分化的柱状上皮，以后分化为纤毛细胞、无纤毛的柱状细胞和肺神经内分泌细胞。远端气道上皮来源于立方细胞或低柱状细胞，并分化为肺泡Ⅱ型上皮细胞。间质细胞分化为成纤维细胞、软骨细胞和成肌细胞。肺发育过程中气道分支发生和细胞分化都取决于上皮与间充质的相互作用[5]。在假腺期，肺动脉和肺静脉也形成。肺动脉与呼吸道相伴生长，于胚胎第 14 周出现动脉管道。肺静脉的发育模式与肺动脉不同，肺静脉将肺分成肺段和次段。

在假腺期，肺的发育依赖于机械刺激。胚胎第 10 周左右开始出现的胎儿呼吸运动对肺组织产生额外的牵拉作用并引起肺液运动[6]，而机械刺激可通过机械敏感通道释放 5- 羟色胺促进上皮细胞分化[7]。此外，机械刺激也可促进上皮细胞增殖及Ⅱ型上皮细胞分泌表面活性脂类。常染色体隐性遗传性多囊肾引起的羊水过多可导致子宫内外压力平衡失调而影响肺发育，由于肾的发育同样存在分支形态形成的过程，因此推测肺发育不全与多囊肾可能由联合的基因缺陷导致[8]。

（三）小管期（canalicular period）

胚胎第 17~27 周为小管期，这一时期的主要特征是气道上皮的生长、肺腺泡发育和血管形成（肺毛细血管床的大量增加）。标志性的特征是Ⅰ型和Ⅱ型上皮细胞分化及肺泡毛细血管屏障的形成[9, 10]。由于在本期传导性气道的发育已完成，肺的发育主要是建立气体交换功能，包括肺腺泡出现、气血屏障的上皮分化以及Ⅰ型和Ⅱ型上皮细胞分化。远端气道立方形的Ⅱ型上皮细胞分化出扁平的Ⅰ型上皮细胞，胚胎第 24 周后Ⅱ型上皮细胞开始产生和分泌表面活性物质，由Ⅰ型上皮细胞形成的细胞层支持气体交换功能[11, 12]。

在小管期，由于肺泡毛细血管屏障的形成，气体交换的可能平台已经建立，表面活性物质的产生与分泌使得肺泡膨胀成为可能。随着围产技术的发展，此时期出生的早产儿已有存活的可能。因此，小管期是人类肺生长与发育的重要里程碑。

肺微循环的发育不仅具有促进肺泡发育的作用，而且对于维持肺泡的结构和功能具有重要作用，肺微循环发育异常可能直接导致肺泡发育异常。肺泡毛细血管发育不良（alveolar capillary dysplasia，ACD）是一种致命性的先天性肺血管系统发育异常疾病。由于包绕肺泡上皮细胞的是含有小血管的间质而不是毛细血管，因而引起毛细血管密度减小、气血交换界面减小、肺泡隔增厚及肺动脉高压，导致出生后短时间出现进行性呼吸窘迫，迅速发展为难以逆转的肺动脉高压、严重的低氧血症和高碳酸血症，死亡率近 100%，也被称为"逻辑上致死性的疾病"[13, 14]。其发病原因尚不清楚，推测胚胎期肺血管发育不良可能阻止肺泡发育成熟。基于内皮细胞信号在肺血管发育中的作用，推测某些内皮细胞信号转导紊乱可能是该病的致病原因之一[15]，其中血管内皮生长因子（vascular endothelial growth factor，VEGF）和内皮型一氧化氮合酶（endothelial nitric oxide synthase，eNOS）可能与 ACD 的发病相关[16, 17]。

（四）终末囊泡期（terminal sac period）

胚胎第 28~36 周为终末囊泡期，其特点是继发性嵴引起的囊管再分化。由于分支形态发生与肺泡化是完全不同的遗传程序，因此两者的发生过程并非平行，在终末囊泡期气道分支已完成，分支形态发生已经停止，而肺泡化尚未开始[18, 19]。在此期，肺的进一步生长和发育主要是随着腺泡管膨胀，外周气道扩张和气道壁变薄，肺的潜在气体容量和表面积不断增加，为气体交换提供了解剖上的潜能。在此期，Ⅰ型上皮细胞、Ⅱ型上皮细胞的进一步分

化和包含层状体的 Ⅱ 型上皮细胞增加。随着肺泡隔以及毛细血管、弹力纤维和胶原纤维的出现，终末囊泡最先肺泡化。

在终末囊泡期出生的早产儿，若赋予其相应的生命支持措施（如肺泡表面活性物质、氧气或机械通气等），多数可以存活，但是由氧毒性和机械通气创伤引起的细胞水平的肺损伤，以及炎症和激素诱导的肺发育程序的重构，其肺泡化的进程不会像足月儿那样正常进行，最终的结局是支气管肺发育不良（bronchopulmonary dysplasia，BPD）。BPD 引起的肺结构改变的影响常持续到成年，甚至贯穿一生[20, 21]。

（五）肺泡期（alveolar period）

肺泡期是肺泡化和微血管成熟时期。肺泡发育的时间在不同物种有很大不同，羊的肺泡发育多数在出生前已完成；鼠的肺泡化则持续到出生后 28d；人类在宫内已经开始肺泡化，而全肺的肺泡化一直持续到 2 岁才完成，微血管成熟要持续到 3 岁。肺泡形成期是肺发育的最关键阶段，涉及多种细胞系精确的时空协调，这就使得该过程特别容易被细胞应激、宫内感染甚至营养受限等因素影响而中断，从而引起肺气肿及肺泡毛细血管发育不良，且这些病理改变不易逆转。

依据传统的肺泡化模型推测，在肺微血管成熟期，随着肺泡隔毛细血管层的成熟，肺泡化即停止[22]。应用新技术研究发现，无论是兔、猕猴、鼠还是人类，肺泡化都会随着肺的生长而持续存在[23-27]。因此肺泡化被认为存在两个不同的阶段：经典肺泡化阶段和持续肺泡化阶段。持续肺泡化阶段肺泡数量的增加速度慢于经典肺泡化阶段[24, 28, 29]。肺拥有在生长过程中产生新肺泡的潜能，这一点在临床上十分重要。临床研究已证实，被认为是永久性肺损伤的 BPD 在后期可以恢复，动物实验发现在持续肺泡化阶段，糖皮质激素的干预可促进肺损伤的修复[30, 31]。

过去微血管成熟阶段被描述为在肺泡化阶段之后的阶段，包括这两个阶段之间的重叠。最近，人们认识到，肺泡化一直持续到青年时期，这一新发现引发了人们重新审视微血管成熟过程的时机[32, 33]。基于大鼠肺发育期间进行的体视学评估发现，微血管成熟与肺泡化平行发生，这就意味着肺泡化和微血管成熟都在终末囊泡期后开始并持续到青年时期。

（六）出生后肺生长

出生时肺泡数量为 2 000 万~5 000 万个，肺泡的增殖持续到 2~3 岁，肺泡的大小与表面的增长持续到青春期[34, 35]。到成年人肺泡的最终数量可达 3 亿~8 亿，约每立方毫米 170 个[36]。尸体解剖显示，由于男性的肺泡数量和面积均大于女性，因此，男性的肺大于女性。最新研究显示，随着年龄的增长，小支气管和肺泡明显增大，到 22 岁达到顶峰[37]。

二、肺发育的分子基础及调节

肺发育的知识绝大多数来源于对动物的研究，而动物的肺形态生长的时机与人类有很大不同，例如，羊的肺泡发育多数在出生前已完成。由于鼠的肺泡多数在出生后发育，因此，鼠可能是研究人类肺发育较为有用的模型。

器官的形态发生依赖于组织选择性和无所不在的转录因子和基因。正如所有组织发生一样，肺的形成依赖于许多信号和接收分子的相互作用，调节细胞的增殖、存活、迁移、极性、分化和功能。然而目前对肺形成的分子和细胞事件的精确调节的认识仍处于初步阶段。在细胞-细胞、细胞-基质相互作用的复杂机制的转录调控下，肺的协调发育形成气血界面，为出生后生理性气体交换做准备。通过旁分泌和自分泌机制，转录因子、生长因子和其他信号分子调节着上皮-间质相互作用。转录调控着最早期的肺发育阶段，导致原始肺芽的细胞分化和细胞决定，以及建立分支形态发生和形成的框架模式。Wnt 信号在早期前肠发生阶段起重要作用，Wnt2 和 Wnt2b 联合缺失可引起 Nkx2.1（甲状腺转录因子 -1）的表达缺失和 Sox2 过表达，导致前肠分隔失败[38-41]。肺芽的发育完全依赖于肺芽上中胚叶 FGF10（成纤维细胞生长因子 10）和内胚层 FGFR2（成纤维细胞生长因子受体 2）的局部表达，FGF10 缺失时尽管气管有分离，但没有肺芽扩张的发生[42, 43]。

尽管对一些影响因素已有所认识，但有关前肠分隔为气管和食道的分子机制仍不清楚。分支形态发生源于对肺泡化起关键作用的传导性气道的形成，各个阶段的肺发育受到不同信号分子及其受体时空分布的影响，也受旁分泌、自分泌和内分泌机制正性和负性信号的调控。肺分支形态发生和肺泡化受转录因子、生长因子信号分子及细胞外基质蛋白的调节。肺芽的形成和细胞分化受 HNF-3β（肝细胞核因子 3β）、Shh（音猬因子）、Nkx2.1、HNF-3/Forkhead homologue-8（HFH-8）、Gli、GATA（锌指转录因子）等转录因子的调控[40, 44-46]。Nkx2.1 表达被 HNF-3β 和 GATA6 激活并与其他转录因子一起启动肺形态发生[47, 48]。初级和次级分支形成主要受 FGF10 正性信号和 Shh、BMP4（骨形态发生蛋白 4）及 Spry2 负性信号的影响。EGF（表皮生长因子）、PDGF（血小板源性生长因子）及其他 FGFs（成纤维细胞因子）与上述因子一起影响进一步分支发生。维甲酸和 PDGF 在肺泡化和二次分隔中起关键作用，Nkx2.1 和 GATA6 有助于细胞分化和 Ⅰ 型上皮细胞、Ⅱ 型上皮细胞和表面活性系统的发育。HFH-4 对于纤毛上皮细胞系的分化尤为重要。HNF-3β 影响前肠内胚层的形成，HNF-3β 调控远端肺结构形成的关键转录因子 Nkx2.1，Nkx2.1 调节表面蛋白基因[49, 50]。产生于前肠内胚层的 Shh 通过间叶细胞上 Gli 的表达调节肺的形态发生信号。源于中胚叶的 FGF10 通过其在上皮细胞上的受体调节分支形态发生。肺泡化和肺毛细血管网的形成受多种因素的影响，如 PDGF、血管内皮生长因子（vascular endothelial growth factor，VEGF）及维甲酸（retinoic acid, RA）[51-53]。

从现有的证据来看，还没有一个信号成分能在肺发育的调节中扮演统治者的角色，然而它们作为一个团队在一起相互作用，调控着肺的发育（表 1-3、表 1-4）。

表 1-3　一些转录因子和生长因子在发育和生长中的可能作用

转录因子和生长因子	在发育和生长中的可能作用
FoxA1，FoxA2，GATA4，GATA6	前肠形成和保持
Tbx4	肺芽的定位
FGFs	出自前肠的器官定位，诱导肺芽和分支（FGF10）、肺泡化、肺泡 II 型上皮细胞分化和诱导 SP-C（FGF2 和 FGF7）
Shh	抑制 FGF10 表达和分支发生
BMP4	背侧和腹侧分支的形成和控制
EGF	气道增殖、分化和分支
PDGF	肺泡化
TGF-β	肺损伤后修复，基质产生，抑制细胞分化
IGF	气道增殖
VEGF	血管和淋巴管生成
GM-CSF	巨噬细胞分化

（一）转录因子

目前对于调节肺形成的特定的转录因子尚不确定。尽管已确定了许多转录因子及其结合位点与肺特殊基因的调节相关，但涉及肺形成和功能方面的转录调控网络的进化和形成才刚被认识。对于肺选择性基因表达的研究始于对甲状腺转录因子 -1（thyroid transcription factor-1，TTF-1，也称为 Nkx2.1）控制的表面蛋白基因（如 *Sftpa*、*Sftpb*、*Sftpc*、*Sftpd*）的认识[49, 50]。肺器官发生的最早期阶段受多种转录因子的调控，这些转录因子通过影响靶基因的转录而调节细胞的分化和增殖。从原始前肠的肺形态发生开始就需要上皮 - 间质细胞信号来限定和协调结合在特殊启动子区域的转录因子的激活或抑制以及启动基因的表达。早期前肠发育所需的转录因子在以后肺形态发生时仍起作用，例如，敲除 *Foxa2*、*Catnb*、*Sox17*、*Gata6*、*Stat3* 基因和其他转录因子在内胚层源于前肠细胞的表达可引起肺形成前正常胚胎模式的失败[54-56]。肺特殊基因调节区域的功能分析显示，肺发育的正常活动需要多种特殊转录因子的相互协同作用，包括 TTF-1、肝细胞核因子（hepatocyte nuclear factors，HNFs）、锌指转录因子（zinc finger transcription factor，GATA）、Forkhead box（Fox）转录因子等。这些转录因子在肺形态发生以及在宫内和出生后的肺功能发育方面都起到重要作用。

表 1-4 报道的鼠基因突变肺或气管表型

基因符号、转录因子	基因名称	表达模式	表型
FoxA1/FoxA2	Forkhead box A1/A2	上皮	损伤分支、减少平滑肌
FoxF1A	Forkhead box F1A	间质	损伤分支
HoxA5	Homeobox A5	间质	损伤分支
TTF-1	Thyroid transcription factor-1	上皮	损伤分支、气管食管瘘
NfI/B	Nuclear factor I/B	上皮和间质	成囊缺损
Sox11	SRY-box-containing gene 11	上皮	肺发育不良
Tcf21	Transcription factor 21（Pod1）	间质	损伤分支
FoxJ1	Forkhead box J1	上皮	左-右不对称、有纤毛细胞丢失
GATA6	GATA-binding protein 6	上皮	损伤成囊
Gli2/Gli3	GLI-Kruppel family member	间质	肺发育不全
Klf2	Kruppel-like factor 2（lung）	未报道	损伤成囊
Cebp	CCAAT/enhancer binding protein	上皮	肺泡Ⅱ型上皮细胞增殖
RARα/RARβ	Retinoic acid receptor a/β	上皮和间质	肺发育不全
信号分子			
EGFR	Epidermal growth factor receptor		损伤分支、肺泡化缺乏
FGF18	Fibroblast growth factor18		肺泡化缺乏
FGF9	Fibroblast growth factor 9		损伤分支、减少间质
Hip1	Huntingtin-interacting protein 1		损伤分支
Shh	Sonic hedgehog		损伤分支、气管食管瘘
Wnt7b	Wingless-related MMTV integration		血管缺陷、减少间质
FGF10	Fibroblast growth factor 10		肺发育不良
FGFR2b	Fibroblast growth factor receptor 2b		肺发育不良
Nodal	Nodal		右肺异构
Lefty1	Left right determination factor 1		左肺异构
Traf4	Tnf receptor associated factor 4		肺气肿
Grem1	Gremlin 1		肺泡化缺乏
FGFR3/FGFR4	Fibroblast growth factor receptor		肺泡化缺乏

1.甲状腺转录因子-1 TTF-1 是一种分子质量为 43kDa 的同源域蛋白，在前脑、甲状腺和肺表达，是肺内胚层最早的标记之一。TTF-1 与内胚层细胞到肺、甲状腺细胞系的决定相关。在肺形态发生和成熟的过程中，在呼吸道上皮细胞都可检测到 TTF-1[49, 57]。TTF-1 mRNA 在 E10 鼠胚胎原始肺芽以及以后发育阶段的 II 型细胞均可检测到，在人类胎肺，TTF-1 早在孕 11 周即出现且贯穿于肺发育的过程中[49]。TTF-1 对于远端分化的肺细胞特异性表面蛋白和 CCSP 基因的转录活性明显关键，在调节肺形态发生、上皮细胞的分化方面起关键作用[49, 50]。敲除 TTF-1 的鼠可出现前脑、甲状腺和肺发育畸形。在 TTF-1 缺失鼠的上皮细胞，肺发育相关的其他生长因子和分化标志物（如 BMP4、SP-A、SP-B、SP-C 和 CCSP）的表达水平下降，但可以表达 HNF-3β 和 β 微管蛋白，显示远端或周围上皮细胞的发育失败。TTF-1 对于完成胚胎肺分支形态发生是必不可少的，敲除 TTF-1 的表达可导致分支形态发生的完全中断和胚胎肺上皮细胞的发育异常[47, 48]。这说明 TTF-1 缺失阻止气管从食管的背腹分离、肺支气管分支形态发生及上皮细胞系的决定。TTF-1 缺失的鼠可以形成气管和肺芽，但肺芽形成支气管和内胚层分化失败。TTF-1（-/-）的鼠肺缺乏外周肺结构，产生气管食管瘘但伴有完整的主支气管。无效突变小鼠出现气管从食道分离失败，且肺分支形态发生严重中断并伴有腹侧前脑缺陷。最近报道，人类 TTF-1 基因突变的婴儿可引起甲状腺功能不全和呼吸衰竭[58]。

TTF-1 在肺发育中的多重作用高度依赖于其时空表达和其与其他转录因子的相互作用及其对不同外部条件的反应。TTF-1 直接结合并调节许多基因（包括 *Sftpa*、*Sftpb*、*Sftpc* 和 *Sftpd*）在呼吸道上皮细胞选择性的表达[59, 60]。在发育的内胚层中 HNF-3β 先于 TTF-1 表达并调节 TTF-1 表达，HNF-3β 和 GATA6 可激活 TTF-1 启动子的活性[47, 48]。

就目前的证据，肺发育的特定的转录因子尚不确定，但肺形成的过程依赖于 TTF-1 以及其与其他转录因子的相互作用。

2.肝细胞核因子 对肺发育起重要作用的 HNF 转录因子包括 HNF-3α（也称为 forkhead box A1 或 FoxA1），HNF-3β（也称为 forkhead box A2 或 FoxA2），HNF-3/forkhead homologue-8（HFH-8）和 HNF-3/forkhead homologue-4（HFH-4）。转录因子 HNF 家族在内胚层前肠的形成中发挥着关键作用，因此对原始肺芽的形成也发挥着关键作用。

HNF-3α 和 HNF-3β 都表达于内胚层衍生的肺、肝脏及其他器官（如胃肠道的上皮细胞），因此有相同的表达模式，而 HNF-3γ 在发育中的肺不表达[61, 46]。研究显示，HNF-3α 和 HNF-3β 在调节 Clara 细胞分泌蛋白（CCSP）和表面活性物质蛋白 C（SP-C）方面起到重要作用[49, 50]。HNF-3β 调节 TTF-1（Nkx2.1）启动子表达，而 TTF-1 调节表面活性物质相关蛋白基因的表达。HNF-3β（-/-）鼠胚胎在 E10 肺形态发生前死于宫内则伴随着广泛的器官形成缺陷，如脊索、内脏、前肠及中肠内胚层形成缺陷[62, 63]。HNF-3β 的表达随近-远端的梯度呈时空分布，且在远端气道表达水平降低。而 HNF-3β 在远端气道的高表达可导致上皮细胞分化的中断，抑制分支形态发生及血管发生，并伴随上皮细胞 E-钙黏蛋白（E-cadherin）和 VEGF 的低表达。围产期和出生后肺正常连续性的生长要求在肺形态发生的关键时期 HNF-3β 表达的精确调节。

HFH-8 主要表达于同位于肠道内胚层的胚外中胚层和内脏中胚层，说明其在中胚层-上皮诱导和肺形态发生中起作用。HFH-4 主要表达于近端气道和上呼吸道有纤毛的上皮细胞，对有纤毛上皮细胞系的分化和发育阶段的胚胎左右不对称起重要作用[64, 65]。HFH-4 无效突变者可因脑积水和肺功能不全而死于围产期，而 HFH-4 的过度表达则导致分支形态发生和上皮细胞分化异常[66, 67]。

3. 锌指转录因子　锌指转录因子 GATA 家族成员之一 GATA6 在内脏内胚层的形成中发挥重要作用。GATA6 在肺形态发生的整个过程中于呼吸道上皮细胞表达[68, 48]。GATA6 对于形成支气管上皮的内胚层衍生的祖细胞的存活是必要的，并在以后的发育中影响着肺泡化。GATA6 在调节肺基因表达和肺发育中起关键作用。在肺的几个特殊的启动子和增强子（如 TTF-1、SP-A 和 SP-C）上有 GATA6 的结合位点[69, 70]。在体外，GATA6 可增强 *Sftpa*、*Sftpb*、*Sftpc* 和 *Wnt7b* 基因启动子的活性。

GATA6 活性增强可抑制肺泡化及干扰肺功能。GATA6 与 TTF-1 的同源区域结合共同激活多种靶基因在呼吸上皮的表达。GATA6 不仅调节远端上皮 I 型细胞分化和通过 SP-C 调节上皮细胞发育，而且在调节近端气道发育中也是不可或缺的。GATA6 无效突变的胚胎由于缺乏胚胎外组织而于 E5~6d 死亡[70, 71]。

锌指转录因子的 GATA 家族成员在肺的上皮细胞和平滑肌细胞系的多样性方面起重要作用。GATA6 诱导的原始前肠内胚层分化为呼吸道上皮细胞系至少部分是由 HNF-3β、TTF-1 和 GATA 家族成员之间的相互作用介导的。这些基因在靶基因转录调节水平的相互作用，不仅介导表面蛋白基因的表达，而且也介导其他转录因子和平滑肌基因的表达。例如，GATA6 调节 SP-A 和 SP-C 表达，Nkx2.1 调节 SP-A、SP-B、SP-C、SP-D 和 CCSP，HNF-3β 调节 SP-B 和 CCSP 表达。

虽然 GATA6 在肺发育中的精确作用尚不清楚，但是由于 GATA6 可调节 TTF-1 表达，其可能在肺形态发生中起重要作用。

4.Fox 转录因子　Fox 蛋白是由 50 个以上转录因子组成的家族，在调节细胞分化、器官发生中发挥着重要作用。从秀丽隐杆线虫到人类的多种生物都存在 *Fox* 基因的表达。Fox 转录因子包括 FoxA1、FoxA2、FoxJ1、FoxM1、FoxF1 及 FoxP 家族成员[72]。Fox 转录因子分布于传导性和呼吸性气道及肺基质，调节一些肺特异性基因的启动子，如 Sftpc、CCSP 和 TTF-1。

FoxA1 和 FoxA2 在肺形成前的前肠内胚层表达，并在肺形态发生和成熟肺的呼吸道上皮细胞与 TTF-1 以重叠模式表达[73, 74]。早期胚胎前肠的形成需要 FoxA2，且 FoxA2 在肺发育的不同阶段呼吸道上皮分化中起关键作用。FoxA1 和 FoxA2 结合并激活 Scgb1a1 和 Sftpb 启动子[75, 76]。FoxA2 在呼吸上皮细胞的表达增加会影响分支形成和损害细胞分化。在后期的发育中 FoxA2 影响呼吸上皮细胞的分化，调节出生时重要的肺功能基因的表达。FoxA2 结合并直接调节许多基因（如 Sftpa、Sftpc、Sftpd、Titf1、Muc5A/C、Wnt7、E-cadherin 和 Vegfa）的转录而介导肺的形成或肺功能[77-81]。FoxA1 和 FoxA2 在肺的分支形态发生中具有重叠作用，选择性地敲除 FoxA2 并不影响分支形态发生，但可延迟肺外周的成熟而导致出生后死亡。出生后存活的 FoxA1（-/-）小鼠表现为肺成熟的阶段特异性延迟，但没有分支形态发生缺陷[82]。同时敲除 FoxA1 和 FoxA2 会严重干扰小管期的分支形态发生，引起肺发育不全、囊肿形成以及缺乏上皮及平滑肌的分化。而且敲除 FoxA1 和 FoxA2 可抑制 Shh 信号，导致控制肺平滑肌分化的转录因子的表达降低，由于支气管和平滑肌前体在间质的分化或迁移需要 Shh，因此，敲除 FoxA1 和 FoxA2 引起的分支形态发生缺陷似乎是由于 Shh 信号缺失介导的[79]。

FoxF1 在间叶组织表达，在肺和消化道的形态发生期间调节上皮 - 间充质相互作用，对胚胎发育起着至关重要的作用[83]。FoxF1 不在上皮细胞和大血管的间质细胞表达，而局限于发育中肺的远端。在原肠胚形成前敲除 FoxF1 是致命的，可影响 c-Met、myosin Ⅵ、SP3、BMI-1、ATF-2、GR、p53、p21、RB、p107、Notch-2 受体在发育中鼠肺的表达[84]。

FoxJ1（HFH-4）对胚胎早期左右不对称的确立和纤毛形成是必需的[85-87]。FoxJ1 调节着传导性气道纤毛细胞上纤毛形成所必需的多种基因的表达。在胚胎早期，FoxJ1 调节基因控制左右不对称，FoxJ1 缺失可引起纤毛形成失败、Lefty-2 不表达，进而影响肺的分叶过程[88, 89]。

FoxP 家族成员中的 FoxP1、FoxP2 和 FoxP4 均在呼吸上皮细胞和周围间质表达[90, 91]。FoxP2 参与上皮分化的调节。FoxP1 和 FoxP2 均可抑制 CCSP 和 SFTPC 启动子。辅阻遏物羧基末端结合蛋白 1（COOH-terminal binding protein 1，CtBP-1）与 FoxP1 和 FoxP2 相互作用并抑制其活性，但对 FoxP4 无影响[91]。FoxP1 缺失鼠存在心脏缺陷，但不影响肺形态发生，说明其他 FoxP 补偿了 FoxP1 在呼吸道上皮细胞的丢失[92]。

5. 左 - 右决定因子 由于肺与其在胸腔的位置以及与相邻器官协调共存的原因，左 - 右非对称性是肺发育过程中必不可缺的部分。左 - 右决定因子 1（LEFTY1）、LEFTY2 和 NODAL 是控制左 - 右非对称性发育的操纵者，这些因子都在胚胎左侧表达，在发育中肺提供左侧的信号[93-95]。另外，还有一些因子（如 Shh、FGF8、FoxJ1、activin-B、CDH2）通过调节 LEFTY1、LEFTY2 和 NODAL 的表达而影响左 - 右非对称性。

（二）生长因子

许多生长因子是由肺上皮细胞周围的间质产生，实际上，间质决定了上皮细胞的最终命运。例如，生长在乳腺间质的涎腺上皮最终形成乳腺形态，支气管间叶细胞转位到外周气道最终形成支气管样形态。间质引导上皮发育更进一步的重要性特征在于生长因子的 mRNA 出现在间质，而相应的蛋白则在上皮细胞，如 KGF（角质细胞生长因子）和 IGF（胰岛素样生长因子）。间质 - 上皮的相互作用可能源于可溶性分子的细胞 - 细胞间的接触或细胞 - 细胞外基质的相互作用。

生长因子是肺发育过程中至关重要的信号分子，参与了胚胎期、胎儿期和出生后各发育阶段的肺发育进程。肺形态发生的诱导和调节是通过信号分子及其受体、配体结合蛋白的时空分布，细胞内蛋白质的表达和功能，以及转录因子激活或抑制肺发育的关键基因的启动子等复杂过程而进行的。许多生长因子及其受体分子在肺间质及内胚层的表达通过自分泌和旁分泌途径对于介导它们间的相互作用以促进分支及分化起到重要作用。

1. 成纤维细胞生长因子（fibroblast growth factors，FGFs） FGF 家族在肺发育中起着至关重要的作用。在肺发育、成熟和肺损伤中，FGF 家族成员对调节肺泡上皮细胞功能及肺液再吸收动态平衡非常重要[96-99]。

FGF 属分泌型因子，依据序列同源性和系统发育不同，将哺乳动物的 18 种 FGF 分为 6 个亚家族，以旁分泌形式产生的 FGF 参与胚胎发育过程中组织形成和器官发育，以内分泌形式产生的 FGF 则以靶组织 Klotho 蛋白依赖的方式来调节胆汁酸、胆固醇、葡萄糖、维生素 D 和磷酸盐的稳态。

FGFs 与酪氨酸激酶受体的结合使其在胚胎、胎儿及胎儿出生后的发育过程中调节许多细胞过程。FGFs 调节着复杂的上皮 - 间质细胞作用，是胎肺控制增生、分化、分支形成调节网络中的重要组成部分，参与肺形态发生的各个发育时段。目前发现至少有 7 个 FGFs 和 4 个 FGFs 受体在肺发育过程中表达[100]。在哺乳动物，FGF10 和 FGFR2b 对肺芽的形成至关重要，FGF10 是一个趋化和增殖因子，敲除 FGF10 或 FGFR2b 可引起肺发育不良和多种畸形[101-103]。

FGFR2b 主要存在于上皮，并与在间质表达的 FGF 配体结合，FGFR2b 在胎肺的显著性负性靶向表达可完全阻断气道的分支形成和上皮分化，说明 FGFR2b 在分支形成时期对于上皮 – 间质的作用是关键的[104, 96]。FGF10 从肺发育的最早期就存在，它是迄今为止所发现的最上游的肺发育调节因子[105, 106]，主要位于间质与远端上皮芽的连接部位。基因表达的时空模式显示 FGF10 在上皮芽的定向生长、定位及诱导方面都发挥关键作用。芽的形成可能被来自初始芽顶部的上皮细胞分散信号控制，此也可能导致 FGF10 在间质水平分布的改变，最终影响间质的 FGF 信号。培养和在体研究均支持 Shh 下调 FGF10 表达。肺芽的发育完全依赖于肺芽上、中胚层 FGF10 和内胚层 FGFR2 的局部表达。突变引起 FGF1 缺失虽然有气管分隔，但无肺芽扩展。

研究显示，FGF10 可能承担着远端上皮的导航信号。FGF10 不仅通过诱导 SP-C 的表达而参与上皮的分化过程，而且可上调 BMP4 表达，BMP4 是上皮分化的调节者，在肺发育过程中调节内胚层近 – 远端的分化[107, 108]。FGF10 和 FGFR2b 缺失鼠的表型一样，有正常的气管发育，但无支气管主干形成及肺分支形态发生，提示来自间质的 FGF10 与来自上皮的 FGFR2b 结合后激活上皮细胞的增殖和迁移，引导肺芽生长。在肺部，FGF10 的表达和肺芽形成关键取决于 RA，RA 在限定的发育窗以选择性的模式诱导 FGF10 表达，在此发育窗内 FGF10 的表达依赖于 RA[109, 110]。此后 FGF10 的表达不依赖于 RA，甚至在分支形态发生期间被类维生素 A 抑制[111]。

2. 血小板源性生长因子（platelet-derived growth factors，PDGF） PDGF 是含有两条多肽链（A 链和 B 链）的糖蛋白，通过二硫键连接可形成 3 种同型或异型二聚体，即 PDGF–AA、PDGF–BB、PDGF–AB。PDGF–AA 和 PDGF–BB 在鼠肺于 E12 出现在气道上皮细胞，于 E14 出现在间质细胞[112, 113]。PDGF 存在于发育中气道的上皮细胞和间质细胞，与其在胎肺发育中的作用相一致。PDGF–AA、PDGF–BB 和 PDGFRs 在调节鼠肺上皮细胞和成纤维细胞方面具有不同的作用。PDGF–AA 在胚胎早期调节肺上皮细胞 DNA 合成及早期分支，用反义寡（脱氧）核苷酸消除 PDGF–A 表达可降低 DNA 合成[114]。PDGF–B 过度表达可诱导发育中肺及成熟肺的远端异常，并导致复杂的表型，包括肺气肿和纤维化肺疾病[115]。敲除 PDGF–B 链的表达可减少鼠早期胎肺的上皮成分，但不减少分支的数量，提示 PDGF–B 是在肺生长方面而不是在分支程度本身起作用。由于 PDGF–B 在血管内皮细胞表达，而 PDGFRβ 在周细胞表达，因此，在血管生成期旁分泌的 PDGF–B 和 PDGFRβ 似乎控制着周细胞的增殖和迁移[116-119]。同时敲除 PDGF–B 和 PDGFRβ 的胚胎显示系膜细胞完全缺如的肾小球的发育缺陷[116, 120]。

PDGF 配体和受体对出生后肺的正常生长很重要，高氧暴露可延迟其表达。上调 PDGFRα 表达先于石棉诱导的肺纤维化，基于对间质细胞有丝分裂的强力影响，PDGF 家族可能在慢性炎症疾病状态起着至关重要的作用。原发性和继发性肺动脉高压患者血液和肺组织中 PDGF 水平增高，提示 PDGF 在血管重塑方面也起作用。

3. 血管内皮生长因子（vascular endothelial growth factor，VEGF） VEGF 是以二硫键相连的寡二聚体糖蛋白。VEGF 家族包含 6 个分泌糖蛋白：VEGF-A、VEGF-B、VEGF-C、VEGF-D、VEGF-E 和胎盘生长因子（placenta growth factor，PlGF）[121, 122]。VEGF-A（通常称为 VEGF）是最具有特征性的 VEGF 家族成员。VEGF 信号由其受体（VEGFR1、VEGFR2 和 VEGFR3）介导，VEGFR2 ［又称含激酶插入区受体（kinase-insert domain-containing receptor，KDR）和胎肝激酶 1（fetal liver kinase-1，Flk-1）］在血管生成中介导 VEGF 下游作用，包括毛细血管渗透性，内皮细胞增殖、侵入、迁移和存活。在人类胎儿和早产儿肺，VEGF 及其受体主要存在于支气管和肺泡上皮细胞及血管内皮细胞。在足月儿，VEGF 分布于支气管上皮细胞和肺泡巨噬细胞[123, 124]。VEGFR1 分布于动脉、静脉及毛细血管的内皮细胞。VEGF mRNA 和蛋白主要局限于远端气道上皮细胞，且 VEGF 蛋白位于气道上皮细胞下的基膜[125]。VEGF 在远端气道上皮细胞基膜的存在对于通过旁分泌作用于内皮细胞引导毛细血管的发育尤为重要[126]。由于多数远端气道上皮细胞 VEGF 呈强阳性，因此，气道上皮细胞参与毛细血管内皮细胞的增殖和成熟。在肺发育期间上皮 – 内皮细胞间的相互作用对于功能性气血界面的建立是关键的。肺形态发生过程中血管模式需要 VEGF 精确的空间表达和激活时间，肺 VEGF 蛋白在胎羊的孕早期和中期表达明显，出生前 VEGF 表达增高 3 倍，出生后早期阶段 VEGF 蛋白的含量比胎儿期水平降低 79%[127]。足月儿肺 VEGF 蛋白明显高于胎儿期水平，VEGFR1 和 VEGFR2 蛋白在孕中期持续表达，到出生前下降[128]。

在肺发育过程中 VEGF 主要来自 Ⅱ 型上皮细胞，研究显示 VEGF 对 Ⅱ 型上皮细胞的发育起自分泌增殖和成熟因子的作用[129]。在人类发育中，肺 VEGF 在上皮细胞的表达受氧和 cAMP 调节，缺氧和 cAMP 刺激 Ⅱ 型上皮细胞分泌 VEGF[130-132]。正常的肺发育是在宫内相对低氧环境中发生的，而低氧是 VEGF 和内皮细胞生长的强诱导因素。低氧诱导因子 1α（hypoxia-inducible factor-1α，HIF-1α）是低氧信号瀑布上游的关键分子，调节 VEGF 和许多其他基因[131]。高氧暴露可急剧降低肺泡上皮细胞 VEGF 表达，引起出生后毛细血管发育的氧损伤，且对肺血管重塑具有长期影响[133-135]。早产儿和足月儿出生时在支气管肺泡灌洗液 / 气道分泌物中 VEGF 水平较低，随出生后日龄增加而增高[136-138]。VEGF 表达降低可能引起肺血管发育异常，早产儿支气管肺发育不良者气道分泌物中 VEGF 水平明显降低[123]。高血压可下调发育中肺的 VEGF 表达，受损的 VEGF 信号参与新生儿持续肺动脉高压（persistent pulmonary hypertension of the newborn，PPHN）的发病机制和病理生理[139-141]。VEGF 是一种重要的促血管新生因子，在肺血管发育中起重要作用，对预防或治疗新生儿呼吸系统疾病（如 RDS、BPD、PPHN）可能具有一定效果。

VEGF 缺失的鼠显示肺泡化延迟及毛细血管数量减少，无法存活到足月，VEGF 受体 Flk-1 缺失则没有血管发育。Flk-1 抑制剂 SU5416 可减少肺泡数量，诱导肺泡壁上细胞的凋亡。

4. 转化生长因子 - β（transforming growth factor-β，TGF-β）　TGF-β 超家族包括 TGF-β、活化素和骨形态发生蛋白（bone morphogenetic proteins，BMPs），在多种细胞发挥着广泛的生理作用，如调节细胞生长、分化和凋亡。TGF-β 是一个调节细胞生长和分化的超家族。TGF-β 是由两个结构相同或相近的、分子质量为 12.5kDa、亚单位借二硫键连接的双体。TGF-β 有 TGF-β1、TGF-β2 和 TGF-β3 三个亚型。TGF-β 在肺发育中介导包括增殖、分化、细胞迁移和 ECM 的形成等广泛的效应，在肺发育过程中起重要作用[142-144]。TGF-β 可以结合细胞表面的转化生长因子 - β 受体使其激活，TGF-β 受体是丝氨酸/苏氨酸激酶受体，通过 SMAD 信号通路和（或）DAXX 信号通路传递信号。

TGF-β1、TGF-β2 和 TGF-β3 均在肺发育中表达。TGF-β1 对肺发育具有负性调节作用，体外培养显示 TGF-β1 可阻断分支形态发生的早期阶段。

TGF-β 对肺发育的调节具有刺激和抑制两种作用。TGF-β 信号可抑制分支形态发生而抑制肺生长，TGF-β 过表达可引起肺发育不良。TGF-β 促进纤维细胞增殖和基质蛋白的产生，导致组织重塑、修复和纤维化[145-149]。TGF-β 可下调 SP-C 表达，因此可延迟上皮细胞分化。核心蛋白聚糖可抑制 TGF-β 活性，因而可减轻 TGF-β 诱导的对肺形态发生的抑制作用。TGF-β 对肺形态发生的正性和负性调节作用，让肺发育以可控的形式进行。

BMPs 是 TGF-β 超家族的一个亚型，参与许多胚胎事件。在发育中肺 BMPs 在远端上皮细胞和邻近间质的表达，在调节早期分支形态发生中起重要作用。

多种肺部疾病与 TGF-β 水平增高有关，患有慢性肺部疾病的早产儿气道分泌物中 TGF-β 水平明显增高[147, 148]。新生儿肺损伤时 TGF-β 表达的增加可能影响肺生长的模式和类型，最终影响临床结局，包括肺泡化的程度。

5. 胰岛素样生长因子（insulin-like growth factors，IGFs）　IGFs 是一类多功能细胞增殖调控因子，对细胞的分化、增殖及个体的生长发育具有重要的促进作用[150]。IGFs 家族由两种低分子多肽（IGF-Ⅰ、IGF-Ⅱ）、两类特异性受体及六种结合蛋白（IGFBPs）组成。IGFs 及其受体和结合蛋白在多种组织表达，在许多器官和系统参与调节细胞的生长、增殖及凋亡，在胎肺发育和成熟中可能起重要作用。

IGF-Ⅰ与IGF-Ⅱ具有相似的结构和体外活性，但体内的生物学效应不尽相同[151]。IGFs的生物学功能并不只局限于有丝分裂刺激作用，它们也能诱导分化或促进分化功能的表达，其精确的生物学效应取决于细胞发育的状态及其他激素或生长因子的存在，尤其是在不同组织、不同生长发育期，IGF-Ⅰ和IGF-Ⅱ的作用及水平有相当的差异。IGF-Ⅰ依赖于生长激素（GH），可促进体外培养的多种细胞增殖，促进蛋白质和DNA合成。机体许多组织细胞均能自分泌和旁分泌IGF-Ⅰ。而IGF-Ⅱ被称为出生前的主要生长因子，不需生长激素调节，在多种组织、器官中表达。

胚胎发育期IGF-Ⅱ mRNA水平较IGF-Ⅰ mRNA明显增高，并在胚胎各组织有较高表达，且随着分化程度升高其表达有减弱趋势。而IGF-Ⅰ mRNA表达受多种因素的影响，在肝、心、肾，出生后较出生前明显增加；而在肌肉、胃、睾丸等，出生后较出生前明显下降；只在脑和肺中IGF-Ⅰ mRNA呈波浪式变化。

IGF-Ⅰ、IGF-Ⅱ和IGFR-1贯穿于整个孕期，都在肺表达，支持IGFs在肺发育和生长中的作用。IGF-Ⅰ和IGF-Ⅱ在发育中的鼠肺以不同的时空模式被合成和分布，免疫组化及原位杂交研究显示IGF-Ⅰ、IGF-Ⅱ和IGFR-1及其mRNAs转录早在孕4周的胎肺就已出现。IGF mRNAs贯穿于整个孕期，在人类胎儿呼吸道表达且于孕20周后表达下降。在E15~21的鼠肺IGF-Ⅰ主要局限于气道上皮周围的间质细胞，而IGF-Ⅱ则主要存在于上皮细胞。

人和鼠IGF-1缺失都可引起严重的宫内发育迟缓（intrauterine growth retardation，IUGR）、围产期死亡，生后发育迟缓，大脑、肌肉、骨和肺发育延迟及不孕症，揭示了IGF-1在生长和发育中的重要性[152-154]。

6. 维甲酸（retinoic acid，RA）　RA是维生素A的活性代谢产物，影响内环境稳定、细胞分化、脊椎动物的多种器官和系统的发育。饮食中的维生素A以视黄醇形式在小肠吸收并储存于肝脏，在循环中与视黄醇结合蛋白（retinol binding protein，RBP）结合后被转运到靶组织。RA信号通过两个配体依赖的转录调节家族（RA受体，RARs）和视黄醇X受体（RXRs）被转导。RA通过RA-应答基因、编码生长因子及其受体而影响细胞的增殖、分化、迁移及细胞决定[155-158]。

众多研究揭示RA信号调节FGF10表达和肺芽形成，在肺发育的早期，RA的合成和利用主要是在前肠，而原始肺芽出自前肠[159]。维生素A缺乏或RA受体基因突变可引起严重的肺异常，包括气管食管瘘、肺发育不良和左肺缺如。敲除RARs可引起严重的气管和肺发育异常，包括肺发育不全。而增加维生素A则诱导肺泡分隔。

（三）音猬因子（sonic hedgehog，Shh）

Shh 是形态发生素刺猬（hedgehog）家族的成员，被认为是最早期肺发育的重要因子，可能仅次于 FGF10。Shh 早在 E9.5 就出现在气管憩室中，并逐渐扩展到肺上皮细胞，在发育中肺芽的顶端高表达，并在整个肺发育过程中持续表达[160]。器官培养和在体研究显示 Shh 对 FGF10 在肺的表达具有负性调节作用。在肺芽顶端，Shh 渐进性地下调 FGF10 的表达，从而限制肺芽的进一步生长。在内胚层，Shh 通过限制 FGF10 的广泛表达和激活远端上皮的 FGFR2b 而控制肺芽的生长[161, 162]。Shh 缺失的鼠会出现多种肺发育畸形，如食道闭锁和狭窄、食管气管瘘、肺芽不发育以及肺的非对称性丧失，表现为左肺的异构现象[163, 164]。且 Shh 作为旁分泌信号调节肺间质平滑肌的分化是分支形态发生所必需的。但目前尚不清楚 Shh 如何有助于精确控制 FGF10 表达的空间模式。

（四）物理决定因子

胎儿肺液分泌和胎儿呼吸运动相结合而保持肺容积可能是胎儿肺生长最重要的决定因素[165]。

1. 胎儿肺液　胎儿肺液主要由远端的上皮细胞生成，分泌肺液的细胞主要是Ⅰ型和Ⅱ型肺泡细胞。随着远端上皮分泌 Cl^- 的增加，肺液的分泌增加。控制 Cl^- 的转运可调节肺液的分泌。前列腺素、生长因子及肺泡空间的减少等可上调肺液的分泌。

胎儿肺液的产生开始于孕 6 周。胎羊孕中期肺液的分泌速度为 2mL/（kg·h），至近足月时逐渐增至 5mL/（kg·h），随后肺液产生减少，为出生后做准备[166]。精氨酸加压素、儿茶酚胺、皮质醇、前列腺素 E_2 和心钠素均与出生前后胎儿肺液的减少相关，羊水容积也影响肺膨胀，进而影响肺生长[167]。对鼠的研究显示，上皮细胞分泌 Cl^- 可引起肺液分泌。肺液分泌可引起肺内压力升高，声带关闭，限制肺液的外流，因此，胸腔内的压力高于胸壁的弹性回缩压力。由于胎肺的压力是保持发育中肺结构开放的关键，因此，肺发育依赖于一定量的肺液。胚胎羊气管结扎诱导的肺扩展可加速肺生长，且可扭转短时期的胚胎肺生长缺陷，证实牵拉对发育中的肺具有强大的促进作用[168]。病理状态（如羊水过少）可影响正常肺内液体压力的形成，引起肺容积减小或肺发育不全，也可导致肺动脉闭锁、先天性膈疝、骨骼发育不良和膈肌麻痹，这些疾病患者的肺内压均降低。胎儿肺液过多则肺大于正常。

2. 胎儿呼吸运动　胎儿呼吸运动是保持适当肺容积的另一个重要因素[169]。在人类，在孕 10 周于超声下可观察到胎儿呼吸运动[170]。由于这种呼吸运动可明显改变胸腔内的压力，因此可能影响肺发育。

在不同孕周可观察到不同的胎儿呼吸运动方式。在孕 10 周胎儿 24h 内大约 30% 时间出现自主呼吸运动，孕早期胎儿呼吸常不规律，从孕 28 周起变为规律的呼吸运动[170]。多种因素可影响胎儿呼吸运动及其方式，包括母体的血液供应、血糖水平、呼气末 CO_2 水平及胎儿状态。CO_2 和血糖水平的增加、酸中毒以及药物（咖啡因和茶碱）均可促进胎儿呼吸运动，而孕妇吸烟、饮酒及吸毒则可抑制胎儿呼吸运动。同样，低氧血症、低血糖、宫内感染及前列腺素 E_2 均可能抑制胎儿呼吸运动[171, 172]。中断胎儿呼吸运动不仅肺重量减轻，而且 DNA 含量也减少。临床上由于破坏胎儿呼吸运动和肺液平衡而导致肺发育不全的状况包括先天性膈疝、膈神经发育不全、胸部肿瘤、肌强直性营养不良、胎膜早破、严重的羊水过少及气管狭窄。目前对肺发育不全尚无有效治疗方法，因此，进一步研究其机制尤为重要。

近年来，有关通过闭塞气管来保持胎儿肺容积和伸展肺组织以促进肺生长的研究取得了较大进展，特别是在伴有先天性膈疝时。在不同种属（羊、兔、鼠）的重复研究显示于肺发育的小管期和终末囊泡期采用外科手术闭塞气管，不仅可增加干肺重量，而且可增加气道分支、肺泡化、肺泡表面积，促进 Ⅱ 型上皮细胞和肺血管生长。

3. 环境因素 由于肺的发育不仅仅是发生在围产期，肺泡化到 2~3 岁才完成，而肺功能的完善至少要到青春期，因此，在如此长的时间窗内，暴露于环境中的有害因素（如尼古丁、臭氧等）都有可能对肺结构和功能产生影响[173]。在宫内和出生后暴露于烟草的烟雾中与呼吸系统不良结局如肺泡数量减少及肺容积和气体交换面积减小相关。但这些不良作用的精确机制和发生时机尚不清楚。最新研究显示，鼠胚胎早期暴露于尼古丁，可刺激 Ⅱ 型上皮细胞增殖、分化和代谢，进而刺激表面活性物质的合成，从而永久性地改变肺的生长。

第二节　肺结构

一、肺形态及分叶

肺位于胸腔内，借肺根和肺韧带固定于纵隔两侧，左右各一。两肺的外形不同，右肺宽短，左肺狭长。肺呈圆锥形，每侧肺都分为一尖、一底、三面和三缘，即肺尖（apex of lung）、肺底（basis of lung），肋面（costal surface）、纵隔面（mediastinal surface）和膈面（diaphragmatic surface），以及三个面交界处的前、后、下三个缘。肺尖钝圆，向上经胸廓上口突入颈根部，肺底位于膈肌顶部上方，与膈穹相适应，略向上凹，呈半月形。肋面对向肋和肋间隙，与胸壁的外侧壁和前后壁相邻。内侧面朝向纵隔，中央有椭圆形凹陷，称为肺门（hilum of lung），内有支气管，肺动、静脉，支气管动、静脉，神经及淋巴管出入，并被结缔组织包绕形成肺根（root of lung）。两肺根内的结构自前向后排列顺序相同，即上肺静脉、肺动脉和支气管。由上而下的排列顺序则不相同，左肺根为肺动脉、左主支气管、下肺静脉；右肺根为上叶支气管、肺动脉、中下叶支气管和肺静脉。肺前缘（anterior margin）锐利，在肋面与纵隔面之间。左肺前缘的下部有心切迹（cardiac notch），下方有一突起，称为左肺小舌（lingula of left lung）或称舌叶。肺下缘位于膈肌上，其位置随呼吸运动而变化。肺后缘圆钝。左肺由斜裂（oblique fissure）自后上向前下分为上、下两个肺叶。右肺除斜裂外，还有一水平裂（horizontal fissure），将右肺分为上、中、下三叶（图1-1）。

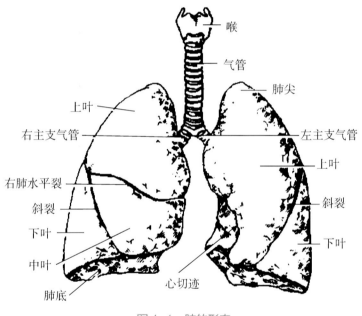

图 1-1　肺的形态

二、支气管树

肺是以支气管反复分支形成的支气管树为基础构成的。人的支气管树从支气管（第1级）至肺泡约有24级。支气管经肺门入肺，左、右支气管先在肺门处分为次级支气管，然后进入肺叶，称为肺叶支气管（lobar bronchi），右肺3支，左肺2支。肺叶支气管入肺叶后再分出第3级支气管，称为肺段支气管（segmental bronchi），左、右肺各10支。以后再反复分支为小支气管、细支气管、终末细支气管。从肺叶支气管至终末细支气管为肺内的导气部。终末细支气管以下再分为呼吸细支气管、肺泡管、肺泡囊和肺泡，为肺的呼吸部。全部支气管反复分支形成树状，称为支气管树（bronchial tree）。（图1-2）

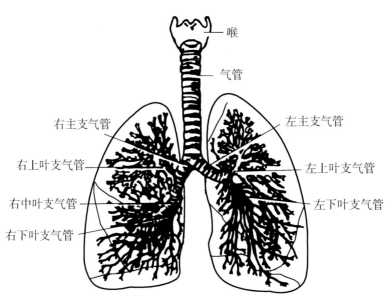

图 1-2　支气管树整体观

喉
气管
右主支气管
左主支气管
右上叶支气管
左上叶支气管
右中叶支气管
左下叶支气管
右下叶支气管

三、支气管肺段

每一肺段支气管及其分支分布的肺组织称为支气管肺段（bronchopulmonary segments）。支气管肺段呈圆锥形，尖朝向肺门，底位于肺表面，相邻肺段间隔有结缔组织和肺静脉属支。在肺段内，肺动脉的分支与肺段支气管相伴行，但肺叶静脉的属支则分布于肺段之间。左、右肺通常分别有 10 个支气管肺段。有时左肺出现共干支气管，此时左肺也可分为 8 段（图1-3）。支气管肺段名称见表 1-5。

四、肺血管

肺有双重循环管道，即肺循环和支气管循环。

1. **肺循环**　肺循环是肺的功能性血循环。由右心室→肺动脉→肺毛细血管→肺静脉→左心房构成。出自右心室的肺动脉伴随支气管进入肺内，随支气管反复分支后至肺泡隔内形成毛细血管网，在肺泡处进行气体交换后，毛细血管汇集成小静脉，穿行于肺小叶间结缔组织内，之后汇集成较大的静脉，与支气管伴行于肺门，合成两条肺静脉回流到左心房。肺循环是一个低压、低阻循环系统，平静呼吸时肺动脉平均压为 15mmHg。肺循环的主要功能是进行气体交换。

2. **支气管循环**　支气管循环是肺的营养性血循环。发自胸主动脉的支气管动脉伴随支气管分支而分布，最终形成毛细血管，提供各级支气管和肺的营养。

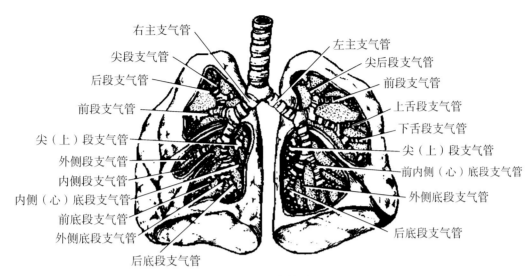

图 1-3 支气管肺段

表 1-5 支气管肺段简表

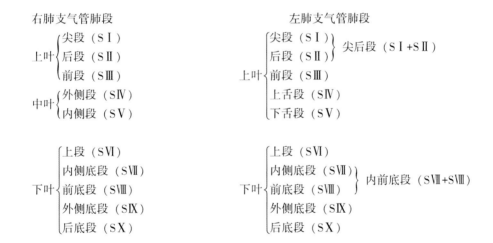

参考文献

［1］JOHANNES C，SCHITTNY. Development of the lung. Cell Tissue Res，2017，367：427-444.

［2］JOSHI S，KOTECHA S. Lung growth and development. Early Human Development，2007，83：789-794.

［3］DJONOV V， BURRI P H. Vascular development：vasculogenesis and angiogenesis. In：Shepro D（ed）Microvascular research：biology and pathology. Elsevier， Philadelphia，2006，91-96.

［4］KOVESI T，RUBIN S. Long-term complications of congenital esophageal atresia and/or tracheoesophageal fistula. Chest，2004，126：915-925.

［5］MERCUS P J F M，HAVE-OPBROEK A A W，QUANJER P H. Human lung growth：a review. Pediatr Pulmonol，1996，21（6）：383-397.

［6］KOOS B J，RAJAEE A. Fetal breathing movements and changes at birth. Adv Exp Med Biol，2014，814：89-101.

［7］PAN J，COPLAND I，POST M，et al. Mechanical stretch-induced serotonin release from pulmonary neuroendocrine cells：implications for lung development. Am J Physiol Lung Cell Mol Physiol，2006，290：L185-L193.

［8］HARTUNG E A，GUAY-WOODFORD L M. Autosomal recessive polycystic kidney disease：a hepatorenal fibrocystic disorder with pleiotropic effects.Pediatrics，2014，134：e833-e845.

［9］KOTECHA S. Lung growth：implications for the newborn infant. Arch Dis Child Fetal Neonatal Ed，2000，82：F69-74.

［10］HISLOP A A. Airway and blood vessel interaction during lung development. J Anat，2002，201：325-334.

［11］BACHOFEN M，WEIBEL E R. Alterations of the gas exchange apparatus in adult respiratory insufficiency associated with septicemia. Am Rev Respir Dis，1977，116：589-615.

［12］MERCURIO A R，RHODIN J A. An electron microscopic study on the type I pneumocyte in the cat：differentiation. Am J Anat，1976，146：255-271.

［13］MICHALSKY M P，AREA M J，GROENMAN F，et al. Alveolar capillary dysplasia：a logical approach to afatal disease. J Pediatr Surg，2005，40：1100-1105.

［14］ALAMEH J，BACHIRI A，DEVISME L，et al. Alveolar capillary dysplasia：a cause of persistent pulmonary hypertension of the newborn. Eur J Pediatr，2002，161：262-266.

［15］CALAMBOS C，DEMELLO D E. Molecular mechanisms of pulmonary vascular development. Pediatr Dev Pathol，2007，10：1-17.

［16］KOOL H，MOUS D，TIBBOEL D，et al. Pulmonary vascular development goes awry in congenital lung abnormalities. Birth Defects Res C，2014，102：343-358.

［17］GROENMAN F，UNGER S，POST M. The molecular basis for abnormal human lung development. Biol Neonate，2005，87：164-177.

［18］CARDOSO W V, LU J. Regulation of early lung morphogenesis：questions，facts and controversies. Development, 2006, 133：1611-1624.

［19］MORRISEY E E, CARDOSO W V, Lane R H, et al. Molecular determinants of lung development. Ann Am Thorac Soc, 2013, 10：S12-S16.

［20］CAS KEY S, GOUGH A, ROWAN S, et al. Structural and functional lung impairment in adult survivors of bron chopulmonary dysplasia. Ann Am Thorac Soc, 2016, 13：1262-1270.

［21］MADURGA A, MIZIKOVA I, RUIZ-CAMP J, et al. Recent advances in late lung development and the pathogenesis of bronchopulmonary dysplasia. Am J Physiol Lung Cell Mol Physio, 2013, 305：L893-L905.

［22］Burri P H. The postnatal growth of the rat lung.3. Morphology. Anat Rec, 1974, 180：77-98.

［23］Kovar J, Sly P D, Willet K E. Postnatal alveolar development of the rabbit. J Appl Physiol, 2002, 93：629-635.

［24］Hyde D M, Blozis S A, Avdalovic M V, et al. Alveoli increase in number but not size from birth to adulthood in rhesus monkeys. Am J Physiol Lung Cell Mol Physiol, 2007, 293：L570-L579.

［25］HERRING M J, PUTNEY L F, WYATT G, et al. Growth of alveoli during postnatal development in humans based on stereological estimation. Am J Physiol Lung Cell Mol Physiol, 2014, 307：L338-L344.

［26］MUND S I, STAMPANONI M, SCHITTNY J C. Developmental alveolarization of the mouse lung.Dev Dyn, 2008, 237：2108-2116.

［27］SCHITTNY J C, MUND S I, STAMPANONI M. Evidence and structural mechanism for late lung alveolarization. Am J Physiol Lung Cell Mol Physiol, 2008, 294：L246-L254

［28］TSCHANZ S A, SALM L A, ROTH-KLEINER M, et al. Rat lungs show a biphasic formation of new alveoli during postnatal development. J Appl Physiol, 2014, 117：89-95.

［29］WOODS J C, SCHITTNY J C. Lung structure at preterm and term birth. In：Jobe A H, Whitsett J A, Abman S H (eds) Fetal lung development- clinical correlates & future technologies. New York：Cambridge University Press, 2016, 126-140.

［30］CARRARO S, FILIPPONE M, DA DALT L, et al. Bronchopulmonary dysplasia：the earliest and perhaps the longest lasting obstructive lung disease in humans. Early Hum Dev, 2013, 89: 35.

[31] CORROYER S, SCHITTNY J C, DJONOV V, et al. Impairment of rat postnatal lung alveolar development by glucocorticoids: involvement of the p21CIP1 and p27KIP1 cyclin-dependent kinase inhibitors. Pediatr Res, 2002, 51: 169-176.

[32] CADUFF J H, FISCHER L C, BURRI P H. Scanning electron microscope study of the developing microvasculature in the postnatal rat lung. Anat Rec, 1986, 216: 154-164.

[33] BURRI P H. Postnatal growth and maturation of the lung. Chest, 1975, 67: 2S-3S.

[34] KOTECHA S. Lung growth: implications for the newborn infant. Arch Dis Child Fetal Neonatal Ed, 2000, 82: F69-F74.

[35] KOTECHA S. Lung growth for beginners. Paediatr Respir Rev, 2000, 1（4）: 308-313.

[36] OCHS M, NYENGAARD J R, JUNG A, et al. The number of alveoli in human lung. Am J Respir Crit Care Med, 2004, 169: 1204.

[37] ZEMAN K L, BENNET W D. Growth of the small airways and alveoli from childhood to the adult lung measured by aerosol-derived airway morphology. J Appl Physiol, 2006, 100: 956-971.

[38] CHEN F, DESAI T J, QIAN J, et al. Inhibition of Tgf beta signaling by endogenous retinoic acid is essential for primary lung bud induction. Development, 2007, 134: 2969-2979.

[39] GOSS A M, TIAN Y, TSUKIYAMA T, et al. Wnt2/2b and bcatenin signaling are necessary and sufficient to specify lung progenitors in the foregut. Dev Cell, 2009, 17: 290-298.

[40] HARRIS-JOHNSON K S, DOMYAN E T, VEZINA C M, et al. beta-Catenin promotes respiratory progenitor identity in mouse foregut. Proc Natl Acad Sci USA, 2009, 106: 16287-16292.

[41] LI Y, GORDON J, MANLEY N R, et al. Bmp4 isrequired for tracheal formation: a novel mouse model for tracheal agenesis. Dev Biol, 2008, 322: 145-155.

[42] MIN H, DANILENKO, D M, SCULLY S A, et al. Fgf-10 is required for both limb and lung development and exhibits striking functional similarity to Drosophila branchless. Genes Dev, 1998, 12: 3156-3161.

［43］SEKINE K，OHUCHI H，FUJIWARA M，et al. Fgf10 is essential for limb and lung formation. Nat Genet，1999，21：138-141.

［44］MINOO P，SU G，DRUM H，et al. Defects in tracheoesophageal and lung morphogenesis in Nkx2.12/2 mouse embryos.Dev Biol，1999，209：60-71.

［45］CEREGHINI S. Liver-enriched transcription factors and hepatocyte diferentiation. FASEB J，1996，10（2）：267-282.

［46］KAESTNER K H，HIEMISCH H，LUCKOW B，et al. The HNF-3 gene family of transcription factors in mice：Gene structure，cDNA sequence，and mRNA distribution. Genomics，1994，20（3）：377-385.

［47］MINOO P，SU G，DRUM H，et al. Defects in tracheoesophageal and lung morphogenesis in Nkx2.1(-/-) mouse embryos. Dev Biol，1999，209（1）：60-71.

［48］MORRISEY E E，IP H S，LU M M，et al. GATA-6：A zinc finger transcription factor that is expressed in multiple cell lineages derived from lateral mesoderm. Dev Biol，1996，177（1）：309-322.

［49］BOHINSKI R J，DI LAURO R，WHITSETT J A. The lung-specific surfactant protein B gene promoter is a target for thyroid transcription factor 1 and hepatocyte nuclear factor 3，indicating common factors for organ-specific gene expression along the foregut axis. Mol Cell Biol，1994，14（9）：5671-5681.

［50］BRUNO M D，BOHINSKI R J，HUELSMAN K M，et al. Lung cell-specific expression of the murine surfactant protein A （SP-A）gene is mediated by interactions between the SP-A promoter and thyroid transcription factor-1. J Biol Chem，1995，270（12）：6531-6536.

［51］ACARREGUI M J，PENISTEN S T，GOSS K L，et al. Vascular endothelial growth factor gene expression in human fetal lung in vitro. Am J Respir Cell Mol Biol，1999，20：14-23.

［52］SHIFREN J L，DOLDI N，FERRARA N，et al. In the human fetus，vascular endothelial growth factor is expressed in epithelial cells and myocytes，but not vascular endothelium：implications for mode of action. J Clin Endocrinol Metab，1994，79：316-322.

［53］MALPEL S，MENDELSOHN C，CARDOSO W V. Regulation of retinoic acid signalling during lung morphogenesis. Development，2000，127（14）：3057-3067.

［54］ANG S L，ROSSANT J. HNF-3 beta is essential for node and notochord formation in mouse development. Cell，1994，78：561-574.

［55］HUELSKEN J，VOGEL R，BRINKMANN V，et al. Requirement for beta-catenin in anterior-posterior axis formation in mice. J Cell Biol，2000，148：567-578.

［56］KASPER L H， BOUSSOUAR F，BOYD K，et al. Two transactivation mechanisms cooperate for the bulk of HIF-1-responsive gene expression. EMBO J，2005，24：3846-3858.

［57］ZHOU L，LIM L，COSTA R H，et al. Thyroid transcription factor-1，hepatocyte nuclear factor-3beta，surfactant protein B，C，and Clara cell secretory protein in developing mouse lung. J Histochem Cytochem，1996，44（10）：1183-1193.

［58］DEVRIENDT K，VANHOLE C，MATTHIJS G，et al. Deletion of thyroid transcription factor-1 gene in an infant with neonatal thyroid dysfunction and respiratory failure. N Engl J Med，1998，338：1317-1318.

［59］BOHINSKI R J，DI LAURO R，WHITSETT J A. The lung-specific surfactant protein B gene promoter is a target for thyroid transcription factor 1 and hepatocyte nuclear factor 3，indicating common factors for organ-specific gene expression along the foregut axis. Mol Cell Biol，1994，14：5671-5681.

［60］BRUNO M D，WHITSETT J A，ROSS G F，et al. Transcriptional regulation of the murine surfactant protein-A gene by B-Myb. J Biol Chem，1999，274：27523-27528.

［61］MONAGHAN A P，KAESTNER K H，GRAU E，et al. Postimplantation expression patterns indicate a role for the mouse forkhead/HNF-3 alpha，beta and gamma genes in determination of the definitive endoderm，chordamesoderm and neuroectoderm. Developmen，1993，119（3）：567-578.

［62］ANG S L，ROSSANT J. HNF-3 beta is essential for node and notochord formation in mouse development. Cell，1994，78（4）：561-574.

［63］DUFORT D，SCHWARTZ L，HARPAL K，et al. The transcription factor HNF-3 beta is required in visceral endoderm for normal primitive streak morphogenesis. Development，1998，125（16）：3015-3025.

［64］BLATT E N，YAN X H，WUERVEL M K，et al. Forkhead transcription factor HFH-4 expression is temporally related to ciliogenesis. Am J Respir Cell Mol Biol，1999，21（2）：168-176.

［65］CHEN J，KNOWLES H J，HEBERT J L，et al. Mutation of the mouse hepatocyte nuclear factor/forkhead homologue 4 gene results in an absence of cilia and random left–right asymmetry. J Clin Invest，1998，102（6）：1077–1082.

［66］BRODY S L，YAN X H，WUERVEL M K，et al. Ciliogenesis and left–right axis defects in forkhead factor HFH–4–null mice. Am J Respir Cell Mol Biol，2000，23（1）：45–51.

［67］TICHELAAR J W，LIM L，COSTA R H，et al. HNF–3/forkhead homologue–4 influences lung morphogenesis and respiratory epithelial cell diVerentiation in vivo. Dev Biol，1999，213（2）：405–417.

［68］KEIJZER R，VAN TUYL M，Meijers C，et al. The transcription factor GATA6 is essential for branching morphogenesis and epithelial cell diVerentiation during fetal pulmonary development. Development，2001，128（4）：503–511.

［69］BRUNO M D，KORFHAGEn T R，LIU C，et al. GATA–6 activates transcription of surfactant protein A. J Biol Chem，2000，275（2）：1043–1049.

［70］SHAW–WHITE J R，BRUNO M D，WHITSETT J A. GATA–6 activates transcription of thyroid transcription factor–1. J Biol Chem，1999，274（5）：2658–2664.

［71］BELLUSCI S，FURUTA Y，RUSH M G，et al. Involvement of Sonic hedgehog (Shh) in mouse embryonic lung growth and morphogenesis. Development，1997，124(1)：53–63.

［72］COSTA R H，KALINICHENKO V V，LIM L. Transcription factors in mouse lung development and function. Am J Physiol Lung Cell Mol Physiol，2001，280：L823–L838.

［73］BESNARD V，WERT S E，HULL W M，et al. Immunohistochemical localization of Foxa1 and Foxa2 in mouse embryos and adult tissues. Gene Expr Patterns，2004，5：193–208.

［74］ZHOU L，LIM L，COSTA R H，et al. Thyroid transcription factor–1，hepatocyte nuclear factor–3 beta，surfactant protein B，C，and Clara cell secretory protein in developing mouse lung. J Histochem Cytochem，1996，44：1183–1193.

［75］NORD M，CASSEL T N，BRAUN H，et al. Regulation of the Clara cell secretory protein/ uteroglobin promoter in lung. Ann NY Acad Sci，2000，923：154–165.

［76］SAWAYA P L，LUSE D S. Two members of the HNF–3 family have opposite effects on a lung transcriptional element，HNF–3 alpha stimulates and HNF–3 beta inhibits activity of region I from the Clara cell secretory protein（CCSP）promoter. J Biol Chem，1994，9：22211– 22216.

［77］IKEDA K，SHAW–WHITE J R，WERT S E，et al. Hepatocyte nuclear factor 3 activates transcription of thyroid transcription factor 1 in respiratory epithelial cells. Mol Cell Biol, 1996: 3626-3636.

[78] TSAY W, LEE Y M, LEE S C, et al. Synergistic transactivation of HNF-1 alpha, HNF-3, NF-I contributes to the activation of the liver-specific protein C gene. DNA Cell Biol, 1997: 569-577.

[79] WAN H, DINGLE S, XU Y, et al. Compensatory roles of Foxa1 and Foxa2 during lung morphogenesis. J Biol Che, 2005, 13809-13816.

[80] WAN H, KAESTNER K H, ANG S L, et al. Foxa2 regulates alveolarization and goblet cell hyperplasia. Development, 2004, 1: 953-964.

[81] WAN H, XU Y, IKEGAMI M, et al. Foxa2 is required for transition to air breathing at birth. Proc Natl Acad Sci USA, 2004, 101: 14449-14454.

[82] BESNARD V, WERT S E, KAESTNER K H, et al. Stage-specific regulation of respiratory epithelial cell differentiation by Foxa 1. Am J Physiol Lung Cell Mol Physiol, 2005, 289: L750-L759.

[83] COSTA R H, KALINICHENKO V V, LIM L. Transcription factors in mouse lung development and function. Am J Physiol Lung Cell Mol Physiol, 2001, 280: L823-L838.

[84] KALINICHENKO V V, GUSAROVA GA, KIM I M, et al. Foxf1 haploinsufficiency reduces Notch-2 signaling during mouse lung development. Am J Physiol Lung Cell Mol Physiol, 2004, 86: L521-L530.

[85] STEELE-PERKINS G, PLACHEZ C, BUTZ K G, et al. The transcription factor gene Nfib is essential for both lung maturation and brain development. Mol Cell Biol, 2005, 25: 685-698.

[86] SUGAHARA K, SADOHARA T, SUGITA M, et al. Differential expression of CCAAT enhancer binding protein family in rat alveolar epithelial cell proliferation and in acute lung injury. Cell Tissue Res, 1999, 297: 261-270.

[87] YOU Y, HUANG T, RICHER E J, et al. Role of f-box factor Foxj1 in differentiation of ciliated airway epithelial cells. Am J Physiol Lung Cell Mol Physiol, 2004, 286: L650-L657.

[88] ZHANG M, BOLFING M F, KNOWLES H J, et al. Foxj1 regulates asymmetric gene expression during left-right axis patterning in mice. Biochem Biophys Res Commun, 2004,

324：1413-1420.

［89］CHEN J，KNOWLES H J，HEBERT J L，et al. Mutation of the mouse hepatocyte nuclear factor/forkhead homologue 4 gene results in an absence of cilia and random left-right asymmetry. J Clin Invest，1998，102：1077-1082.

［90］LU M M，LI S，YANG H，et L. Foxp4：a novel member of the Foxp subfamily of winged-helix genes co-expressed with Foxp1 and Foxp2 in pulmonary and gut tissues. Gene Expr Patterns，2002，2：223-228.

［91］SHU W，YANG H，ZHANG L，et al. Characterization of a new subfamily of winged-helix/forkhead（Fox）genes that are expressed in the lung and act as transcriptional repressors. J Biol Chem，2001，276：27488-27497.

［92］WANG B，WEIDENFELD J，LU M M，et al. Foxp1 regulates cardiac outflow tract，endocardial cushion morphogenesis and myocyte proliferation and maturation. Development，2004，131：4477-4487.

［93］MENO C，SHIMONO A，SAIJOH Y，et al. Lefty-1 is required for left-right determination as a regulator of lefty-2 and nodal. Cell，1998，94：287-297.

［94］OH SP，LI E. The signaling pathway mediated by the type Ⅱ B activing receptor controls axial patterning and lateral asymmetry in the mouse. Genes Dev，1997，11：1812-1826.

［95］RANKIN C T，BUNTON T，LAWLER A M，et al. Regulation of left-right patterning in mice by growth/differentiation factor-1. Nat Genet，2000，24：262-265.

［96］WARBURTON D，WUENSCHELL C，FLORES-DELGADO G，et al. Commitment and differentiation of lung cell lineages. Biochem Cell Biol，1998，76（6）：971-995.

［97］WARBURTON D，ZHAO J，BERBERICH M A，et al. Molecular embryology of the lung：Then，now，and in the future. Am J Physiol，1999，276（5 Pt 1））：L697-L704.

［98］LEBECHE D，MALPEL S，CARDOSO W V. Fibroblast growth factor interactions in the developing lung. Mech Dev，1999，86（1-2）：125-136.

［99］HYATT B A，SHANGGUAN X，SHANNON J M. FGF-10 induces SP-C and BMP-4 and regulates proximal-distal patterning in embryonic tracheal epithelium. Am J Physiol Lung Cell Mol Physiol，2004，287（6）：L1116-L1126.

［100］HOKUTO I，PERL A K，WHITSETT J A. Prenatal，but not postnatal，inhibition of fibroblast growth factor receptor signalling causes emphysema. J Biol Chem，2003，278

（1）：415-421.

[101] OHUCHI H, HORI Y, YAMASAKI M, et al. FGF10 acts as a major ligand for FGF receptor 2 Ⅲb in mouse multi-organ development. Biochem Biophys Res Comm, 2000, 277（3）：643-649.

[102] MIN H, DANILENKO D M, SCULLY S A, et al. Fgf-10 is required for both limb and lung development and exhibits striking functional similarity to Drosophila branchless. Genes Dev, 1998, 12（20）：3156-3161.

[103] SEKINE K, OHUCHI H, FUJIWARA M, et al. Fgf10 is essential for limb and lung formation. Nat Genet, 1999, 21（1）：138-141.

[104] CELLI G, LAROCHELLE W J, MACKEM S, et al. Soluble dominant-negative receptor uncovers essential roles for fibroblast growth factors in multi-organ induction and patterning. EMBO J, 1998, 17（6）：1642-1655.

[105] BELLUSCI S, GRINDLEY J, EMOTO H, et al. Fibroblast growth factor 10 (FGF10) and branching morphogenesis in the embryonic mouse lung. Development, 1997, 124（23）：4867-4878.

[106] PARK W Y, MIRANDA B, LEBECHE D, et al. FGF-10 is a chemotactic factor for distal epithelial buds during lung development. Dev Biol, 1998, 201（2）：125-134.

[107] WEAVER M, DUNN N R, HOGAN B L. Bmp4 and Fgf10 play opposing roles during lung bud morphogenesis. Development, 2000, 127（12）：2695-2704.

[108] WEAVER M, YINGLING J M, DUNN N R, et al. Bmp signalling regulates proximal-distal differentiation of endoderm in mouse lung development. Development, 1999, 126（18）：4005-4015.

[109] DESAI T J, MALPEL S, FLENTKE G R, et al. Retinoic acid selectively regulates Fgf10 expression and maintains cell identity in the prospective lung field of the developing foregut. Dev Biol, 2004, 273（2）：402-415.

[110] LIU Y, STEIN E, OLIVER T, et al. Novel Role for Netrins in Regulating Epithelial Behavior during Lung Branching Morphogenesis. Curr Bio, 2004, 14（10）：897-905.

[111] MALPEL S, MENDELSOHN C, CARDOSO W V. Regulation of retinoic acid signalling during lung morphogenesis. Development, 2000, 127（14）：3057-3067.

[112] BUCH S, JASSAL D, CANNIGIA I, et al. Ontogeny and regulation of platelet-derived

growth factor gene expression in distal fetal rat lung epithelial cells. Am J Respir Cell Mol Biol, 1994, 11（3）: 251-261.

［113］HAN R N, MAWDSLEY C, SOUZA P, et al. Platelet-derived growth factors and growth-related genes in rat lung. Ⅲ. Immunolocalization during fetal development. Pediatr Res, 1992, 31（4 Pt 1）: 323-329.

［114］SOUZA P, KULISZEWSKI M, WANG J, et al. PDGF-AA and its receptor influence early lung branching via an epithelial-mesenchymal interaction.Development, 1995, 121（8）: 2559-2567.

［115］HOYLE G W, LI J, FINKELSTEIN J B, et al. Emphysematous lesions, inflammation, and fibrosis in the lungs of transgenic mice overexpressing platelet-derived growth factor. Am J Pathol, 1999, 154（6）: 1763-1775.

［116］SORIANO P. Abnormal kidney development and hematological disorders in PDGF beta-receptor mutant mice. Genes Dev, 1994, 8（16）: 1888-1896.

［117］LINDAHL P, JOHANSSON B R, LEVEEN P, et al. Pericyte loss and microaneurysm formation in PDGF-B-deficient mice. Science, 1997, 277（5323）: 242-245.

［118］HELLSTROM M, KALEN M, LINDAHL P, et al. Role of PDGF-B and PDGFR-beta in recruitment of vascular smooth muscle cells and pericytes during embryonic blood vessel formation in the mouse. Development, 1999, 126（14）: 3047-3055.

［119］LINDAHL P, BOSTROM H, KARLSSON L, et al. Role of platelet-derived growth factors in angiogenesis and alveogenesis. Curr Top Pathol, 1999, 93: 27-33.

［120］LEVEEN P, PEKNY M, GEBRE-MEDHIN S, et al. Mice deficient for PDGF-B show renal, cardiovascular, and hematological abnormalities. Genes Dev, 1994, 8（16）: 1875-1887.

［121］FERRARA N, GERBER H P, LECOUTER J. The biology of VEGF and its receptors. Nat Med, 2003, 9（6）: 669-676.

［122］PARIKH A A, ELLIS L M. The vascular endothelial growth factor family and its receptors. Hematol Oncol Clin No Am, 2004, 18（5）: 951-971.

［123］LASSUS P, TURANLAHTI M, HEIKKILA P, et al. Pulmonary vascular endothelial growth factor and Flt-1 in fetuses, in acute and chronic lung disease, and in persistent pulmonary hypertension of the newborn. Am J Respir Crit Care Med, 2001, 164（10 Pt

1）：1981-1987.

［124］SHIFREN J L，DOLDI N，FERRARA N，et al. In the human fetus，vascular endothelial growth factor is expressed in epithelial cells and myocytes，but not vascular endothelium：Implications for mode of action. J Clin Endocrinol Metab，1994，79（1）：316-322.

［125］ACARREGUI M J，PENISTEN ST，GOSS K L，et al. Vascular endothelial growth factor gene expression in human fetal lung in vitro. Am J Respir Cell Mol Biol，1999，20（1）：14-23.

［126］MAEDA S，SUZUKI S，SUZUKI T，et al. Analysis of intrapulmonary vessels and epithelial-endothelial interactions in the human developing lung. Lab Invest，2002，82（3）：293-301.

［127］GROVER T R，PARKER T A，ZENGE J P，et al. Intrauterine hypertension decreases lung VEGF expression and VEGF inhibition causes pulmonary hypertension in the ovine fetus. Am J Physiol Lung Cell Mol Physiol，2003，284（3）：L508-L517.

［128］BLAND R D，ALBERTINE K H，CARLTON D P，et al. Chronic lung injury in preterm lambs：Abnormalities of the pulmonary circulation and lung fluid balance. Pediatr Res，2000，48（1）：64-74.

［129］RAOUL W，CHAILLEY-HEU B，BARLIER-MUR A M，et al. Efects of vascular endothelial growth factor on isolated fetal alveolar type II cells. Am J Physiol Lung Cell Mol Physiol，2004，286（6）：L1293-L1301.

［130］FERRARA N，FRANTZ G，LECOUTER J，et al. Differential expression of the angiogenic factor genes vascular endothelial growth factor（VEGF）and endocrine gland-derived VEGF in normal and polycystic human ovaries. Am J Pathol，2003，162（6）：1881-1893.

［131］TUYL M，LIU J，WANG J，et al. Role of oxygen and vascular development in epithelial branching morphogenesis of the developing mouse lung. Am J Physiol Lung Cell Mol Physiol，2005，288（1）：L167-L178.

［132］GATELY S，LI W W. Multiple roles of COX-2 in tumor angiogenesis：A target for antiangiogenic therapy. Semin Oncol，2004，31（2 Suppl 7）：2-11.

［133］WATKINS R H，D'ANGIO CT，RYAN R M，et al. Differential expression of VEGF mRNA splice variants in newborn and adult hyperoxic lung injury. Am J Physiol，1999，

276（5 Pt 1）：L858–L867.

［134］MANISCALCO W M，WATKINS R H，D'ANGIO C T，et al. Hyperoxic injury decreases alveolar epithelial cell expression of vascular endothelial growth factor（VEGF）in neonatal rabbit lung. Am J Respir Cell Mol Biol，1997，16（5）：557–567.

［135］KLEKAMP J G，JARZECKA K，PERKETT E A. Exposure to hyperoxia decreases the expression of vascular endothelial growth factor and its receptors in adult rat lungs. Am J Path，1999，154（3）：823–831.

［136］BHATT A J，PRYHUBER G S，HUYCK H，et al. Disrupted pulmonary vasculature and decreased vascular endothelial growth factor，Flt–1，and TIE–2 in human infants dying with bronchopulmonary dysplasia.［comment］. Am J Resp Crit Care Med，2001，164（10 Pt 1）：1971–1980.

［137］LASSUS P，RISTIMAKI A，YLIKORKALA O，et al. Vascular endothelial growth factor in human preterm lung. Am J Resp Crit Care Med，1999，159（5 Pt 1）：1429–1433.

［138］D'ANGIO C T，MANISCALCO W M，RYAN R M，et al.Vascular endothelial growth factor in pulmonary lavage fluid from premature infants：Effects of age and postnatal dexamethasone. Biol Neonate，1999，76（5）：266–273.

［139］KEYT B A，NGUYEN H V，BERLEAU L T，et al. Identification of vascular endothelial growth factor determinants for binding KDR and FLT–1 receptors.Generation of receptor–selective VEGF variants by site–directed mutagenesis. J Biol Chem，1996，271（10）：5638–5646.

［140］BAUTERS C，ASAHARA T，ZHENG L P，et al. Physiological assessment of augmented vascularity induced by VEGF in ischemic rabbit hindlimb. Am J Physiol，1994，267（4 Pt 2）：H1263–H1271.

［141］GROVER T R，PARKER T A，ABMAN S. Treatment with Vascular Endothelial Growth Factor Improves Pulmonary Vascular Reactivity and Structure in an Experimental Model of Chronic Pulmonary Hypertension in Fetal Sheep. Pediatr Res，2004，55（4）：471A.

［142］ZHAO Y，YOUNG S L，MCINTOSH J C，et al. Ontogeny and localization of TGF–beta type I receptor expression during lung development. Am J Physiol Lung Cell Mol Physiol，2000，278（6）：L1231–L1239.

［143］ZHAO Y，YOUNG S L. Expression of transforming growth factor–beta type Ⅱ receptor in rat lung is regulated during development. Am J Physiol, 1995, 269 (3 Pt 1): L419-L426.

［144］SCHMID P, COX D, BILBE G, et al. DiVerential expression of TGF beta 1, beta 2 and beta 3 genes during mouse embryogenesis. Development, 1991, 111 (1): 117-130.

［145］KHALIL N, O'CONNOR R N, UNRUH H W, et al. Increased production and immunohistochemical localization of transforming growth factor-beta in idiopathic pulmonary fibrosis. Am J Respir Cell Mol Biol, 1991, 5 (2): 155-162.

［146］CORRIN B, BUTCHER D, MCANULTY B J, et al. Immunohistochemical localization of transforming growth factor-beta 1 in the lungs of patients with systemic sclerosis, cryptogenic fibrosing alveolitis and other lung disorders. Histopathology, 1994, 24 (2): 145-150.

［147］KOTECHA S, WANGOO A, SILVERMAN M, et al. Increase in the concentration of transforming growth factor beta-1 in bronchoalveolar lavage fluid before development of chronic lung disease of prematurity. J Pediatr, 1996, 128 (4): 464-469.

［148］LECART C, CAYABYAB R, BUCKLEY S, et al. Bioactive transforming growth factor-beta in the lungs of extremely low birthweight neonates predicts the need for home oxygen supplementation. Biol Neonate, 2000, 77 (4): 217-223.

［149］LIMPER A H, BROEKELMANN T J, COLBY T V, et al. Analysis of local mRNA expression for extracellular matrix proteins and growth factors using in situ hybridization in fibroproliferative lung disorders. Chest, 1991, 99 (3 Suppl): 55S-56S.

［150］BATCHELOR D C, HUTCHINS A M, KLEMPT M, et al. Developmental changes in the expression patterns of IGFs, type 1 IGF receptor and IGF-binding proteins-2 and -4 in perinatal rat lung. J Mol Endocrinol, 1995, 15 (2): 105-115.

［151］WALLEN L D, HAN V K. Spatial and temporal distribution of insulin-like growth factors I and II during development of rat lung. Am J Physiol, 1994, 267 (5 Pt 1): L531-L542.

［152］MAEDA S, SUZUKI S, SUZUKI T, et al. Analysis of intrapulmonary vessels and epithelial-endothelial interactions in the human developing lung. Lab Invest, 2002, 82 (3): 293-301.

［153］WOODS K A, CAMACHO-HUBNER C, SAVAGE M O, et al. Intrauterine growth retardation and postnatal growth failure associated with deletion of the insulin-like growth factor I gene. N Engl J Med, 1996, 335 (18): 1363-1367.

［154］LIU J L, GRINBERG A, WESTPHAL H, et al. Insulin-like growth factor- I avects perinatal lethality and postnatal development in a gene dosage-dependent manner: Manipulation using the Cre/loxP system in transgenic mice. Mol Endocrinol, 1998, 12 (9): 1452-1462.

［155］WONGTRAKOOL C, MALPEL S, GORENSTEIN J, et al. Down-regulation of retinoic acid receptor alpha signalling is required for sacculation and type I cell formation in the developing lung. J Biol Chem, 2003, 278 (47): 46911-46918.

［156］HIROI N, ITO T, YAMAMOTO H, et al. Mammalian Rcd1 is a novel transcriptional cofactor that mediates retinoic acid-induced cell differentiation. EMBO J, 2002, 21 (19): 5235-5244.

［157］CARDOSO W V, WILLIAMS M C, MITSIALIS S A, et al. Retinoic acid induces changes in the pattern of airway branching and alters epithelial cell differentiation in the developing lung in vitro. Am J Respir Cell Mol Biol, 1995, 12 (5): 464-476.

［158］MENDELSOHN C, LOHNES D, DECIMO D, et al. Function of the retinoic acid receptors (RARs) during development (Ⅱ). Multiple abnormalities at various stages of organogenesis in RAR double mutants. Development, 1994, 120 (10): 2749-2771.

［159］DESAI T J, MALPEL S, FLENTKE G R, et al. Retinoic acid selectively regulates Fgf10 expression and maintains cell identity in the prospective lung field of the developing foregut. Dev Biol, 2004, 273: 402-415.

［160］LITINGTUNG Y, LEI L, WESTPHAL H, et al. Sonic hedgehog is essential to foregut development. Nat Genet, 1998, 20: 58-61.

［161］PARK J, ZHANG J J, MORO A, et al. Regulation of Sox 9 by Sonic Hedgehog (Shh) is essential for patterning and formation of tracheal cartilage. Dev Dyn, 2010, 239: 514-526.

［162］SALA F G, DEL MORAL P M, TIOZZO C, et al. FGF10 controls the patterning of the tracheal cartilage rings via Shh. Development, 2011, 138: 273-282.

［163］MILLER L A, WERT S E, CLARK J C, et al. Role of Sonic hedgehog in patterning of tracheal-bronchial cartilage and the peripheral lung. Dev Dyn, 2004, 231: 57-71.

［164］PEPICELLI C V, LEWIS P M, MCMAHON A P. Sonic hedgehog regulates branching morphogenesis in the mammalian lung. Curr Biol，1998，8：1083-1086.

［165］BLOTT M，GREENOUGH A，NICOLAIDES K H. Fetal breathing movements in pregnancies complicated by premature membrane rupture in the second trimester. Early Hum Dev，1990，21：41-48.

［166］KOTECHA S. Lung growth for beginners. Paediatr Respir Rev，2000，1（4）：308-313.

［167］BARKER P M，WALTERS D V，MARKIEWICZ M，et al. Development of the lung liquid reabsorptive mechanism in fetal sheep：synergism of triiodothyronine and hydrocortisone. J Physiol（Lond），1991，433：435-449.

［168］KHAN P A，CLOUTIER M，PIEDBOEUF B. Tracheal occlusion：a review of obstructing fetal lungs to make them grow and mature. Am J Med Genet C Semin Med Genet，2007，145（2）：125-138.

［169］HOOPER S B，HARDING R. Fetal lung liquid：a major determinant of the growth and functional development of the fetal lung. Clin Exp Pharmacol Physiol，1995，22：235-247.

［170］PATRICK J，CAMPBELL K，CARMICHAEL L，et al. Patterns of human fetal breathing during the last 10 weeks of pregnancy. Obstet Gynecol，1980，56：24-30.

［171］JANSEN A H，CHERNICK V. Respiratory control in the fetus. In：CHERNICK V，MELLINS R B (eds). Basic mechanisms of pediatric respiratory disease：cellular and integrative. Philadelphia：BC Decker Inc，1991，273-287.

［172］ASH K M，MORRISON I，MANNING F A. Observations of intrapartum fetal activities. Am J Obstet Gynecol，1993，168：760-764.

［173］MAISONET M，CORREA A，MISRA D，et al. A review of the literature on the effects of ambient air pollution on fetal growth. Environ Res，2004，95（1），106-115.

第二章

肺脏超声的基本原理

超声波是指频率高于 2×10^4Hz，超过人耳听力范围的声波。超声波是一种机械波，通常由探头内的压电晶体产生。探头既是发射器，也是接收器。扫描人体时，探头发射的声波在组织内传播，然后再由该探头接收组织中的回声。检测和显示来自身体内的反射和散射声能构成了诊断超声的基础。超声设备根据声波返回的时间进行反射体的深度定位。要产生二维图像，需要发射一系列的超声脉冲到人体组织。当接收的回声信号强度很强时，在监视器上就表现为亮色；当没有信号时，就表现为黑色。所以超声图像以不同的强度或亮度来表现反射信号振幅强度。

第一节　超声的基本原理

一、声波的常用物理量

1. 波长和频率　声波是一种在介质中传播的机械能，其传播使介质产生压缩和稀疏两种状态，二者交替变化，这种随压力变化而变化的状态呈现正弦波。如图 2-1 所示，相同相位点完成一个周期运动，两点之间的距离为波长（ λ ）；而完成这个周期运动所经历的时间称为周期（ T ）。单位时间内，运行的周期数，即周期性变化的次数称为频率（ f ）。频率的单位是 Hz。时间和频率互为倒数，即 $f=1/T$ 。波长（ λ ）、频率（ f ）、声速（ c ）和周期（ T ）之间的关系为： $c=f\lambda = \lambda / T$ （图 2-1）。所谓脉冲超声是指一段时间内发射声能，一段时间内没有发射声能（图 2-2）。脉冲重复间期（PRP）是从一个脉冲至下一个脉冲之间的时间间隔（ms）。脉冲持续时间是声能输出的时间。脉冲重复频率就是脉冲持续时间的倒数。超声的轴向分辨率是由空间脉冲的长度（spatial pulse length），即一个脉冲所占的空间长度（图 2-3）所决定的，轴向分辨力等于空间脉冲长度的 1/2。如果脉冲的数量为 n ，波长为 λ ，探头频率为 f ，按照声速大约 1 540m/s 计算，则轴向分辨力等于 $n\times1.54$（km）/ $2f$（kHz），即 $0.77n/f$ ，所以频率越高，轴向分辨力越好；脉冲越短，分辨力也越好。为保证分辨力和穿透力，新生儿肺脏超声诊断使用的探头频率在 9~14MHz。

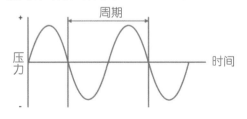

图 2-1　波长与周期的关系

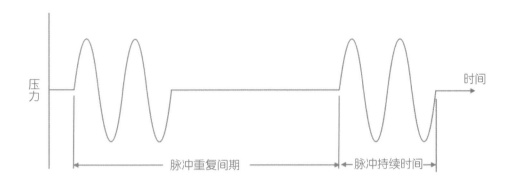

图 2-2　脉冲重复间期和持续时间

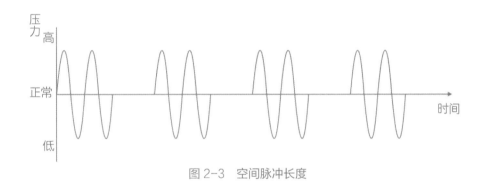

图 2-3　空间脉冲长度

2. **声波传导速度**　声波在人体组织中传播，在不同的组织中，声波的传播速度不同。声波传播速度的快慢主要取决于传播声波的介质在压缩时遇到的阻力，而阻力主要受介质的密度和硬度（或弹性）影响。声波的传播速度不受声波的频率或波长的影响。声波在人体软组织中的平均传播速度大约是 1 540m/s，而在肺脏和脂肪中的传播速度则慢于该值，如在脂肪组织大约是 1 450m/s，在空气中为 330m/s，肺内充满了气体，所以声波在肺内传播也比较慢，而声波在骨骼内的传播速度大约是 4 080m/s。

3. **距离测量**　假设声速是一个恒定值，那么基于精确的回波时间测量，我们就可以准确地测量距离。例如，从发射脉冲开始计算时间，当声波返回时，所用的往返时间总计是 0.05ms，声波的传播速度是 1 540m/s，则声波经历的距离是 7.7cm（1 540m/s × 100 × 0.00005s= 7.7cm），由于所需时间用于往返路程，所以反射界面到探头的距离是7.7÷2=3.85cm。根据这个原理，我们就可以计算靶目标距离体表的位置。

4. **声阻抗**　目前的超声扫描仪的原理就是检测和显示反射声波或回声。当声波在完全均匀一致的介质中传播时，介质呈无回声或囊肿特征。两种不同物理特性的组织的接触面就形成了界面，这种界面会反射回一定的声波能量。反射回来的声波能量的多少取决于形成界面的这两种组织的声阻抗差异。声阻抗（Z）定义为组织的密度（ρ）乘以声波在该组织中的传播速度（c），即 $Z=\rho c$。形成界面的两种组织的声阻抗差异决定了回声信号的强弱，阻抗差异越大，则反射回的能量就越多；若两种介质的阻抗一样，则界面不会产生回声。例如，组织－空气（胸壁－肺）界面的声阻抗差异很大，导致 99% 的声波被反射回来，没有能量进一步进入组织成像。同样基于这样的原因，在进行超声扫描时，要在探头和扫描区域的皮肤间涂以耦合剂，使患者的皮肤和探头之间没有气体，声波能量才能顺利地进入人体组织。所以当对健康肺脏进行扫描时，肺部声像图呈均一的杂乱无章的灰色，而不是实体结构。正常的胸膜线回声经多重反射叠加到灰色背景上，形成正常肺脏扫描图像[1]。当肺脏发生病理变化时，例如肺脏内的气体量减少并扩展到肺叶周边，或胸膜腔内积液，使得肺脏超声检查成为可能，这些就形成了胸膜肺超声检查的基础。目前，肺脏超声被认为是用于重症监护治疗病房（ICU）和住院患者的快速、无创、先进的诊断方法，费用低，没有副作用。

二、声波和组织的交互作用

超声波在传播过程中沿着扫描线的方向，遇到脏器和组织时，会发生一系列的相互作用，如衰减、声能吸收、反射、散射、折射和衍射等。

1.衰减　声波在组织中传播时，由于被组织吸收、散射和反射等，能量会发生衰减。例如，由于骨骼的强反射，其后方多呈黑色条带状无信息区域，我们称之为声影。在进行新生儿肺脏扫描时，肋骨、肩胛骨的后方会产生声影，导致其后方的组织结构被遮盖而显示不清楚。但因为呼吸运动，声影后方区域会随着呼吸运动移位而被显示。此外，声波的衰减程度还取决于声波的频率和传播声波的介质的特性。声波的频率越高，衰减得就越多，因此探头的频率决定了探查的深度和获取有用信息的多少。所以要根据患者的条件和检查目的使用不同频率范围的探头，或调节时间增益补偿、声输出和系统增益，来改善其后方的组织结构信息的显示。

2.声能吸收　声波在组织传播过程中，其部分能量会被组织吸收，这是声能衰减的主要因素之一。所以在图像的远场，常常调节增益补偿来增强信号，以保证图像的一致性。

3.反射　两种声阻抗不同的介质会使部分声能返回探头，形成回声。回声的产生和检测是超声成像的基础。两种介质间的界面对超声反射的方式取决于该界面的大小和表面特点。当遇到大而平滑的界面时，其反射的能量非常多，如同镜面反射，此时我们称之为镜面反射界面。进行肺脏超声检查时，膈肌、胸膜常常成为镜面反射界面。当声波垂直入射界面时，声波直接返回探头，因而形成强回声；当斜向入射界面时，反射的声波将偏离方向，不能返回探头，回声就不能显示。所以对于镜面反射界面，回声的特点取决于声波的入射角度。

三、彩色超声

彩色多普勒技术的物理学基础是多普勒效应，即当散射源朝向探头移动时，回波频率增加；如果散射源背向探头移动，则回波频率会降低。频率的变化（即频移）和散射源的移动速度成正比。也就是说，如果已知频移和一些相关参数，我们就可以反推出散射源的移动速度。这就是彩色多普勒成像最基本的物理基础。超声仪器把血流的速度和方向信息进行彩色编码，然后再叠加到二维灰阶图像上，就形成了彩色多普勒图像。在进行新生儿肺脏超声检查时，可使用彩色多普勒功能帮助鉴别低回声或无回声区域是否为血管，因此可以帮助明确低回声管状结构是血管还是充液的支气管。在隔离肺时，可通过追踪血供来源与肺实变进行鉴别诊断。同时还可以帮助判定血管是动脉还是静脉以及血流方向，并可以测量血流动力学的参数，如流速、阻力指数、波动指数等指标。目前超声彩色多普勒技术在临床上已得到了广泛的应用，成为超声临床诊断中不可或缺的一项很有意义的技术。

四、M 型超声

M 型（motion mode）超声图是一种单轴测量距离随着时间变化的曲线。在肺脏疾病的超声诊断中，M 型超声主要对诊断气胸时有帮助，在其他肺脏疾病诊断中很少应用。

五、超声伪像

超声由于其物理特性，会产生很多伪像。传统上，我们在学习超声诊断技术时，一个很重要的内容就是学习如何识别和避免伪像。超声检查可能比其他任何影像模式都更依赖操作者的技巧和对图像的理解，在检查过程中要能够识别及避免伪像和陷阱。伪像是错误的图像，图像上显示的结构实际上并不存在。伪像一般是由影响声束传播的物理现象所引起的，另外也有一些是由于扫描技巧的缺陷和超声设备的不恰当使用所导致的，但后者是可以避免的。要理解伪像，我们就要认真考虑形成超声图像的一些基础假设[2]：①声波是沿直线传播的。②结构对声能的反射是沿着声束的中轴线返回的。③声束在垂向即厚度方向上是非常薄的。④反射强度与反射体的散射强度相对应，或者说声波振幅的大小是与组织间的声阻抗差异的大小成比例的。⑤声束在组织内的传播速度是均匀的、精确的，是常数，大约 1 540m/s。反射体和探头表面的距离与声束往返时间成正比。⑥声波直接到达反射体，然后直接返回，路径最短。⑦检测到的回声总是源于最后一个超声脉冲。但在现实成像过程中，情况却并非如此。这些假设并不总是真的，会有各种例外的情况发生。声波的特性、扫描技术的失误、仪器使用错误及解剖结构的原因，均可导致伪像产生。伪像的存在会使人误以为原本不存在的结构存在或使重要线索模糊不清。这些伪像的存在有时会让我们感到费解，有时会让我们坠入陷阱，从而导致误诊。因此，在超声检查过程中，是否能够识别伪像，避免失误，并且获得高品质图像，比其他影像更取决于操作者的知识和扫描技巧。在实际扫描实践中经常遇到的伪像有混叠（aliasing）、噪声（speckle）、变形（distortion）、移位（displacement）、增强效应（enhancement）、声影（shadowing）和混响伪像（reverberation）等几种。

肺脏超声检查与其他脏器检查有一点不同，那就是我们需要充分地利用伪像来进行肺脏疾病的诊断和鉴别诊断，其中最有利用价值的伪像是混响伪像。混响伪像是源于特殊反射界面导致重复反射形成空间上等距的线性回声。当距离探头表面比较近的地方有高反射界面时，入射声波离开探头作用于该强反射界面，形成回声返回探头表面，然后再次返回到人体组织。这种声波来来回回振荡，直到能量衰减掉为止。超声信号反射多次重复出现，有延迟信号不断返回探头。如图 2-4 所示，第一次的脉冲离开探头，遇到线性结构的强反射界面反射回探头，形成回声 1（E1）；剩余的能量（声波 2）又返回到组织内，发生如脉冲 1 一样的反射，同样形成回声 2（E2）；然后同样原理又形成回声 3（E3）。这样就形成了探头和强反射界面之间来回发生的高振幅反射的图像。在正常的肺脏，当声束垂直入射胸膜时，就会产生这种多重反射，呈平行的、强度逐渐降低的间距相等的线性回声（图 2-5）。当声束不垂直于胸膜时，多重反射就基本没有（图 2-6）。所以做肺脏超声扫描时，应尽量使声束垂直于胸膜或肋骨，以明确诊断正常和异常的肺脏。

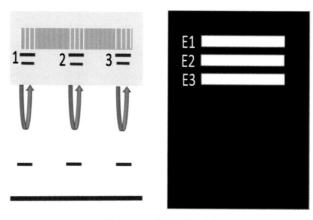

图 2-4　混响伪像形成

声波 1 垂直入射到胸膜，形成反射界面 E1；剩余能量（声波 2）再次入射到胸膜，形成反射界面 E2；以此方式形成反射界面 E3，甚至反射界面 E4 或 E5 等。按照时间顺序从上向下排列，强度逐渐降低至不显示，形成典型的胸膜线的多重反射。

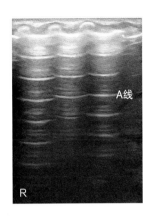

图 2-5 典型胸膜线多重反射图像

A线之间的距离是相同的，并且与探头表面到胸膜线间的距离相同；随着深度增加，A线的回声信号强度逐渐减弱。

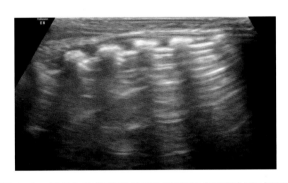

图 2-6 探头与胸膜线的角度对胸膜线多重反射形成的影响

靠近探头标识的区域（左侧）由于声束和胸膜不垂直，其后方没有形成多重反射，因此没有典型的A线形成；而与探头标识相对的区域（右侧），由于声束垂直于胸膜，形成多条A线。

第二节　新生儿肺脏超声的检查方法

一、探头的选择

新生儿肺脏超声检查使用线阵探头，其频率范围为 9~14MHz，以保证足够的分辨率，以便发现微小的实变等异常。通常体重越低，胎龄越小，使用的探头频率越高。当患儿较大，探头穿透力不足时，可以降低频率或改为频率略低的线阵探头，并可根据需要进一步调节探头的频率范围，以满足二维图像的分辨率和穿透性。在没有线阵探头的情况下，也可以考虑使用凸阵探头，但应尽量使用高频。线阵探头成像，图像在近场和远场的宽度一致，呈矩形，而凸阵探头的扫描视野呈扇形。因此，成人肺脏超声检查时的某些征象不适用于新生儿肺脏超声成像。在新生儿肺脏超声扫描时使用线阵探头的优势是探头表面与皮肤贴合好，贴合的范围大，病变范围一目了然，也便于发现更多的细节。另外，同样是线阵探头，频率相对更高的探头对水肿和胸膜下的微小病变更敏感（图2-7）。

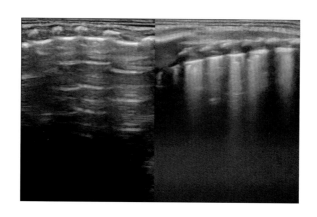

图2-7　不同频率的线阵探头对水肿和微小病变的敏感性不同

对同一患儿同一部位扫描，左图采用的是频率相对低的9L线阵探头，图像表现大致正常；右图采用的是频率相对高的ML6-15线阵探头，可发现累及多个肋间的胸膜下小实变和水肿。

二、预设条件

目前的超声检查设备，一般没有新生儿肺脏超声检查的预设条件，可以请仪器生产厂家应用人员帮助设定，也可选择小器官条件，进行适当调节。

1. 深度调节（depth）　调节深度键可以改变B模式下扫描解剖结构的显示深度。在穿透力足够的情况下，深度设置数值越大，就可观察到越深的结构。在进行新生儿肺脏超声扫描时，一般设置的深度是4~5cm（图2-8）。但如果从剑突下经肝脏扫描膈肌和肺底时，则需要增加深度到6~7cm，并可激活凸形扩展（virtual convex）以增加远场的视野范围（图2-9）。深度的调节也和病灶的纵深方向大小相关，病灶越大，为完整显示就需要进行相应的调节。深度越深，帧频越慢，在穿透力足够的情况下，更多的A线就可以显示在屏幕上；深度越浅，帧频越快，屏幕上能够显示的A线条数也可能相应减少。新生儿呼吸频率较快，需要比较高的二维帧频，方便捕获到更多的细节信息，因此在纵深方向能够完整显示感兴趣区域的条件下应尽量减小深度。

2. 动态范围与压缩（dynamic range & compression）　动态范围是指能够被显示的最大振幅与最小振幅之比。尽管超声仪器能够处理这些信号，但肉眼可识别的信号强度为35~40dB，因此需要对接收到的背向散射信号强度的动态范围进行压缩，这一过程是通过对

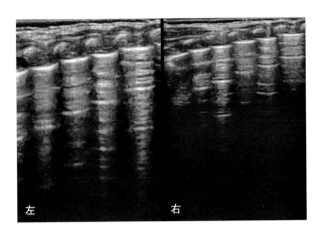

图 2-8 扫描深度对构图的影响

左图：扫描深度为4.2cm，图像的近场和远场均有信息显示，几乎充满屏幕，构图较为美观；同时保证比较高的帧频（37帧/s）。右图：图像深度为7.0cm，图像信息集中在近场，远场没有图像信息显示，整体布局不美观；同时帧频下降为27帧/s。

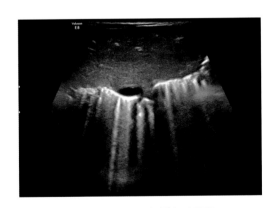

图 2-9 剑突下扫描超声图像

激活凸型扩展功能，远场视野比近场宽。扫描深度增加到7cm，以方便显示更多信息。

弱信号选择性放大来完成的。动态范围或动态范围对比度控制灰阶强度如何转换成灰阶。动态范围越小或动态范围对比度越大，图像表现越粗糙、颗粒感越强，可增加回声差异的显著性（图 2-10A 左），因此可以凸显彗星尾征和多重反射；动态范围越大或动态范围对比度越小，图像表现越细腻，可以提供更好的细节分辨率（图 2-10A 右）。在新生儿肺脏超声成像中，在确定肺滑或定性、定量 B 线时，需要高对比分辨率。但在扫查胸腺或实变与积液时，可以直接使用小器官的条件，不适合使用太高或太低的对比分辨率（图 2-10B）。

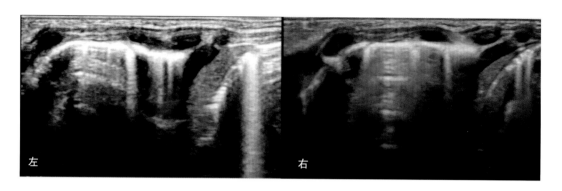

A

左图：动态范围对比度为12，对比度强，但图像比较粗糙，彗星尾征锐利明显。右图：动态范围对比度为6，图像柔和。

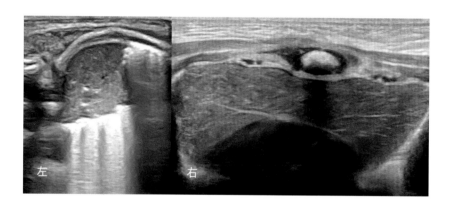

B

左图：肺脏实变，采用小器官里面的乳腺条件扫描，动态范围对比度为9。右图：胸腺图像，采用小器官条件里的甲状腺条件扫描，动态范围对比度为6。

图2-10　动态范围对比度对图像的影响

3.谐波成像（harmonic imaging）　声波在组织内传播，由于组织的非线性性质声波容易产生畸变，形成整数倍于基频的谐波信号，其中二倍频往往是所有谐波信号中最强的。谐波成像可提高信噪比，降低多重反射、旁瓣和栅瓣伪像。在目前的超声仪器，谐波成像一般已经成为灰阶成像的默认模式。在肺脏超声成像中，可以选择使用谐波成像，使图像表现更细腻，噪声少（图2-11）。但使用谐波后，因频率增加，后方衰减增加，同时因为谐波减少了多重反射伪像，因此胸膜的多重反射被弱化，尤其在远场明显（图2-11左）；而基波成像（图2-11右）在远场显示了更多的胸膜线反射。

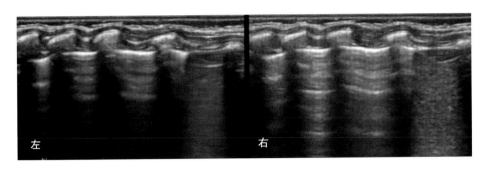

图 2-11 谐波对图像的影响

左图：采用谐波成像，图像细腻，噪声少，但在图像中间区域和远场胸膜线的多重反射比较弱。右图：采用基波成像，图像略粗糙，但胸膜线的多重反射比较明显，在远场仍可显示。

4. **聚焦点数量和位置**（focus numbers and position） 聚焦使声束变窄，改善图像的侧向分辨率。在聚焦点位置，图像的侧向分辨率最好；远离聚焦点位置时，侧向分辨率下降。因此可以采用多点聚焦来改善图像从近场到远场的所有区域的侧向分辨率。但聚焦点数目增加，帧频会下降。在新生儿，尤其是有心肺疾病患儿，因其呼吸频率增快，需要较高的帧频捕获信息，因此一般采用 1~2 个聚焦点，聚焦点放置在胸膜线的位置（图 2-12），尽量使胸膜线显示清晰，方便评估。同时因为 A 线源于胸膜线，因此胸膜线越清晰，A 线品质越好。当聚焦点远离胸膜线时，胸膜线略模糊。

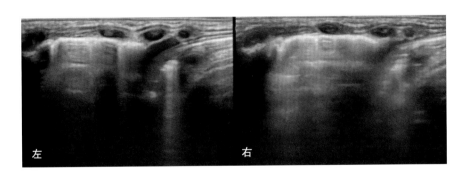

图 2-12 聚焦点位置对图像的影响

左图：一个聚焦点位于胸膜线附近，胸膜线锐利清晰。右图：聚焦点在远场，胸膜线略模糊，其后方源于胸膜线的多重反射也相应略模糊，但远场的信息量略增加。

5. **边缘增强**（edge enhancement） 通过提高灰阶差异，使邻近组织间的边界及细微组织差异更加明显。该值设定越高，在轴向上清晰度越好，同时图像的颗粒感也变得越强。肺脏超声检查时要适当增加边缘增强，以方便观察胸膜线（图 2-13）。

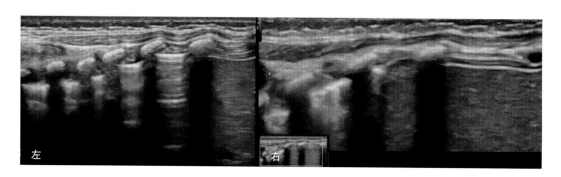

图2-13 边缘增强对图像的影响

左图：边缘增强水平是5，脏器边界和线性结构边缘清晰锐利。右图：边缘增强水平是0，线性结构略模糊。

6. 空间复合成像（spatial compounding） 声束从不同角度发射，获得的图像融合成一幅图像。对于有曲面结构的靶目标，有更多的声束垂直于界面，则信号强度增强，分辨率提高。肺脏超声成像，由于要求探头尽量垂直于肋骨和胸膜，所以是否使用空间复合成像，对图像影响不是很大，但因声束从不同角度进入，因此可弱化肋骨声影的影响，图像柔和，对比度好（图2-14A 左）；而没有使用空间复合成像的，对比度略低（图2-14A 右）。但不同的仪器，其空间复合成像的效果和品质也不同，有的仪器使用空间复合成像后，会产生多角度的B线，而不仅仅是与胸膜线垂直，此时就不建议使用该功能（图2-14B）。

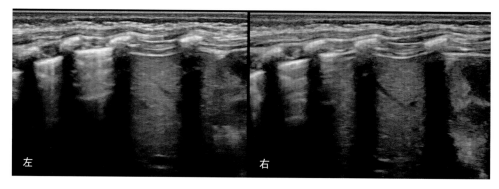

A

左图：激活空间复合成像，级别为2，脏器边界和线性结构边缘清晰锐利，声影略弱化。右图：没有使用空间复合成像，线性结构清晰度较左图略弱。

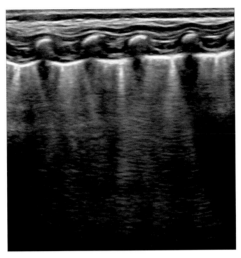

B

空间复合成像，声束从不同角度入射，导致源于胸膜线的彗星尾征向不同角度发散，而不是垂直向后。

图 2-14 空间复合成像对图像的影响

7. 斑点噪声抑制（specke reduction imaging, SRI） 是一种自适应算法，用于减少影响图像品质的斑点噪声。斑点噪声一般呈颗粒纹理，噪声多时会降低图像品质，影响细节分辨率。使用 SRI 降低噪声，使图像更加柔和，边界平滑。当然如果斑点噪声滤波设置太高，也会掩盖或模糊所需的图像细节。在新生儿肺脏超声扫描时常常设置为 2~4（图 2-15 左）。如果不使用 SRI，图像颗粒感略明显，线性结构显示欠平滑（图 2-15 右）。

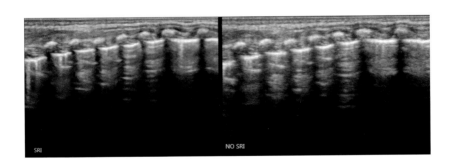

图 2-15 斑点噪声抑制对图像的影响

左图：斑点噪声抑制，级别是2，噪声降低。右图：没有使用斑点噪声抑制，图像上可见斑点样噪声。

8. 抑制（rejection） 设定振幅阈值，高于该阈值的超声回声将被放大，显示在屏幕上；而低于该阈值的超声信号将被删除，不显示在图像上。该值在肺脏超声成像中，比常规的小器官成像时设置略高即可，过高容易删除有用的图像信息（图 2-16）。

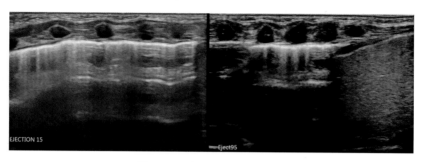

图 2-16　抑制对图像的影响

左图：抑制设置的级别为15，噪声降低，肋软骨呈低回声，其他部位软组织边界清晰。

右图：抑制设置的级别为95，过多的低回声被抑制，肋软骨内回声没有被显示，呈无回声，肋软骨短轴环形面积增大。

9. 高分辨率　局部放大，在观察胸膜及其下的微小实变时，可使用该功能，可以清晰观察细节信息。高清晰放大时，感兴趣区内的线密度增高，同时不损失帧频甚至提高帧频，有利于对微小病变的详细观察（图 2-17）。

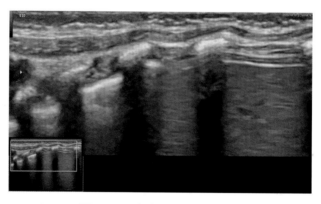

图 2-17　高清晰放大观察细节

胸膜线区域高清晰放大，便于观察胸膜是否平滑，评估肺滑。

10. 时间增益补偿（time gain compensation，TGC）　又称距离增益补偿。超声波在组织中传播时，随深度增加，衰减逐渐增加，近场和远场的回声信号强度可以相差 100dB 以上。为获取均匀一致的图像，可以分别对近场和远场及图像中间区域的回声信号进行分段抑制或提升，以获得均匀一致的图像（图 2-18）。

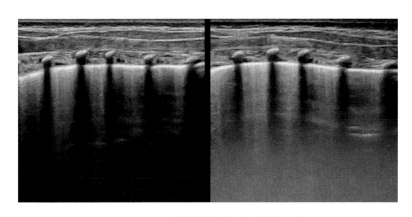

图 2-18 时间增益补偿对图像的影响

左图：图像近场比较清楚，而远场比较暗。右图：远场增益被提升，图像近场和远场差异性不大。

11. 增益（gain） 增益是对所接收信号的放大，不改变声输出功率。增益要使用恰当，太低，信号不够；太高，噪声信号也同时被放大。初学超声的医生，最常使用的图像调节按键就是"增益"。当图像显示不清楚时，最直接的反应就是增加增益。但图像不清晰的原因有多种，除去手法因素，声输出、探头频率、不同的探头等都是影响图像清晰度的因素，因此要明白图像不清楚的原因，才能正确调节，获得满意图像（图 2-19）。

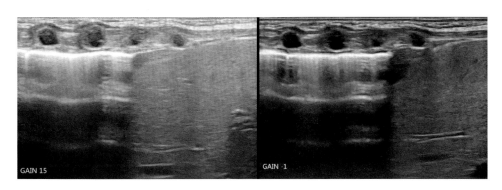

图 2-19 增益对图像的影响

左图：增益比较高，图像太亮，噪声增加，肋软骨呈中低回声。右图：增益恰当，肋软骨呈低回声，彗星尾征边界比较锐利。

12. 灰阶图（gray map） 灰阶图决定了回声亮度与振幅的关系。可以根据需求，选择不同的灰阶图，可以获得柔和的（图 2-20 左）或对比度强的图像（图 2-20 右），并且可以后处理，在冻结图像后也可以再调节。

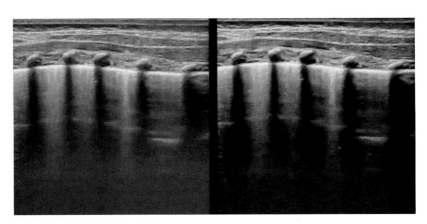

图 2-20　灰阶图对图像的影响

左右图像对比度不同，左侧图像比较柔和；右侧图像对比度比较强，凸显边界和高回声信息。

以上是进行肺脏超声二维图像检查优化图像时常用到的功能键，熟练掌握各功能键的功能，理解各个参数的意义，才能根据患儿的不同状态，进行个体化调节，获取品质优异的二维图像。前面已经阐述了二维超声是新生儿肺脏超声检查时常用的模式，但有时仍然会用到彩色多普勒或能量多普勒来判定是血管还是充液支气管。在彩色模式中，由于新生儿尤其是有心肺疾病患儿呼吸频率快，由此带来的彩色噪声也比较多，因此我们常用高分辨血流，以提高检测敏感性。同时要采用相对较高的脉冲重复频率和壁滤波，以降低由于胎儿呼吸运动导致的彩色噪声。

三、检查方法

1. **肺脏分区**　通常以腋前线、腋后线为界，将肺脏分成前、侧、后三个区域，即两侧肺脏被分为 6 个区域（6 区分区法）（图 2-21）。为防止遗漏，还可以以两侧乳头连线为界，把每侧肺脏分成上下两部分，这样双侧肺脏就被分成 12 个区域（12 区分区法）。在进行肺脏超声检查时，需对肺脏的各个区域进行纵向（探头与肋骨垂直）或横向（探头沿肋间隙走行）扫查，以纵向扫查（与身体纵轴平行）最为重要和常用。

2. **扫描模式的选择**　最常用的扫描模式是二维超声。实际上，二维超声就可以对大多数肺部疾病做出明确诊断。但在诊断气胸时，如果二维超声不能确诊（尤其对于初学者），可用 M 型超声进一步协助诊断。彩色多普勒超声主要用于对血管，气管及动、静脉进行鉴别。

3. **宽景成像扫描**　沿着探头标志点侧向滑动探头时，宽景成像（XTD-view）可以将采集的每一帧图像构建成一幅扩展图像。该图像比探头的扫描视野要宽很多，可以全面展示感

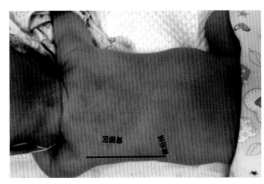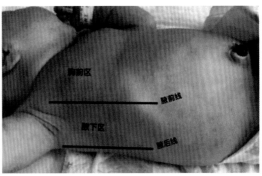

图2-21 6区分区法

兴趣区和其邻近结构，方便全面评估（图2-22）。执行此功能时，保持探头在初始状态，不要摆动探头，沿着探头标志点方向匀速滑动探头，不可倒退，测量值仅供参考。

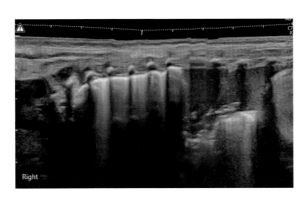

图2-22 宽景成像

在同一屏幕上，可以同时显示右侧肺野不同区域的不同程度、不同性质的病变。

四、超声检查时的注意事项

（1）检查者要有熟练的操作技术，在正式开展工作前，需要接受适当的培训，以确保检查结果准确可靠；否则，不但达不到开展工作的目的，甚至可能带来误诊[3]。

（2）按照仪器的操作常规进行操作。

（3）尽量减少对新生儿的不良刺激，通常宜在床边检查，尤其是对高危儿。耦合剂要预热，注意保暖、减少患儿热量丧失等。宜在患儿安静时，最好在睡眠状态下进行，但除非有医疗指征，一般不宜使用镇静剂，必要时可使用安慰奶头。

（4）注意消毒隔离。操作前应洗手，无论扫查新生儿哪个部位，在进行完检查后，都要清洁、消毒探头，避免交叉感染。探头的清洁与消毒可采用如下步骤：①首先可用清水冲洗或者用湿软布擦拭探头表面的污染物，若探头表面有干硬污染物，不容易去除时，可以使用 Enzol® 酶清洁剂帮助清洁。②清洁探头后，可以采用 T-Spray™ & T-Spray Ⅱ™ 进行消毒。T-Spray™ & T-Spray Ⅱ™ 不含有酒精、苯酚，不会引起探头损伤。③若探头污染比较严重，可在清洁后将其浸泡在 25℃的 Cidex Plus®（3.4% 戊二醛溶液）中 20min 进行高效消毒。关于清洁和消毒探头的更详细的信息，可在 http://www.civco.com/ 查阅。

目前，已有市售探头专用消毒湿巾，也可使用探头保护套。首先在探头表面涂上耦合剂，然后将保护套套在探头表面和与保温箱接触部分的探头线上，然后涂上耦合剂进行扫描。每完成一名新生儿检查，更换一个新的保护套。

参考文献

［1］ LICHTENSTEIN D. Lung ultrasound in the critically ill. Lichetenstein Annals of Intensive Care，2014，4：1.

［2］ WAGNER P R，HEDRICK W R. Point-of-care ultrasound fundamental：principles，devices，and patient safety. New York: McGraw-Hill-Education/Medical，2014：5-17.

［3］ LEE F C Y. Lung ultrasound—a primary survey of the acutely dyspneic patient. J Intensive Care，2016，4：57.

第三章

新生儿正常肺脏
超声声像图表现

第一节　肺脏超声常用术语

学习和掌握肺脏超声，首先应熟悉和了解肺脏超声检查时常用的超声术语，这些术语与基本概念是使用超声诊断肺脏疾病的基础。

1.胸膜线（pleural line）与肺滑（lung sliding）[1, 2]　胸膜线是由胸膜与肺表面界面声阻抗的差异所形成的强回声反射，在超声下呈光滑、清晰、规则的线性高回声（图 3-1）。如胸膜线消失、粗糙模糊、不规则或不连续等，均为异常。在实时超声下，当探头与肋骨垂直扫描时，于胸膜线处可见脏层胸膜与壁层胸膜随呼吸运动而产生一种水平方向的相对滑动，称为"肺滑"。源自胸膜线的伪像有两种，互相垂直，一种是与胸膜线平行的 A 线（A-line），另一种是与胸膜线垂直的 B 线（B-line）。胸膜线、肺滑与这两种伪像奠定了肺脏超声的基础。

肺滑

2.A 线（A-line）[1, 2]　A 线系声束与胸膜垂直时，因混响伪像形成多重反射而产生的一种与胸膜线平行的线性高回声。A 线位于胸膜线下方，在超声下呈一系列与胸膜线平行的光滑、清晰、规则的线性高回声，彼此间距相等；在肺野内由浅入深，回声逐渐减低，最后消失（图 3-1）。

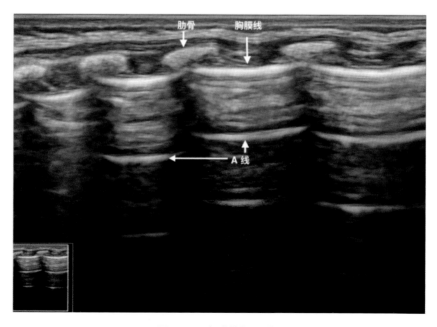

图 3-1　胸膜线与 A 线

在B型超声下，胸膜线为位于两侧肋骨之间的光滑、规则的线性高回声反射。位于胸膜线下方的线性高回声反射即为A线。

3.B线（B-line）、融合B线（confluent B-line）与 肺泡－间质综合征（alveolar-interstitial syndrome，AIS）[3-5]　　起始于胸膜线并与之垂直、呈放射状发散至肺野深部的线性高回声称为B线（图3-2）。在实时超声下，B线随着胸膜线的滑动而运动。当探头与肋骨垂直扫描时，如整个肋间隙内表现为密集存在的B线（即B线相互融合，难以区分和计数），而肋骨声影仍清晰显示，这种密集的B线称为融合B线（图3-3）。当任一扫描区域内有连续2个以上肋间隙存在融合B线时称为AIS（图3-4）。

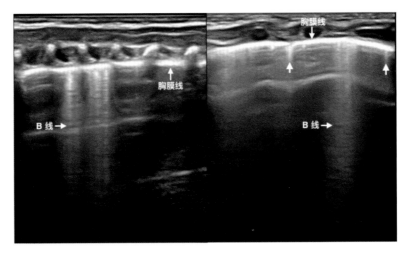

图3-2　B线与彗星尾征

二者均为起源于胸膜线并与之垂直、呈放射状发散至肺野深部的线性高回声，一种直达扫描屏幕边缘，一种达不到扫描屏幕边缘，但目前倾向于将其统称为B线。

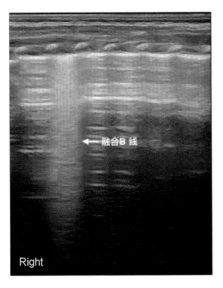

图3-3　融合B线

这些B线占据整个肋间隙，相互融合，难以区分和计数。

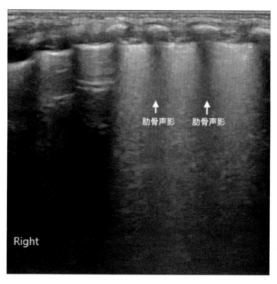

图3-4　AIS

连续2个以上肋间隙（本例为3个肋间隙）均表现为融合B线，但肋骨声影仍清晰显示，当存在这种融合B线时称为AIS。

既往把那种起源于胸膜线并与之垂直、呈放射状发散至肺野深部并直达扫描屏幕边缘的线样高回声称为B线，而未达扫描屏幕边缘、较短的线样高回声称为彗星尾征（图3-2）。但是否到达屏幕的边缘，除与产生的机制可能不同有关外，还与图像深度的设置及肺内气液比例等有关；但由于其所代表的临床意义一致（肺组织内含水量增加），目前一般将二者统称为B线。正常儿童或成人肺脏在超声下见不到B线，但由于胎儿肺脏富含液体，因此在超声下常可以看到少量B线，常于出生后3~7d完全消失。

关于B线的成因，不同的作者有不同的观点，但比较多的理论认为B线就是彗星尾征。当观察对象与其周围组织的阻抗存在明显差异时（新生儿肺脏气-液界面），就会产生彗星尾征。彗星尾征属于混响伪像的一种，混响伪像可以产生于大的界面，也可产生于小的界面，但彗星尾征仅在小的强反射界面间才会产生。由于存在两个强反射界面，因此超声在两个界面间往返反射，由于界面距离很近，形成的回声也非常近，无法区分哪个回声源于哪个界面。连续多重反射间的时间延迟被解读为距离，结果就是形成一个好像能持续产生一系列彼此非常接近的假界面的界面中心，而声波就陷入这个密闭的系统，产生无数个来来回回的回声反射。在图像上，由于衰减强度逐渐降低，宽度也逐渐变窄成成串的线性高回声，形态如三角锥形。也有作者认为彗星尾征的宽度随深度增加而逐渐增宽，可达1cm。彗星尾征的形态复杂多样，取决于靶目标的形态、成分、大小，扫描的方向及距离探头的距离。彗星尾征通常见于无回声区域内，这种伪像在胆囊结石和 3d 内正常新生儿肺脏超声图像上常见。B 线与彗星尾征可通过肋间隙直接扫描，或在剑突下以肝脏作声窗，在膈肌和肺脏的界面上观察。Feldman 等[6] 认为 B 线的成因是振铃效应或振铃伪像（ring down）（图 3-5）。振铃效应曾被认为是彗星尾征的一种变异，因为两种伪像的形态相似，但二者的成因还是有所不同。当肺脏间质发生病变有液体积聚时，发射的超声波能量会引起四面有气泡的中心液体共振，而这种振动产生的连续声波又返回探头，激励振荡晶体，产生线状或一系列平行的线状回声，从气体的后方向深处延伸。对此，Soldati 等[7] 进行了如下实验：采用 6.6~10MHz 的线阵探头和 3.5~5MHz 的凸振探头，使用基波成像。①单一动态气泡（21G~14G 针产生不同直径的气泡），除了在一些气泡能看到非常短的彗星尾征和气泡的横向或纵向的变形外，不会产生振铃效应。②单一静态气泡在 3.5~10MHz 频率超声波作用下不会产生振铃伪像，只是一个特殊的反射体，产生长 2~3mm 的声影。气泡越大，混响越明显，表现为多条横线向后方延伸，在气泡的边缘可见点状回声增强。③单层一串彼此挨着的气泡不产生振铃伪像，气泡间的液体层产生强回声或产生典型的彗星尾征，混响回声向深度方向逐渐变窄。④两层气泡（气泡直径 1~4mm）可产生清晰的振铃伪像，因此独立的三维充气结构是一个临界点或者存在湿的泡沫环境。单层气泡，伪像源于气泡的界面而不是气泡本身。总之，B 线是由振铃效应导致的，呈实线状或从气体积聚部位辐射出去的一系列平行带状回声。振铃伪像起源于周围有 4 个气泡（上 3 个，下 1 个）的喇叭形中心液体，连续的声波返回被超声波击打的探头，扫描仪的电子处理将这种连续的波转换成一系列带状回声，就是我们所看到的振铃伪像（图 3-5）。

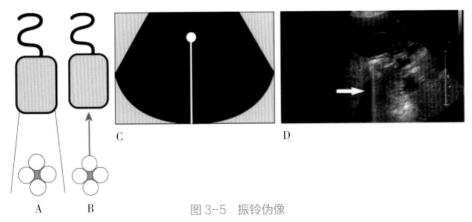

图 3-5　振铃伪像

A.声束作用于中间有液体的一串气体。

B.液体的振动，产生连续的声能，返回到探头表面。

C.线状高回声反射直达后方。

D.左侧卧位，胆囊后方的十二指肠内的气-液界面产生的振铃效应（箭头所示）[8]。

4. 致密 B 线（compact B-line）与"白肺（white lung）"[8]　当探头与肋骨垂直扫描时，如果肺野内存在过于密集的 B 线，则可能导致整个扫描区域内的肋骨声影几近消失，这种能够导致整个扫描区域内肋骨声影基本消失的 B 线称为致密 B 线；如果两侧肺脏的每个扫描区域均表现为致密 B 线，则称为"白肺"。

致密 B 线的根源在于存在肺泡 – 间质综合征。获取致密 B 线的先决条件是探头与肋骨垂直而不是沿着肋间隙扫描（图 3-6），若沿着肋间隙扫描，永远不会有肋骨的声影，则易误诊为致密 B 线（图 3-7）。因为一般情况下，肺表面没有致密结构。超声不能观察到没有到达肺脏表面的血管，也不能观察到叶间间隔，同样高分辨率 CT 也不能观察到叶间隔。肺脏表面叶间隔的厚度与两条 B 线的间隔相一致。另外一种产生 B 线的情况就是有磨玻璃样改变的区域，这些区域产生 B 线的数量会更多。

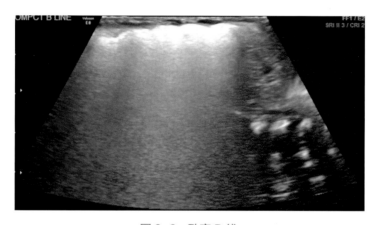

图 3-6　致密 B 线

探头与肋骨垂直扫描，肋骨声影消失，整个肺野呈现密集存在的B线。

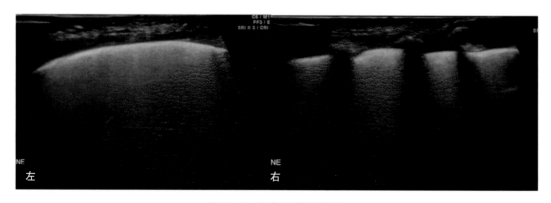

图 3-7　致密 B 线的鉴别

左图：将探头放置于肋间隙，与肋骨平行扫描，超声表现虽然与致密B线类似，但实际不是致密B线。右图：当探头旋转90°与肋骨垂直扫描时，则肋骨声影清晰显示，超声表现为融合B线。

5. **肺实变（lung consolidation）与肺搏动（lung pulse）**[9, 10]　肺组织在超声影像上呈肝样变，称为肺实变（图3-8），可伴有支气管充气征（air bronchogram sign）或支气管充液征（fluid bronchogram sign）；严重者在实时超声下可见动态支气管充气征（dynamic air bronchogram sign）。当肺实变范围较大、程度较重而接近心脏边缘时，在实时超声下可见实变肺组织随着心脏的搏动而搏动，称为肺搏动。

动态支气管充气征　　　　肺搏动

6. **碎片征（shred sign）**[11]　当实变肺组织与充气肺组织分界不明确时（实变肺组织向充气肺组织的过渡区），二者之间所形成的超声征象称为碎片征（图3-9）。碎片征常见于肺炎、胎粪吸入综合征和肺出血等疾病，但最常见于肺出血。

7. **肺点（lung point）**[12]　随着呼吸运动，在实时超声下所见肺滑存在与消失交替出现的分界点称为肺点（图3-10）。肺点是气胸的特异性征像，可准确定位轻、中度气胸时气体边界所在的位置，但重度气胸时无肺点。

8. **双肺点（double lung point）**[13]　由于病变程度或性质不同，在肺脏超声影像的上下肺野之间可形成一明显的分界点，称为双肺点（图3-11、图3-12）。既往认为双肺点是湿肺的特异性征象，目前发现其在呼吸窘迫综合征、肺炎、胎粪吸入综合征等各种疾病时均可出现。

9. **沙滩征（sandbeach sign）与平流层征（stratosphere sign）**[12,14]　在M型超声下，可见由胸膜线上方波浪线样的线性高回声与胸膜线下方由肺滑产生的均匀颗粒样点状回声共同形成的一种类似海滨沙滩样表现的超声影像，称为沙滩征或海岸征（seashore sign）。当肺滑消失时，胸膜线下方的颗粒样点状回声被一系列平行线所替代，称为平流层征或条形码征（bar code sign）（图3-13）。

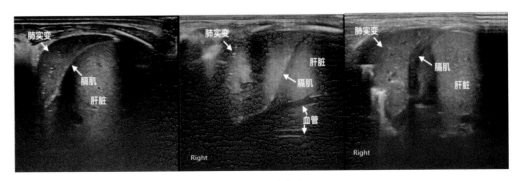

图3-8　肺实变

可见实变的肺组织在超声下与肝脏回声非常类似，肺组织的这种肝样变即肺实变；实变肺组织内的点状高回声反射，即支气管充气征。

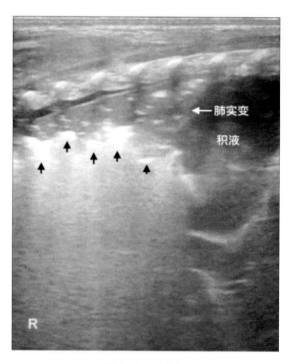

图 3-9 碎片征

图中可见明显胸腔积液和大面积肺实变。其中，实变区域内的点状高回声反射为支气管充气征；而在实变区与其下方的含气肺组织（水肿区域）的交界区（即实变肺组织向含气肺组织的过渡区），也形成了一种明显的高回声反射，这种二者交界区或过渡区的高回声反射称为碎片征（黑色箭头所示）。

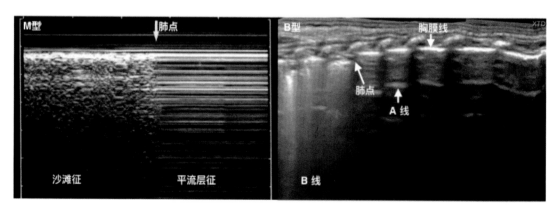

图 3-10 肺点

肺点是气胸的特异性超声征象，B型与M型超声均可看到该点，但M型超声更容易看到。在M型超声下，表现为沙滩征与平流层征之间的交界点；在B型超声下，表现为B线区域与存在胸膜线和A线区域的交界点。但在B型超声下仅靠肺点一个征象，尚不能确定气胸的存在。

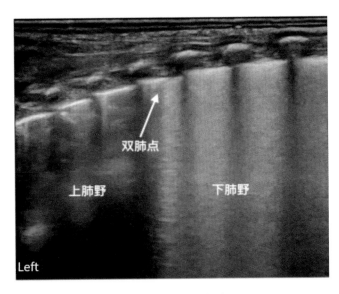

图 3-11　双肺点（1）

上下肺野均表现为水肿，但下肺野水肿程度较重，上肺野水肿程度较轻（上下肺野病变性质相同，但病变程度不同），在二者之间形成了一个鲜明的分界点，即双肺点。

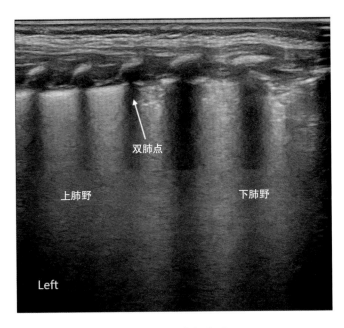

图 3-12　双肺点（2）

上肺野以水肿为主要表现，下肺野以实变为主要表现（上下肺野病变性质不同），在二者之间也形成了一个鲜明的分界点。根据双肺点的定义，它同样也属于双肺点。

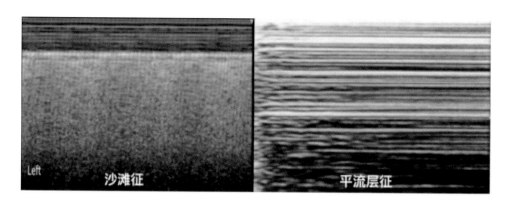

图 3-13　沙滩征与平流层征

正常肺脏或其他肺滑仍存在的肺疾病，在M型超声下呈沙滩征；而胸膜腔内存在积气（即气胸）时，肺滑消失，则胸膜线下方的颗粒征象被一系列平行线（平流层征）所取代。因此，M型超声有助于气胸的进一步确诊。

10. 肺岛（spared areas）　在超声影像上周围被水肿包绕、至少有一个肋间区域大小、胸膜线与A线清晰显示的肺组织区域称为肺岛（图3-14）。存在肺岛提示肺组织内含水量增加，可能存在肺水肿；此外，还需与肺点相鉴别，注意小量气胸的可能。

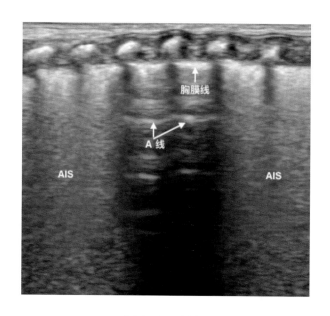

图 3-14　肺岛

中间2个肋间胸膜线与A线清晰存在，两侧均表现为肺泡-间质综合征，称为肺岛。

第二节　新生儿正常肺脏超声影像学

一、新生儿正常肺脏超声影像学表现

新生儿正常肺脏在超声下呈低回声，胸膜线与 A 线均呈光滑、清晰、规则的线性高回声；二者等间距平行排列，从肺野浅部入深部，A 线回声逐渐减弱至最后消失。在 B 型超声下形成一种类似竹节样的表现，称为竹节征（图 3-15）。出生 3~7d 的新生儿可有少数几条 B 线，但无肺泡-间质综合征，无胸腔积液和肺实变；出生 7d 以后则 B 线也消失，但在小胎龄早产儿，B 线可能存在更长时间。在实时超声下可见肺滑。 在 M 型超声下，正常肺影像则呈典型的沙滩征（图 3-16）。

如胸膜线增粗、模糊、消失或连续性中断，则为异常。A 线消失，存在肺泡-间质综合征、肺实变或胸腔积液，以及在实时超声下肺滑消失等，均为异常。

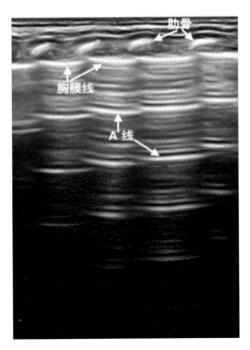

图 3-15　竹节征

在B型超声下，胸膜线与A线均呈光滑、清晰、规则的线性高回声，彼此等间距平行排列，形成一种类似竹节样表现的征象，称为竹节征。

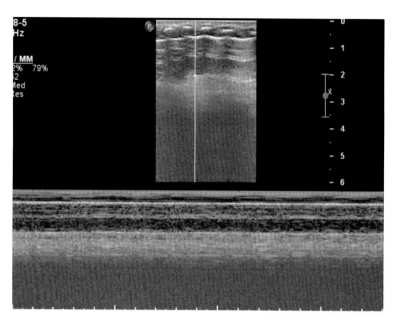

图 3-16 沙滩征

在 M 型超声下，正常肺脏及肺滑没有消失的肺疾病均呈沙滩征样表现。

二、肺脏超声检查的适应证

多种肺部疾病，如气胸、肺炎、胎粪吸入综合征、肺出血、肺不张、胸腔积液、呼吸窘迫综合征、肺水肿和肺泡–间质综合征的诊断，膈肌异常、先天性肺发育异常，以及在超声引导下支气管灌洗液的留取、胸腔积液与气胸的抽吸等均是肺脏超声检查的适应证。

三、肺脏超声的局限性

任何技术均难以达到尽善尽美、无须改进的地步，肺脏超声在国内外虽然已经开展了很多年，但仍然属于一种新技术。因此，当采用肺脏超声作为肺脏疾病的常规检查和监测工具时，要注意它的局限性。首先，掌握肺脏超声检查技术和对图像的正确解释需要经过一定时间的正规训练，拥有必要的相关知识和技能。每天都要做若干例检查，以熟悉技巧，摸索和掌握经验。一般而言，对胸腔积液、肺实变和肺泡–间质综合征诊断的学习可以在比较短的时间内完成，一般 2~3 个月即可基本掌握；而对于气胸、肺出血等疾病的诊断和图像采集，则需要经过较长时间（可能需要 6 个月以上）的学习才有可能完成，与其发病率不高也有一定关系。事实上，气胸图像的采集和诊断技巧是肺脏超声学习或培训中最难的一部分，虽然在成人与儿童可能不是这样。肺脏超声也有其自身的固有限制，这种限制不依赖于操作者，而是依赖于患者。如肥胖患儿由于其脂肪层比较厚，欲获取好的图像相对不易；皮下气肿也阻碍声波的传导;最后一点也是比较重要的一点,是超声对于肺气肿的诊断有局限性,但可以借助宽景成像技术判断膈肌位置来协助诊断肺气肿。随着研究的深入和认识的提高,上述所谓限制或局限性或许可以克服。

参考文献

［1］LICHTENSTEIN D A，MAURIAT P. Lung ultrasound in the critically ill neonate. Curt Pediatr Rev，2012，8（3）：217-223.

［2］LICHTENSTEIN D A，MENU Y. A bedside ultrasound sign ruling out pneumothorax in the critically ill：Lung sliding. Chest，1995，108（5）：1345-1348.

［3］PIETTE E，DAOUST R，DENAULT A. Basic concepts in the use of thoracic and lung ultrasound. Curr Opin Anaesthesiol，2013，26（1）：20-30.

［4］VOLPICELLI G，CARAMELLO V，CARDINALE L，et al. Detection of sonographic B-lines in patients with normal lung or radiographic alveolar consolidation. Med Sci Monit，2008，143：Cr122-Cr128.

［5］DIETRICH C F，MATHIS G，BLAIVAS M，et al. Lung B-line artefacts and their use. J Thorac Dis，2016，8（6）：1356-1365.

［6］FELDMAN M K，KATYAL S，BLACKWOOD M S. US artifacts. Radiographics，2009，29（4）：1179-1189.

［7］SOLDATI G，COPETTI R，SHER S. Sonographic interstitial syndrome：the sound of lung water. J Ultrasound Med，2009，28（2）：163-174.

［8］LICHTENSTEIN D A，MEZIÈRE G，BIDERMAN P，et al. The comet-tail artifact： an ultrasound sign of alveolar-interstitial syndrome. Am J Respir Crit Care Med，1997，156：1640-1646.

［9］COPETTI R，CATTAROSSI L，MACAGNO F，et al. Lung ultrasound in respiratory distress syndrome：a useful tool for early diagnosis. Neonatology，2008，94：52-59.

［10］LICHTENSTEIN D A，LASCOLS N，MEZIÈRE G，et al. Ultrasound diagnosis of alveolar consolidation in the critically ill. Intensive Care Med，2004，30：276-281.

［11］TOUW H R W，TUINMAN P R，GELISSEN H P M M，et al. Lung ultrasound：routine practice for the next generation of internists. Nether J Med，2015，73（3）：100-107.

［12］刘敬，冯星，胡才宝，等.新生儿肺脏疾病超声诊断指南.中华实用儿科临床杂志,

2018，33（14）：1057-1064.

［13］COPETTI R，CATTAROSSI L. The double lung point：an ultrasound sign diagnostic of transient tachypnea of the newborn. Neonatology，2007，91：203-209.

［14］KUREPA D，ZAGHLOUL N，WATKINS L，et al. Neonatal lung ultrasound exam guidelines. Journal of Perinatology，2018，38（1）：11-22.

第四章

新生儿呼吸窘迫综合征

新生儿呼吸窘迫综合征（respiratory distress syndrome，RDS），又称为肺透明膜病（hyaline membrane disease，HMD），系指由于各种原因引起肺泡表面活性物质（pulmonary surfactant，PS）原发性或继发性缺乏，导致由肺泡壁至终末细支气管壁嗜伊红透明膜形成和肺不张，以致胎儿出生后不久就出现的以进行性呼吸困难、呼气性呻吟、青紫和呼吸衰竭为主要临床表现的严重肺部疾病。既往认为该病主要见于早产儿，胎龄越小、出生体重越低，发生率越高。但近年来，随着产前皮质激素或（和）产房内 PS 的常规预防性应用及多种技术的早期开展，严重及典型 RDS 在早产儿已越来越少见，而足月儿 RDS 则越来越多。在外源性 PS 和呼吸机应用于临床之前，RDS 是导致新生儿死亡的主要原因之一；目前，虽然由 RDS 导致的新生儿死亡已越来越少见，但在对其诊断主要依赖病史、临床表现、胸部 X 线表现和动脉血气分析结果的时代，误诊误治依然很常见，而肺脏超声的开展，则解决了长期以来困扰临床的这一难题。

第一节　早产儿呼吸窘迫综合征的基础与临床

一、发病率

早产儿 RDS 的发生率与胎龄和出生体重密切相关。胎龄越小、出生体重越低，发病率越高，如胎龄小于 28 周者发病率为 80%，29 周为 60%，32~34 周者为 15%~30%，35~37 周者为 5%，39 周者几乎为 0；出生体重低于 750g 者发生率为 80%，750~1 000g 者为 55%[1]。

二、病因与发病机制

1. 肺泡表面活性物质缺乏　　PS 是一种磷脂蛋白复合物，由肺泡 Ⅱ 型上皮细胞合成和分泌，覆盖在肺泡表面，降低肺泡表面张力，保持功能残气量，减少液体自毛细血管向肺泡渗出，稳定肺泡内压，防止呼气末肺泡萎陷。PS 缺乏时肺泡表面张力增高，根据公式 P（肺泡回缩力）$=2T$（表面张力）$/r$（肺泡半径），在呼气末半径小的肺泡先萎陷，于是发生进行性肺不张。PS 中磷脂占 80%~85%，其中磷脂酰胆碱[phosphatidylcholine，PC，亦即卵磷脂(lecithin)]是起表面活性作用最重要的物质，孕 18~20 周开始产生，但增加缓慢，至 35~36 周以后才迅速增加，故 37 周以前的早产儿多缺乏此种物质；其次是磷脂酰甘油（phosphatidylglycerol，PG）和鞘磷脂（sphingomyelin）等。PG 在 26~30 周或以前浓度很低，30 周后与 PC 平行升高，36 周达高峰，以后又有所下降，至足月（孕 40 周）时仅为峰值的 1/2。鞘磷脂含量较恒定，仅在 28~30 周时出现小高峰。因此，羊水或气管吸出物中 L/S（lecithin/sphingomyelin）比值常被用来判断肺的成熟度。PS 中蛋白占 10%~13%，其中约 50% 能与 PS 结合，称为表面活性蛋白（surfactant protein，SP），与磷脂结合后可增强表面活性作用，包括 SP-A、SP-B、SP-C 和 SP-D 等几种[2, 3]。

2. 高胰岛素血症（血浆胰岛素水平升高） 在胎儿时期，血浆肾上腺皮质激素可促进 PS 的合成；而胰岛素则可拮抗肾上腺皮质激素对 PS 合成的促进作用。因此，如果胎儿血浆胰岛素水平升高，则抑制 PS 的合成而不利于肺成熟。这种情况最常见于糖尿病母亲胎儿，其 RDS 的发生率较正常高 5~6 倍。

3. α₁- 抗胰蛋白酶与肺透明膜形成 有研究认为 α_1- 抗胰蛋白酶（α_1-AT）参与肺透明膜的形成。α_1-AT 可以抑制多种组织蛋白酶，对维持肺的结构和功能起重要作用[4]。肺透明膜的形成可能是由于纤溶酶原激活物缺乏，而 α_1-AT 又抑制纤溶酶的作用，造成渗出的血浆纤维蛋白不能被纤溶酶降解，从而形成肺透明膜。

三、病理生理变化

既往，根据特异的病理改变，新生儿 RDS 被称为 HMD。组织学检查可见肺泡充气不良及萎陷、肺泡内膜大量纤维素沉着形成透明膜、细胞碎片及大量红细胞渗出（图 4-1），肺泡表面活性物质缺乏、肺泡表面张力（即肺泡回缩力）增加致半径最小的肺泡最先萎陷，引起进行性肺不张、肺通气不良，肺潮气量和肺泡通气量下降，但肺血流正常，肺通气血流比值下降，致低 O_2 血症和混合性酸中毒，进而引起肺小动脉痉挛，肺动脉压力与肺循环

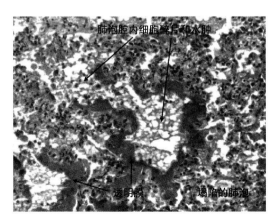
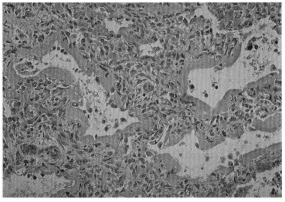

图 4-1 RDS 的病理改变

显示塌陷及充气不良的肺泡、透明膜（箭头）、细胞碎片及肺泡腔内大量红细胞（引自 Heiman H. ACCP/AAP Pediatric Pulmonary Medicine Board Review. 1st ed）。

阻力升高，卵圆孔和动脉导管开放，终致右向左分流而导致持续性胎儿循环（persistent fetal circulation, PFC）。由于肺灌流量下降，肺组织缺氧加重，肺泡壁和肺泡毛细血管通透性增加，液体渗出，肺间质水肿，纤维蛋白渗出并沉着于肺泡表面，致嗜伊红透明膜形成，从而使气体弥散障碍、缺氧、酸中毒进行性加重，进一步抑制 PS 合成，形成恶性循环[5]。

四、临床表现

出生时情况尚好或有窒息史，出生后不久（6h 内，多为 1~3h）出现进行性呼吸困难，12~72h 病情达高峰。表现为呼吸急促、青紫、三凹征、鼻煽等，伴呼气性呻吟，以后呼吸不规则，可有暂停现象。呼气性呻吟是机体的一种保护性反应，此时声门不完全开放，使少量气体潴留在肺内，从而防止肺泡萎陷。

几乎所有病例均在 12h 内出现症状，超过 12h 者一般不是肺透明膜病。肺部听诊呼吸音减低或有细小湿啰音，肌张力低下，全身水肿，末梢循环不良，尿少。早期心音尚有力，以后减弱，心动过缓，血压低（肺动脉压相对高），第 2 天以后在胸骨左缘或心底部可闻及 Ⅱ ~ Ⅲ级收缩期杂音（第 1 天很少出现）。

胎龄越小、体重越低，RDS 发生率越高，糖尿病母亲婴儿 RDS 的发生率较正常高 5~6 倍。PS 的合成还受体液 pH 值、体温和肺血流的影响，故围生期窒息、低体温、前置胎盘、胎盘早剥和母亲低血压所致的胎儿血容量减少等，均可促使 RDS 的发生。剖宫产儿、双胎的第二个婴儿和男婴，RDS 的发生率也高。

五、辅助检查

1. 泡沫试验　生后 30min 内抽胃液 1mL 置于试管中，加 95% 酒精 1mL，用力振荡 15s，静置 15min 后观察管内泡沫多少。PS 有利于泡沫的形成和稳定，而酒精则起抑制作用，故根据泡沫多少可初步判断 RDS 的可能性。（－）无泡沫，支持肺透明膜病；（±）试管周边液面仅有少许泡沫，为可疑；（＋）试管周边有双层或多层泡沫，可排除肺透明肺病，表明有足够的表面活性物质。

2. PS 测定　取羊水或患儿气管内吸出液做 L/S 比值测定，L/S ≥ 2 提示"肺成熟"，L/S < 1.5 提示"肺未成熟"，在二者之间为可疑。

3. 动脉血气分析　呈呼吸性或混合性酸中毒、低氧血症、高碳酸血症等。

4. 电解质与血糖紊乱　血钠降低；血钾早期正常，晚期可以升高；血钙在 72h 以后常有明显降低；血糖下降。

5.肺部 X 线表现　为重要的临床诊断方法，可靠性高达 80%~85%，在出生后 24h 内可有较为特征性的表现。①肺充气不良，两侧肺野透亮度普遍降低，肺泡萎陷，形成颗粒状或小结节状阴影，肺泡管和终末细支气管充气扩张形成网状阴影，病变可限于一侧或一个肺叶，因上叶较下叶成熟早，故下叶病变多且重。典型征象可于出生后 3~4h 显示。②支气管充气征。由于广泛的肺泡萎陷，大量气体积聚于气道而形成，从肺门向外呈放射状伸展至末梢气道，类似秃叶分叉的树枝。③胸廓扩张良好，横膈位置正常。由于过度扩张的肺泡管和终末细支气管足以代替萎缩肺泡的容量，故胸廓扩张良好。④急性期心胸比率可增加 5%~10%，且可出现肺水肿的征象。根据病变进展过程，X 线变化可分为四期：Ⅰ 期（早期），细小网状颗粒阴影，均匀分布。Ⅱ 期，出现支气管充气征，越过心脏边缘，两肺实化。Ⅲ 期，病变进一步加重，呈磨玻璃（ground glass）样改变，心形模糊不清。Ⅳ 期（晚期），肺野密度普遍增加，心影消失，是为"白肺"。

六、治疗

本病属自限性疾病，自然病程约为 5d，若能度过 72h，新生儿自身已能产生相当量的肺泡表面活性物质，病变即可逐渐恢复，故应早期诊断、早期治疗。治疗重点是给氧及改善肺通气。近年来由于呼吸机和肺泡表面活性物质的应用，预后已大为改善，少有引起死亡者。

（一）一般处理

（1）维持中性温度环境，使腹壁皮温维持在 36.5℃ 左右，以减少耗氧量；相对湿度＞50%。

（2）监测血气，维持动脉血氧分压 PaO_2 在 50~80mmHg。呼吸性酸中毒以改善通气为主；代谢性酸中毒可用 $NaHCO_3$ 纠正，维持 pH 值在 7.3 以上。$NaHCO_3$ 不仅可以纠正酸中毒，还可扩张肺血管，改善肺的血液灌注，增加血红蛋白携氧量，但需在血气监测下使用。

（3）监护呼吸、心跳、血压及呼吸暂停，防止脑水肿，预防心力衰竭，有心力衰竭时使用快速毛地黄制剂，有动脉导管未闭者可给予吲哚美辛、布洛芬关闭之，严重者可能需要手术结扎。

（4）使用抗生素预防或控制感染，严格遵守消毒隔离制度。

（5）维持营养、体液及电解质平衡：病情重、氧需要量＞40% 者一般不经口喂养，可按每天需要量，供给 1/5~1/6 张液体，第 1 天可给 5%~10% 葡萄糖注射液 60~80mL/kg，以后逐渐增加至 120~150mL/（kg·d）。出生后 2~3d 开始可供给电解质，Na^+ 2~3mmol/kg，K^+ 1~2mmol/kg。热量不足者考虑静脉内高营养。

（二）氧气治疗及辅助呼吸

1. 轻症（X线Ⅰ级）　可用鼻导管、口罩或头罩等给以温雾化的氧气吸入，维持 PaO_2 50~80mmHg，经皮动脉血氧饱和度（SpO_2）90%~95%。

2. 中度（X线Ⅱ级）　考虑持续气道正压（continuous positive airway pressure，CPAP）通气。一方面由于肺泡萎陷需要有一定的压力支持才能使肺泡扩张，从而有利于改善氧合、减少肺内分流；另一方面早期应用CPAP可保存肺泡表面活性物质，减少氧的需要量，减少肺部合并症及改善预后等。CPAP应用指征：①吸入氧浓度（FiO_2）>60% 时，PaO_2 仍然 <6.7kPa（50mmHg）或 SpO_2<85%。②有呼吸暂停及心动过缓。③停用呼吸机以前。方法：目前常用鼻塞或鼻罩连接CPAP装置。CPAP的压力一般为 4~6（<10）cmH_2O（0.39~0.59kPa），气体流速通常为婴儿通气量的3倍，即 6~8mL/kg× 呼吸频率 ×3，一般为 5~7L/min，温度 32℃，湿度 100%。

3. 重症（X线Ⅲ级以上）　重症RDS往往需要给予机械通气（mechanical ventilation）治疗。有以下任何一项指征时均应开始机械通气治疗：① CPAP 压力 ≥ 8cmH_2O（0.78kPa）、FiO_2 为 80% 时，PaO_2 仍然 <6.7kPa（50mmHg）或 SpO_2<85%。②动脉血二氧化碳分压（$PaCO_2$）>70mmHg（9.3kPa）且 pH<7.25。③频繁呼吸暂停，CPAP、人工刺激、药物等无效。④小胎龄早产儿，当 FiO_2 ≥ 60% 时，如 PaO_2<6.7kPa（50mmHg）或 SpO_2<85%，可直接给予机械通气治疗。一般吸气峰压（peak inspiratory pressure，PIP）≤ 30cmH_2O（2.9kPa），平均气道压 <10cmH_2O（0.98kPa），呼气末压 4~6cmH_2O（0.39~0.59 kPa），呼吸频率 35~45 次 /min，吸呼比 =1:（1~2）。

4. 高频通气（high frequency ventilation，HFV）　机械通气降低了RDS的死亡率，但却增加了各种严重并发症，如支气管肺发育不良、气漏、呼吸机相关肺炎、视网膜病变、颅内出血、动脉导管持续开放等。近年来采用高频正压振荡波通气，气体以 120~1 200 次 /min 的高频率振荡波的形式进入呼吸道，是一种增强弥散或强迫弥散通气方法，可降低吸气压力，减少合并症。但高频通气绝非常频通气无效时的替代模式，可根据个人的经验、习惯及肺部病变性质选择合适的通气模式。

（三）外源性肺泡表面活性物质替代治疗

将外源性（天然或人工合成）肺泡表面活性物质（exogenous pulmonary surfactant, EPS）通过气管插管滴入患儿气管内，滴入前要先吸净气管内分泌物。转动体位（如仰卧位、右侧卧位、左侧卧位，再仰卧位等），每次注入后应用复苏囊，最好用呼吸机正压通气 1~2min，使之分布均匀，用后 20min 至 3h 内血气分析即有明显改善。确诊后越早应用效果越好。PS

制剂不同,其剂量和间隔时间(一般 6~12h)也不同,根据病情使用 1~2 次,一般不超过 4 次。PS 应用后,氧合改善及对支气管肺发育不良(BPD)的影响也与所用剂型有关。目前国内常用者为 Curosurf(每次 100~120mg/kg)或 Calsurf(每次 70~100mg/kg)。外源性肺泡表面活性物质也有一定的副作用,如对体循环和肺循环的血流动力学、心输出量、脑血流灌注等均可造成不良影响,这也是应用外源性肺泡表面活性物质后虽然患儿死亡率下降,但颅内出血、脑瘫并没有明显减少和神经行为发育没有明显改善的原因。

(四)其他治疗方法

一氧化氮(nitric oxide,NO)吸入治疗用于发生肺动脉高压尤其是持续性胎儿循环者;有条件的单位可给予体外膜式氧合(extracorporeal membrane oxygenation,ECMO)。

七、鉴别诊断

1. 新生儿暂时性呼吸增快症(neonatal transient tachypnea,TTN) 既往称为新生儿湿肺(wet lung),是由于新生儿早期肺部生理功能紊乱、肺内液体过多所致。症状持续时间短,预后良好。

(1)产生机制:①肺内淋巴管和静脉转运液体的功能不完善,使液体潴留在肺内。②吸入羊水致肺内液体量过多。③剖宫产分娩,胸部未经产道挤压。

(2)临床特点:①足月儿、剖宫产儿或过期产儿较多,男多于女。②生后 2~5h 内出现呼吸急促,伴呻吟或青紫,但呼吸困难无进行性加重,并多于 24h 内消失。③肺部体征少,仅有呼吸音低或有粗湿啰音。④血气分析多数正常。⑤治疗主要是加强护理和对症处理。

(3)肺部 X 线主要表现:①肺纹理增粗,类似于肺充血。②肺内广泛斑点状阴影。③可有叶间或(和)胸腔积液。④这些变化多在 2~3d 内消失(详见第五章)。

2. B 族溶血性链球菌感染 系 B 族溶血性链球菌经宫内感染引起的新生儿肺炎及早期败血症,其临床表现和肺部 X 线表现极似肺透明膜病,甚至在病理上肺部也有透明膜形成,不易与肺透明膜病区别,但败血症患儿的孕母常有败血症病史或胎膜早破史,可资鉴别。及时做血培养或在出生后 12h 内取胃液或支气管分泌物培养,有助于诊断。在不易鉴别的情况下,可将肺透明膜病当作 B 族溶血性链球菌败血症治疗。

3. 吸入性肺炎或胎粪吸入综合征 ①出生时有窒息史或羊水胎粪污染史。②X 线示肺野斑点状阴影,以肺底部为多,无肺泡萎陷和支气管充气征(详见第六、七章)。

4. 肺不张 肺不张是多种肺脏疾病的并发症,主要症状是阵发性青紫、呼吸不规则和呼吸暂停,在啼哭或吸氧后青紫减轻。X 线显示肺不张处呈片状或扇形阴影,大片肺不张时可有心脏和气管向患侧移位（详见第八章）。

八、预防

（1）做好孕期保健，预防早产。

（2）产前孕母注射糖皮质激素：对可能发生早产的孕妇做羊水检查，并于分娩前24~48h使用糖皮质激素［国内常用地塞米松10mg/d×（1~2）d）］加以预防。

（3）产前孕母注射大剂量盐酸氨溴索：对有早产可能的孕妇在分娩前注射大剂量盐酸氨溴索3~5d，可降低早产儿RDS、颅内出血发生率和新生儿死亡率。

（4）羊膜腔内注入肺泡表面活性物质：羊水中的肺泡表面活性物质可通过胎儿的呼吸运动进入胎儿肺内，故产前在超声引导下向羊膜腔内注入肺泡表面活性物质可预防早产儿RDS的发生，结合呼吸兴奋剂（如氨茶碱）可能提高疗效。

（5）对小胎龄及极低出生体重儿，出生后常规给予肺泡表面活性物质预防，可显著降低RDS的发生率及减轻病情。近来国外应用人工合成含有SP-B的肺泡表面活性物质收到了更加显著的效果，该制剂与传统制剂相比可进一步降低RDS发生率，降低与RDS相关的BPD及新生儿死亡率等。

第二节　足月儿呼吸窘迫综合征的基础与临床

近年来，有关足月儿RDS的报道越来越多。如Bouziri等[6]报道近7%的足月、近足月儿呼吸困难由急性呼吸窘迫综合征（acute respiratory distress syndrome，ARDS）引起；Berthelot-Ricou等[7]最近报道在胎龄36周和37周选择性剖宫产分娩者，分别有9.4%和6.3%的新生儿因严重RDS住院治疗；我们发现，RDS患儿占全部住院足月儿的3.6%以上[8, 9]。可见，足月儿RDS并不少见。

一、病因、分类与发病机制

早产儿RDS的根本原因是原发性的肺泡表面活性物质缺乏，而足月儿则与之显著不同。根据我们的研究结果，足月儿RDS的主要高危因素包括胎膜早破、重症宫内感染、选择性剖宫产、出生时重度窒息、低出生体重、妊娠期糖尿病或糖耐量异常、男性等。此外，遗传性肺泡表面活性物质缺乏虽然少见，但却是足月儿致死性RDS的主要原因。根据病因及发病机制不同，可把足月儿RDS分成三类[8, 10]。

（一）原发性呼吸窘迫综合征（idiopathic respiratory distress syndrome，IRDS）

主要见于胎龄 ≤ 38 周的选择性剖宫产（elective cesarean delivery，ECD）婴儿、男性婴儿及糖尿病母亲婴儿等。糖尿病母亲婴儿易于发生 RDS 的机制比较简单，主要与其血液中高浓度的胰岛素能拮抗肾上腺皮质激素对 PS 合成的促进作用有关，而剖宫产和性别因素与 RDS 的关系则较为复杂。

1. 选择性剖宫产与足月儿 RDS 的相关性　与 ECD 相关的 RDS 主要见于胎龄在 38 周以内的足月儿和晚期早产儿[7, 11, 12]，在我们报道的 125 例足月儿 RDS 中近 30% 为原发性，其中胎龄 ≤ 38 周的 ECD 分娩者近 90%[8, 9]。既往认为以下因素导致了 ECD 婴儿的高 RDS 发生率：① ECD 婴儿内源性糖皮质激素、儿茶酚胺等水平低影响 PS 合成。测定分娩启动和分娩未启动的剖宫产新生儿脐血中糖皮质激素水平，发现前者为后者的 5 倍。②剖宫产分娩使胎儿肺液的清除受抑制，肺内液体过多致肺内 PS 浓度降低，引起低通气。

在胎儿时期，胎儿肺组织在呼吸道上皮细胞 Cl^- 分泌的调控下产生足够的肺液以维持肺的正常发育；分娩启动及胎儿出生后，肺内液体需要迅速被清除以适应自身气体交换的需要。目前认为肺内液体的清除系通过肺泡上皮细胞膜离子通道的转运实现的，这些通道包括 Na^+ 通道、K^+ 通道、ATP 敏感性 K^+ 通道、Na^+，K^+-ATP 酶及水通道蛋白（aquaporin，AQP）等，其中起主要作用的是 Na^+，K^+-ATP 酶和上皮细胞 Na^+ 通道（the epithelial Na^+ channel，ENaC）[13]。肺液清除的基本过程如下：①细胞膜 Na^+，K^+-ATP 酶激活使基底膜电位超极化，引起细胞内外 Na^+-K^+ 交换，从而使细胞内 K^+ 与细胞外 Na^+ 浓度均进一步升高，从而建立起细胞内高 K^+ 和细胞外高 Na^+ 的化学浓度梯度。②细胞内的 K^+ 顺化学浓度梯度通过基底膜 K^+ 通道到达细胞外，造成细胞内外较大的电化学梯度，从而使 Na^+ 离子顺电化学梯度通过顶膜 Na^+ 通道进入管腔。③ Na^+ 的吸收使顶端膜电位去极化，进而 Cl^- 离子通过 Cl^- 通道（囊性纤维化穿膜传导调节蛋白，受 cAMP 调节，在肺泡 I 型和 II 型上皮细胞均存在）进入管腔。④细胞内外 Na^+ 离子和 Cl^- 离子的移动，形成了肺泡腔 – 肺间质的渗透梯度，从而使水分子经上皮细胞从肺泡腔通过穿细胞途径和细胞旁路途径转移至肺间质而被淋巴系统清除。⑤产道分娩时的机械刺激、分娩应激时交感神经兴奋、糖皮质激素与儿茶酚胺分泌增加等可刺激 Na^+，K^+-ATP 酶和 ENaC 的活性，从而增加对肺液的清除。但上述因素在胎龄 >38 周的患儿中同样存在，而在胎龄满 38 周后实施 ECD 则 RDS 发生率显著降低[11, 12]。

可见，上述机制不足以解释 ECD 与 RDS 的相关性。因此，我们认为因 ECD 导致的医源性早产使胎龄相对较小、PS 相对缺乏是这些婴儿易于发生 RDS 的根本原因。

2. 性别与足月儿 RDS 的相关性　性别和性激素与人类健康和疾病密切相关，人们已经认识到它们与心血管疾病、肌肉骨骼疾病和神经系统疾病等密切相关，近来还发现性别与多种肺疾病如过敏性哮喘、慢性阻塞性肺疾病、肺纤维化、肺动脉高压、支气管肺发育不良甚至肺癌等均有关联[14]。我们的临床研究发现，足月儿 RDS 在男婴是女婴的 3 倍以上[8, 9]。

在肺泡上皮细胞膜存在多种性激素受体，包括三种雌激素受体（estrogen receptor，ER-α、ER-β 和 GPER1）、两种黄体酮受体（progesterone receptor，PR-A 和 PR-B）和一种雄激素受体（androgen receptor，AR）。性激素通过与相应的受体结合而调节肺的发育和肺功能的成熟，但不同性激素的作用有所不同。

（1）雄激素通过延迟肺成纤维细胞分泌肺成纤维细胞因子（FPF）延缓肺泡 II 型上皮细胞成熟，减少 PS 释放。

（2）雄激素通过调节表皮生长因子（EGF）和转化生长因子（transforming growth factor beta，TGF-β）的信号传导通路而影响肺的发育成熟。

（3）雌激素则可促进 PS 的合成。雌激素对 PS 的各种成分，包括磷脂、卵磷脂、肺泡表面活性蛋白 -A 与 B（surfactant protein-A、B，SP-A、B）等的合成均有促进作用；雌激素还可通过增加肺泡 II 型上皮细胞的数量和板层小体形成而促进胎儿肺的发育成熟。因此，同男婴相比，女性胎儿和新生儿肺的解剖及生理功能发育成熟较早，包括气管 - 支气管平滑肌发育较早、终末肺泡发育较早、肺容积增加较快、肺泡 I 型和 II 型上皮细胞发育较早及PS 产生较早、气道阻力较低、最大呼气流速较高、用力呼气流速较高、在肺容积相同的情况下女婴具有较大的气体通道等。

（4）支气管平滑肌对不同性激素的反应性不同，雌激素可通过以下途径发挥支气管扩张作用。①降低细胞内 Ca^{2+} 浓度：增强细胞膜 K^+ 通道活性，降低细胞膜电位，从而降低电压依赖性钙通道活性；抑制 L 型 Ca^{2+} 通道（L-type channels），即钙池调控性钙离子通道（store-operated calcium channel）的活性。由于细胞内 Ca^{2+} 浓度降低及细胞内 Ca^{2+} 释放减少，支气管平滑肌舒张。②通过 PI3K-Akt- NO 途径刺激内源性 NO 合成与释放：雌激素与 GPER1 结合可激活磷脂酰肌醇 3（PI3），进而激活蛋白激酶 B（PKB），增强内源性一氧化氮合酶（eNOS）的活性，使 NO 产生增加而引起支气管舒张。③雌激素能够显著增强异丙肾上腺素对支气管的舒张作用。

（二）急性呼吸窘迫综合征（acute respiratory distress syndrome，ARDS）

ARDS 即继发性 RDS。目前认为 ARDS 是一种由各种致病因素引起特异性炎症反应所导致的直接或间接性肺损伤，占足月儿 RDS 的绝大多数，在我们报道的 125 例足月儿 RDS 中

ARDS 占 70% 以上[8,9]。主要原因有胎膜早破、胎儿宫内感染（重症肺炎与败血症）、重度窒息、胎粪吸入综合征、肺出血及低出生体重等[8, 9]。

1. 胎膜早破与足月儿 RDS 的相关性　胎膜早破与 RDS 密切相关，其原因或机制如下[8, 9, 15]：

（1）导致早产或相对早产。

（2）导致羊水减少：①羊水过少时由于胎儿胸廓受到外在挤压而使肺液的产生减少，胎儿肺液的含量相当于出生后的肺残气量，因此，肺液显著减少必将对肺的发育造成严重不良影响。②正常肺泡－羊水压力梯度对维持胎肺的发育具有重要作用，羊水量显著减少后，羊水压力降低，导致肺泡－羊水压力梯度降低，是胎儿肺发育不良的另一重要原因。③羊水过少还限制了肺液与羊水的交换，而羊水中的某些成分对肺发育成熟有重要刺激作用。④充足的羊水量能够保持对胎儿胸壁的机械性压迫，保持呼吸道的正常压力梯度，从而有利于肺的发育，羊水量显著减少则抑制胎儿胸廓及胎肺的运动，从而对肺的正常发育产生一定影响。需要指出的是，羊水过少对胎儿肺发育的不良影响对早产儿较为明显，而对足月儿可能处于非主要地位。

（3）导致宫内感染与炎症反应：在感染－炎症反应及炎症因子的作用下，胎儿肺微血管的完整性受到破坏，肺毛细血管通透性增加，肺组织内大量白蛋白渗出，导致胎儿肺内液体含量显著增加及肺组织塌陷，进而导致 PS 合成减少、破坏增加及活性降低。

2. 重症（宫内）感染、重度窒息、胎粪吸入及肺出血等与足月儿 RDS 的相关性　这些都是足月儿 RDS 的重要高危因素，其可能机制如下：①直接导致肺泡 II 型上皮细胞损伤。②引起大量炎症细胞聚集和炎症因子释放，通过介导炎症反应而导致弥漫性肺泡损害。③上述原因引起的缺氧、酸中毒等可抑制 PS 的合成及破坏 PS 的功能。④上述各种致病因素导致肺泡－毛细血管渗透性增加，血浆蛋白等成分进入肺泡，破坏 PS 的性质使之灭活，并引起严重的非心源性肺水肿。⑤肺出血后，血液中的某些成分如血红蛋白、红细胞等可使 PS 灭活。⑥胎粪污染的羊水中含有的胆盐可直接损伤肺组织。⑦羊水吸入使肺内液体增多，致 PS 被稀释。⑧随病程（情）进展，PS 的消耗增加，婴儿对 PS 的需要量也增加。

（三）遗传性肺泡表面活性物质缺乏相关性呼吸窘迫综合征（hereditary surfactant deficiency associated respiratory distress syndrome）

遗传性 PS 缺乏虽然比较少见，但与多种严重肺疾病密切相关，肺表面活性蛋白的四种成分（SP-A、SP-B、SP-C、SP-D）的遗传缺陷与肺疾病的关系均有报道，也是足月儿致死性 RDS 的主要原因[16-20]。遗传性 SP 缺陷所致 RDS 最常见者由 SP-B 基因变异引起，系常染色体隐性遗传，其中最常见的变异是移码变异，GAA 在 121 密码子位置代替了 C，即在 SP-B 基因 121 密码子 4 号位插入了纯粹的 2bp 片段（121ins2），从而形成了不成熟的终止密码子（估计人群携带率为 1‰），引起下游密码子编码成熟障碍。进一步研究还发现 SP-B 突变基因可以正常转录，但不能产生稳定的 mRNA 和 SP-B 蛋白，并阻断 SP-C 的形成过程。据估计，因遗传性 SP-B 缺乏引起的 RDS 占足月儿难治性 RDS 的 25%。ATP 结合盒转运体 A3（ATP binding cassette transporter A3，ABCA3）基因突变是遗传性 SP 缺陷导致 RDS 的少见原因之一，ABCA3 是一种大分子量膜结合蛋白，广泛存在于肺泡 II 型上皮细胞，具有磷脂的表面活性功能，参与板层小体的形成。ABCA3 基因突变不仅导致 ABCA3 缺乏，还可导致 SP-B 和 SP-C 的异常处理和正常代谢通路异常，从而导致 PS 的严重异常和 RDS[21]。

二、临床特点

根据我们的临床观察，与早产儿 RDS 相比，足月儿 RDS 具有以下特点[8-10]：

（1）以继发性（即 ARDS）常见，占 70% 以上；原发性 RDS 不到 30%。

（2）重症感染（宫内感染性肺炎和败血症）是足月儿 ARDS 的最常见原因。

（3）原发性 RDS 的主要诱因是选择性剖宫产；其次是性别，男婴发生 RDS 的概率是女婴的 3 倍。

（4）起病早、病情重、进展快，70% 以上在出生后 3h 内、90% 以上在出生后 6h 内、99% 以上在出生后 12h 内发病。但也少数起病较晚者，我们最近即遇 1 例，该患儿出生时重度窒息（出生后 1min、5min、10min Apgar 评分均 <3 分），入院时 X 线检查肺部未见明显异常，因中枢性呼吸衰竭给予机械通气治疗。至出生后 36h 左右患儿血氧饱和度突然下降、严重发绀，常频通气 [吸气峰压（PIP）30cmH$_2$O、呼气末正压（PEEP）通气 5cmH$_2$O、吸入氧浓度（FiO$_2$）100%、呼吸频率（RR）50 次 /min]、高频通气 [平均气道压（MAP）>22cmH$_2$O]）及 NO 吸入治疗均不能缓解青紫，立即复查，X 线检查显示肺部呈 RDS IV 级改变。

（5）易导致持续性胎儿循环（PFC）和多器官功能衰竭。近 40% 的患儿发生多器官功能衰竭，20% 的患儿发生持续性胎儿循环。

（6）主要死亡原因是重症感染并发多器官功能衰竭。我们所遇 4 例死亡的患儿全部发生了多器官功能衰竭，包括急性肾功能衰竭、严重心肌损害（心肌梗死、心室纤颤）、极重度酸中毒（pH<6.8 和 BE 负值不能测出）和持续性胎儿循环等，死亡时间均在出生后 1 周内，但早期积极治疗可改善预后。

近来，有学者将成人 ARDS 分成三期[22]。I 期：即急性肺损伤（acute lung injury，

ALI），急性起病的呼吸困难。肺部散在湿啰音，血管外肺水指数（extravascular lung water index，EVLWI）>7mL/kg，氧合指数（PaO_2/FiO_2）<40kPa，分流量 10%~15%，无左心功能不全。Ⅱ期：即 RDS，严重的进行性呼吸困难，弥漫性肺部湿啰音，EVLWI 超出生理界限，氧合指数 <26.7kPa，肺部 X 线检查示弥漫性渗出性病变。Ⅲ期：即转归期，根据患者的预后（结局）分为以下三种情况。①预后良好，肺功能恢复；②生活质量下降，发展为肺纤维化、慢性阻塞性肺疾病；③预后不良，发生脓毒症、多器官功能不全，甚至死亡。这种分类办法有助于指导对 ARDS 的及时治疗和改善预后。

三、病理改变

同早产儿 RDS。无论是原发性还是继发性 RDS，均有相同或类似的病理改变，其中，肺透明膜形成是一致的，肺透明膜形成是 RDS 诊断的"金标准"，如果病理上没有肺透明膜形成，尽管临床表现上与 RDS 一致，仍不是 RDS。由于常规病理诊断上的困难性，在临床那些与 RDS 有类似病史、临床表现、胸部 X 线表现和动脉血气分析结果的早产儿和新生儿的呼吸困难，多被当作 RDS 予以治疗，从而导致误诊误治。详见第一节。

四、诊断

虽然 PS 缺乏是导致 RDS 的根本原因，但迄今为止，仍缺少检测 PS 的可靠方法。因此，对 RDS 的诊断仍然依赖临床表现、动脉血气分析和胸部 X 线检查。

1994 年欧美共识会议（American –European Consensus Conference，AECC）制定了成人 ARDS 诊断标准[23]：①急性起病；② $PaO_2/FiO_2 \leqslant 26.7kPa$；③超声心动图检测无左房高压；④ X 线检查双肺无渗出性病变。

1989 年《Pediatrics》报道了足月儿 RDS 所采用的标准[24]：①足月新生儿，急性起病；②有围产期诱发因素；③胸片检查显示双肺呈弥漫性透过度减低；④需要持续正压通气 48h 以上，其中需要 FiO_2>50% 至少 12h 以上；⑤需要 PEEP $\geqslant 6cmH_2O$ 3d 以上；⑥排除其他原因引起的呼吸困难。

2007 年《Tunis Med》杂志报道的近足月、足月儿 RDS 所采用的诊断标准[25]：①胎龄 $\geqslant 35$ 周；②急性而严重的呼吸困难，需要机械通气且 PEEP $\geqslant 4cmH_2O$、$FiO_2 \geqslant 50\%$ 达 6h 以上；③对氧的依赖 $\geqslant 48h$；④胸部 X 线检查呈弥漫性改变；⑤ $FiO_2 \geqslant 50\%$ 时 PaO_2 仍 $\leqslant 60mmHg$。

结合有关文献及临床观察，我们提出了以下标准[8-10]：①足月新生儿，急性起病；②有明确的围产期触发因素，如选择性剖宫产、宫内感染、重度窒息、胎粪吸入、肺出血等；

③典型的临床表现，即出生后不久出现进行性呼吸困难、呼气性呻吟、吸气性三凹征、发绀、肺部听诊呼吸音明显减低或消失；④典型的 RDS 的肺部 X 线改变；⑤动脉血气分析呈低氧血症、高碳酸血症和 $PaO_2/FiO_2 \leqslant 26.7kPa$；⑥排除由单纯重症肺炎、胎粪吸入或肺出血等引起的呼吸困难。

五、治疗策略

我们在总结大量临床病例、临床经验等基础上，归纳、总结了行之有效的足月儿 RDS 管理经验，彻底改善了患儿预后[8-10]。

1. 早期积极机械通气 足月儿 RDS 以继发性为主，往往病情进展极快，不能满足于在头罩吸氧或 CPAP 辅助呼吸情况下患儿氧合维持尚好，因此时患儿代偿能力尚佳，一旦氧合不能维持、失去代偿能力，往往病情已极其危重，此时再给予机械通气治疗已很困难，甚至难以挽回患儿生命。所以，在确诊后立即给予机械通气是足月儿 RDS 救治成功的重要措施之一。早期机械通气的注意事项如下：

（1）切记不可采取"头罩 –CPAP– 机械通气"的治疗程序。

（2）通常需要较高的通气参数，尤其须有较高的 PIP 和 PEEP，不能满足于在较低的参数条件下患儿氧合维持尚好；动物实验也证实与传统的"保护性肺通气（lung-protective mechanical ventilation）"相比，在 ARDS 时采取"肺开放策略（open lung approach）"可获得较好的效果[27]。前面曾提到的那位重度窒息的 RDS 患儿在已采取的各种治疗措施均无效的情况下，给予 PIP 40cmH$_2$O、PEEP 7~8cmH$_2$O、RR 70 次 /min 的参数而获痊愈（注：如此高的通气参数只在极少数特殊情况下才可考虑使用）。

（3）由于病情重，多需较长时间的机械通气治疗。一般需要 10d 以上，7d 内能够撤离呼吸机者仅占少数，过早撤机往往导致反复上机，甚至病情反复，危及生命。

（4）至于使用常频通气还是高频通气，可根据病情及个人经验而定，并无固定模式，尤其不应把高频通气作为常频通气的替代模式。Wunsch 等对 2002 年第四版 Cochrane 图书馆、MEDLINE（1966—2002）、EMBASE（1980—2002）、World Wide Web 和 Web of Science（1988—2002）等[26]国际著名数据库在上述不同时间检索到的相关文献进行循证医学分析，结果显示在降低 ALI 和 ARDS 的病死率及远期患病率方面，常频通气和高频通气具有相似的效果。我们在临床中常常遇到这样的情况：原本有效的常频通气在患儿病情并没有明显恶化的情况下氧合不能维持，改为高频通气后其氧合可获得短时改善，但很快又不能维持；此时如再次调整为常频（参数同前），患儿的氧合状态又可获得短时改善。这告诉我们，对一些病情极其危重、治疗困难的患儿，常频与高频可以交替使用，我们采取这种办法治愈了多例极危重患儿，但具体机制有待进一步研究。

2. 补充外源性肺泡表面活性物质　补充 EPS 是足月儿 RDS 抢救成功的重要措施之一。EPS 能够显著改善 RDS 患儿的气体交换、缩短机械通气时间和延长患者存活时间，并在一定程度上降低患儿死亡率。但在 EPS 的使用剂量上不必强求所谓"足量"，小剂量往往也可取得好的效果。我们曾遇 1 例病情极其危重的患儿，在足够高的呼吸机参数、NO 吸入及高浓度氧吸入条件下，其经皮动脉血氧饱和度（SpO_2）仅能维持在 50%~60%；在给予足量 EPS 后，SpO_2 也仅能短时维持在 60%~70%；而一次给予一支 EPS 制剂也可使其 SpO_2 短时上升至 60%~70%。于是我们每次给予患儿一支 EPS 制剂，每 6~8h 重复应用，结果患儿病情逐渐好转，SpO_2 逐渐上升，最后痊愈出院。

由于以下多方面的原因，不少患儿需要重复给药：

（1）疾病本身的原因，即程度太重。

（2）治疗开始的时间太迟。

（3）首次剂量严重不足。

（4）肺泡表面活性物质失活（inactivation），这是治疗失败或需要重复给药的重要原因。PS 失活的原因有以下几种：①在 RDS 治疗过程中，尤其是后期，各种原因引起的肺损伤可导致 PS 失活；②肺上皮损伤后血浆内渗出的各种成分（如血浆蛋白、纤维蛋白原等）、炎症产物（如细胞因子）以及胎粪颗粒等是引起 PS 失活的重要原因；③上述因素导致磷脂分解，破坏 PS 在肺泡表面所形成的单分子层；造成蛋白质溶解，破坏磷脂与蛋白的协同作用，最终导致 PS 失活。

3. 强力广谱抗生素　宫内重症感染是足月儿 RDS 的第一位原因，因此，对出生后不久以进行性呼吸困难起病的患儿，尤其对胎膜早破、羊水Ⅲ° 污染及孕母有围产期感染史者，首先考虑为重症感染引起的继发性 RDS，在给予机械通气治疗的同时，须给予强力广谱抗生素抗感染治疗，动态监测血常规、红细胞沉降率（血沉，ESR）、C 反应蛋白（CRP）、降钙素原（PCT）、白介素 –6（IL-6）等指标，并常规做血培养以指导抗生素选择。需要指出的是，虽然感染为其第一位原因，但在胎儿出生后 24h 内感染的实验室证据往往不足，血常规（白细胞计数、中性粒细胞比例、杆状核比例、血小板计数）与 CRP、ESR 异常不显著，但 2~3d 后迅速表现出严重不正常。

4. 积极治疗持续性胎儿循环（PFC）　单纯的肺动脉高压（无右向左分流）不会导致患儿死亡，但如发展至 PFC（存在右向左分流），则死亡率增加。对无右向左分流的轻、中度肺动脉高压，给予米力农（milrinone）（合并先天性心脏病者首选）或硫酸镁（无先天性心脏病者首选）静脉滴注常可获得较好疗效；而对 PFC 则需给予 NO 吸入治疗。在给予 NO 吸入时尽量降低吸入氧浓度，Gitto 等证实在 NO 吸入时给予浓度 <45% 的氧可减轻氧化应激和炎症反应。无 NO 治疗仪或对 NO 反应不佳者，可给予或联合使用西地那非（sildenafil）。需要强调的是，所有患儿均应常规做超声心动图检查，在排除复杂先天性心脏病的同时，了解肺动脉压力变化及是否存在 PFC。

5. 积极预防和治疗多脏器功能衰竭　患儿往往在 RDS 的基础上，首先发生 PFC，最后发展为多器官功能衰竭而死亡。在因多器官功能衰竭死亡的 4 例患儿中，3 例存在 PFC，4 例全部发生了肾衰竭、严重心肌损害和极重度酸中毒。因此，预防和控制多器官功能衰竭有助于改善患儿预后。

6. 营养及保护心肌　由于感染、窒息与缺氧、酸中毒、高钾血症等因素，足月儿 RDS 常发生严重心肌损害。心肌损害也是足月儿 RDS 重要的死亡原因之一，上述死亡的 4 例患儿全部存在严重心肌损害，包括心肌梗死、心室扑动或颤动等。因此，重视保护心肌，防止发生严重心肌损害，是足月儿 RDS 治疗的重要方面。一旦诊断明确，即给予心肌营养药，常用 1，6- 二磷酸果糖、大剂量维生素 C 等。

7. 其他　如纠正酸中毒、弥散性血管内凝血（disseminated intravascular coagulation, DIC）和低钾血症等，是保证治疗成功的重要因素。

8. ECMO　多数患儿经过上述治疗能顺利恢复，需要 ECMO 治疗者很少，ECMO 在国外的开展也越来越少，是治疗技术进步的标志。治疗无效者往往见于以下几种情况：①对足月儿 RDS 认识不足，呼吸机治疗不及时或参数选择不当（满足于头罩吸氧、CPAP 或在较低的机械通气参数下患儿氧合维持尚好）；②撤机过早；③遗传性 PS 缺乏。如需应用 ECMO，应该掌握好应用的最佳时机，否则达不到治疗目的。一般认为伴或不伴新生儿持续性肺动脉高压（persistent pulmonary hypertension of newborn, PPHN）的原发性肺疾病患儿，当需要吸入的氧浓度为 100% 及氧合指数为 25kPa 时，应给予 ECMO 治疗。那些患有致命性的非可逆先天性异常的新生儿不适合 ECMO 治疗，已经发展至多器官衰竭者其实已经失去了应用 ECMO 的时机，此时再开展 ECMO 往往无益。

9. 肺移植　具有遗传性 PS 缺乏的婴儿在出生时即发生呼吸衰竭，需要立即供氧、机械通气，并常常需要 ECMO，而外源性肺泡表面活性物质替代治疗往往无效；而且，如果不进行肺移植，所有患儿都将在 1 岁内死亡。

总之，足月儿 RDS 尤其是继发性 RDS 与早产儿 RDS 有着完全不同的病因机制，不能以早产儿 RDS 的管理理念来管理足月儿 RDS，否则可能带来严重后果。

第三节　呼吸窘迫综合征的超声诊断

肺脏超声对 RDS 具有确切诊断价值，其敏感性和特异性均可达到 100%；而且，无论是原发性还是继发性 RDS，均具有相同的超声影像学特点[27, 28]。结合有关文献及我们的研究结果和临床经验，超声诊断 RDS 的主要依据如下[27-33]。

（1）肺实变伴支气管充气征。这是 RDS 最重要的超声影像学特点和诊断必备依据，即没有实变则不是 RDS。其特点为：①实变的程度和范围与疾病程度有关，轻度 RDS 实变可仅限于胸膜下的小范围、局灶性实变；而重度 RDS 则实变范围扩大，并可扩展至肺野深部。②实变可见于两侧肺脏的不同肺野，也可仅限于一侧肺脏的某些肋间；实变区呈不均质低回声，实变区周围（即非实变区）肺组织呈肺泡 - 间质综合征改变，提示存在肺水肿。③支气管充气征呈密集的雪花状、斑点状或细线状，随着病变程度加重，支气管充气征也变得更加粗大。

（2）胸膜线与 A 线消失。见于 100% 的 RDS 患儿。

（3）双肺点。在轻度 RDS 急性期或重度 RDS 恢复期可有双肺点。既往认为双肺点是湿肺的特异性和敏感性征象[34]，实际上这种现象的产生与所研究对象的疾病程度和病例数有关。大量临床实践证实，不但在湿肺，而且在其他疾病如 RDS、肺炎和胎粪吸入综合征等情况下，均可有双肺点。

（4）胸腔积液。15%~20% 的患儿可有不同程度的单侧或双侧胸腔积液，随着疾病康复，积液多可自行吸收而无须特殊处理。胸腔积液也是在肺脏超声开展后对 RDS 的新发现、新认识，以往尚无教科书或专业参考书中介绍在 RDS 时可有胸腔积液，而在肺脏超声开展后，我们的研究发现 15%~20% 的患儿可有不同程度的胸腔积液。

既往 RDS 胸部 X 线的典型表现被描述为"双肺均匀一致的透过性减低"，意即双肺的病变性质与程度是一致的。但肺脏超声的研究结果使我们彻底改变了这一传统观念：在 RDS 时不但双侧肺脏的病变性质、病变程度可以不一致（如一侧肺脏以实变为主要表现，而另一侧肺脏以水肿为主要表现），而且同一侧肺脏的不同肺野的病变性质、病变程度可以不一致（如某一肺野以实变为主要表现，而另一肺野以水肿甚至胸腔积液为主要临床表现等）。

长期以来，临床医师均把病史、临床表现、胸部 X 线表现及动脉血气分析等作为 RDS 的临床诊断"金标准"。如果一名新生儿，尤其是早产儿，临床上以进行性呼吸困难、呼气性呻吟、青紫、三凹征阳性为主要临床表现，胸部 X 线显示透过度减低、支气管充气征，甚至"白肺"或接近于"白肺"样改变，同时动脉血气分析又存在明显高碳酸血症和低氧血症时，临床医师几乎无一例外会把这些患儿诊断为 RDS 而予以相应治疗，但实际上很多患儿所患疾病为湿肺而非 RDS。传统上根据所谓"金标准"诊断 RDS，其误诊率可高达 62%~77%[35,36]。Greenough 等[35]认为 77% 的早产儿湿肺被当成 RDS 予以治疗。Rocha 等[36]对 40 例胎龄 <37 周、临床上符合 RDS 诊断"金标准"但死亡的早产儿进行病理学检查，结果发现其中只有 17 例（42.5%）患儿在病理上有嗜伊红肺透明膜形成，即为真正的 RDS。可见，传统依靠临床与 X 线检查诊断 RDS 的误诊率之高。

如上所述，长期以来"呼气性呻吟"被认为是 RDS 的特征性临床表现，一个呼吸困难的新生儿，如果同时伴有呼气性呻吟，则基本上会被诊断为 RDS；而不伴呼吸性呻吟的呼吸困难患儿，则往往会被诊断为其他疾病而很少被诊断为 RDS。而肺脏超声的开展，也改变了我们长期以来的这一临床观点，即 RDS 可以不伴呼气性呻吟，同样，呼气性呻吟也可见于其他疾病，甚至湿肺。

对上述长期以来误导临床的错误认识，肺脏超声很容易识别。可见，肺脏超声对 RDS 的诊断和鉴别诊断具有确切可靠的价值。下面结合典型病例及超声图谱予以介绍，以加深读者的认识和了解。

附　RDS 的典型超声影像学表现

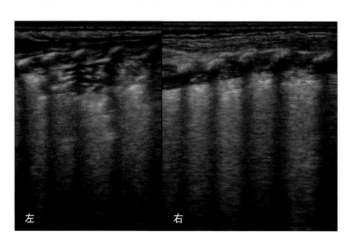

图 4-1　RDS 的超声影像学表现（1）

胎龄 31 周，出生体重 1 190g，因早产和轻度呼吸困难入院。胸部 X 线片呈 I~II 级 RDS 改变。肺脏超声显示双肺局限于胸膜下肺实变伴支气管充气征，胸膜线消失（左肺部分消失，右肺完全消失），A 线消失。非实变区（即实变区周围）肺组织呈 AIS 改变，提示存在肺水肿。

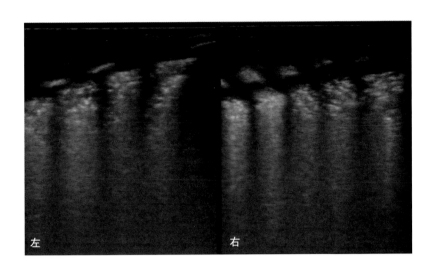

图 4-2　RDS 的超声影像学表现（2）

胎龄35⁺¹周，剖宫产分娩，出生体重2 050g。因出生后不久进行性呼吸困难入院。胸部X线片呈Ⅱ级RDS改变。肺脏超声显示双肺实变及支气管充气征（呈雪花状的白色亮点），胸膜线与A线消失（请注意：这种形式的肺实变伴支气管充气征是RDS的典型超声影像学表现）。

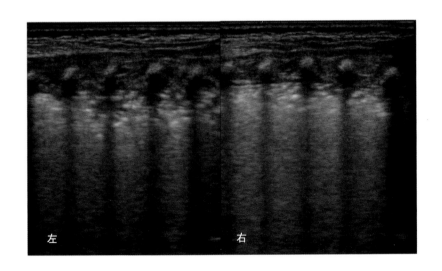

图 4-3　RDS 的超声影像学表现（3）

胎龄29周，出生体重1 050g，剖宫产分娩，因早产伴进行性呼吸困难入院。胸部X线片呈Ⅱ级RDS改变。肺脏超声显示双肺肺实变伴支气管充气征，胸膜线与A线消失。

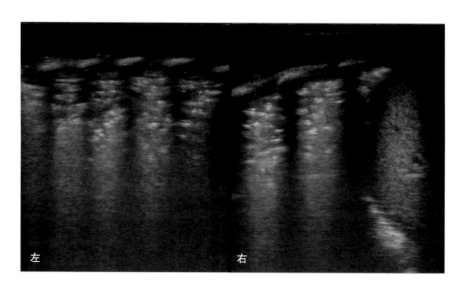

图4-4 RDS 的超声影像学表现（4）

G₂P₂，胎龄38周，出生体重3 200g，自然分娩，因进行性呼吸困难3h于生后3h入院。临床表现、血气分析及胸部X线诊断为RDS。胸部X线片符合Ⅱ～Ⅲ级RDS改变。肺脏超声显示明显肺实变伴支气管充气征，胸膜线和A线消失等。

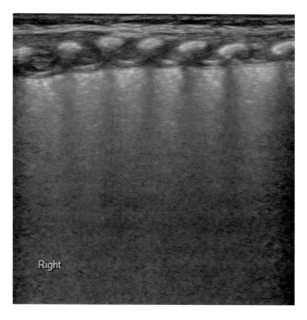

图4-5 RDS 的超声影像学表现（5）

G₂P₁，胎龄36⁺²周，出生体重2 900g，剖宫产分娩，因进行性呼吸困难2h入院，临床诊断RDS。此为右侧肺脏超声影像学改变，表现为胸膜下肺实变伴支气管充气征，胸膜线模糊，A线消失。

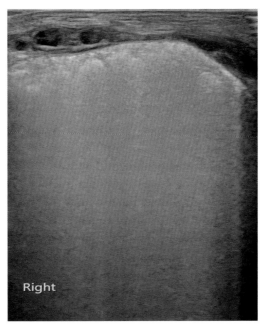

图 4-6　RDS 的超声影像学表现（6）

G_2P_1，胎龄33周，出生体重1 930g，剖宫产分娩。因早产、呼吸困难入院。肺脏超声表现为胸膜下肺实变伴支气管充气征，胸膜线与A线消失。

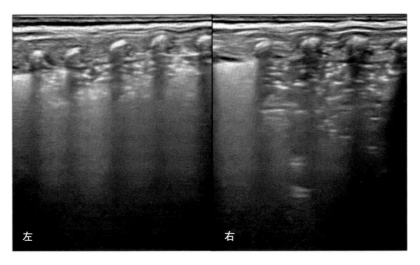

图 4-7　RDS 的超声影像学表现（7）

胎龄37^{+3}周，剖宫产分娩，出生体重3 290g，出生时无窒息。因呼吸困难8h于生后8h入院。血常规：WBC $3.5×10^9$/L，PLT $103×10^9$/L，CRP 39mg/L。结合胸部X线片诊断为急性呼吸窘迫综合征（宫内感染所致继发性RDS）。肺脏超声显示双侧肺野均显著肺实变伴支气管充气征，右肺重于左肺；胸膜线与A线消失。

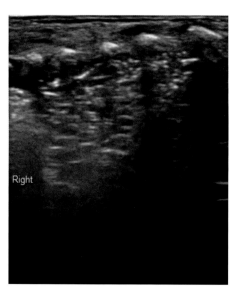

图4-8 RDS的超声影像学表现（8）

胎龄37周，剖宫产分娩，出生体重3 100g。出生时无窒息，生后不久出现进行性呼吸困难，入院后诊断为RDS（胸部X线片呈Ⅳ级RDS改变）。肺部超声显示（右肺）较大范围的实变区伴支气管充气征，胸膜线与A线消失。

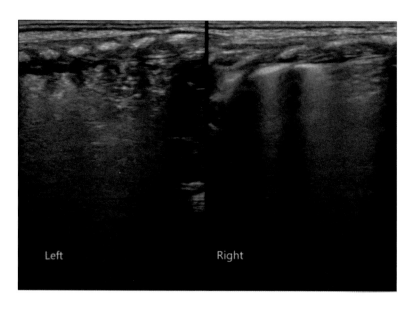

图4-9 RDS的超声影像学表现（9）

胎龄29⁺⁵周，自然分娩，出生体重1 450g。胎膜早破5d，出生后发热（T39℃）、进行性呼吸困难。血常规：WBC $30×10^9$/L，N 87%，PLT $111×10^9$/L、CRP 41mg/L（正常<2mg/L），PCT 21.2ng/mL（正常<0.55ng/mL）。诊断为（宫内感染所致）急性呼吸窘迫综合征。肺部超声显示左肺较大范围、右肺下野累及一个肋间的实变伴支气管充气征，胸膜线与A线消失，右肺上野呈AIS改变。

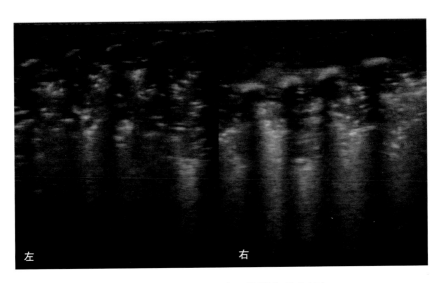

图 4-10　RDS 的超声影像学表现（10）

胎龄34^{+5}周，自然分娩，出生体重3 050g。胎膜早破37h，母分娩时发热，婴儿生后不久出现进行性呼吸困难伴呼气性呻吟，入院后诊断为RDS（胸部X线片呈Ⅳ级RDS改变）。肺部超声显示双肺大范围实变区伴支气管充气征，胸膜线与A线消失。

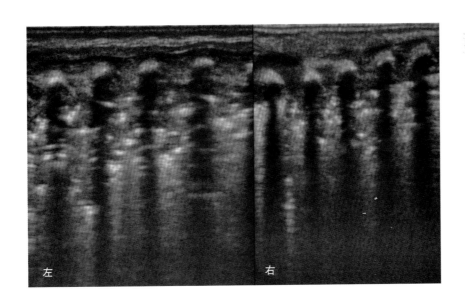

图 4-11　RDS 的超声影像学表现（11）

G$_1$P$_1$，胎龄40周，出生体重4 440g，重度窒息。经气管插管、正压通气、应用肾上腺素和纳洛酮后Apgar评分2-3-8分/1-5-10min。复苏后出现进行性呼吸困难，胸部X线片呈RDS（Ⅳ级）改变。肺部超声示双肺大面积实变伴粗大支气管充气征，胸膜线与A线消失。

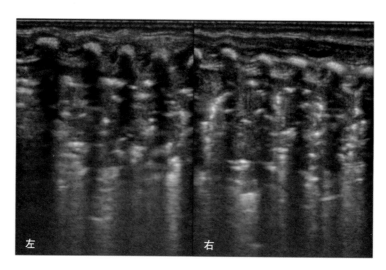

图 4-12 RDS 的超声影像学表现（12）

G_1P_1，胎龄 37^{+3} 周，剖宫产分娩，出生体重 3 100g。因呼吸困难 28h 于生后 28h 入院。血常规：WBC 1.58×10^9/L，PLT 125×10^9/L，CRP 38mg/L（正常<2mg/L）、PCT 47ng/mL（正常<0.55ng/mL）。胸部X线片呈RDS（Ⅳ级）改变，临床诊断为宫内感染所致继发性RDS。肺脏超声显示双肺大面积实变伴粗大支气管充气征，胸膜线及A线消失。从超声影像可见实变区范围较大，实变肺组织呈低回声（肝样变），支气管充气征的密集程度降低，提示病变程度较重，末梢细支气管及肺泡充气显著减少。

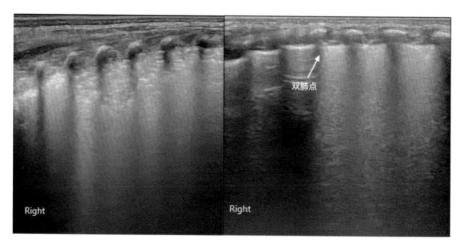

图 4-13 RDS 的超声影像学表现（13）

胎龄 34 周，严重呼吸困难，血气分析显示明显高碳酸血症和低氧血症，临床诊断为RDS。肺脏超声显示（右肺）大面积实变伴支气管充气征，胸膜线与A线均消失，符合RDS的超声改变。给予补充外源性肺泡表面活性物质治疗，2h后复查肺脏超声，显示肺实变基本消失，但上下肺野之间形成明显分界点，即双肺点，提示不仅在轻、中度RDS的急性期，在重度RDS的恢复期也可以出现双肺点征象，说明既往认为双肺点是湿肺的特异性征象的观点是不正确的。

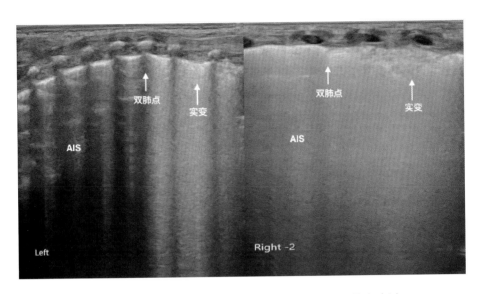

图 4-14　RDS 的超声影像学表现：实变 +AIS+ 双肺点（1）

G$_2$P$_1$，胎龄37周，自然分娩，宫内窘迫伴出生时窒息，出生体重2 950g。因窒息复苏后呼吸困难入院，临床诊断RDS（轻度）。肺脏超声显示右肺以胸膜下实变伴支气管充气征为主要表现，胸膜线及A线消失；左肺以AIS为主要表现，但上下肺野之间形成鲜明的分界（点）线，即双肺点（箭头）。

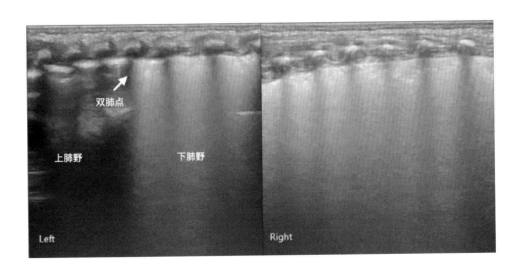

图 4-15　RDS 的超声影像学表现：实变 +AIS+ 双肺点（2）

G$_2$P$_1$，胎龄34周，剖宫产分娩，双胎之大，出生体重2 170g。因呼吸困难1h入院。肺脏超声显示左肺下肺野呈实变伴支气管充气征改变，胸膜线及A线消失，上肺野呈AIS改变，上下肺野之间形成鲜明的分界点，即双肺点；而右肺则以实变伴支气管充气征为主要表现，胸膜线与A线消失。

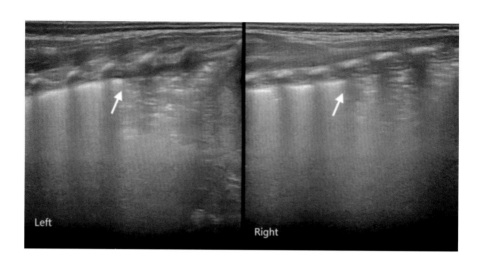

图 4-16　RDS 的超声影像学表现：实变 +AIS+ 双肺点（3）

G_2P_2，胎龄 29^{+5} 周，自然分娩，出生体重 1 450g。因早产、呼吸困难 2h 入院。肺脏超声显示双肺下肺野呈实变伴支气管充气征改变，胸膜线及 A 线消失，上肺野呈 AIS 改变，上下肺野之间形成鲜明的分界（点）线，即双肺点（箭头）。从图 4-13 至图 4-15 可见，除肺实变等主要超声征象外，部分轻、中度 RDS 的急性期也可见双肺点；不仅如此，在重度 RDS 的恢复期也可见双肺点改变（参见图 4-13）。

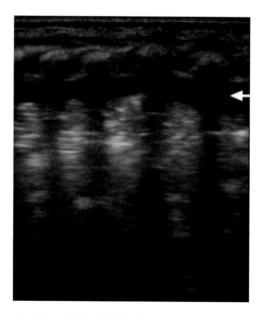

图 4-17　RDS 的超声影像学表现：实变 + 胸腔积液（1）

胎龄 38^{+3} 周，自然分娩，出生体重 3 220g。出生后 3h 开始呼吸困难，诊断为 RDS（胸部 X 线片呈Ⅲ级）。肺脏超声显示明显无回声暗区，提示存在胸腔积液（箭头）；积液下方可见大面积实变肺组织伴支气管充气征，胸膜线与 A 线消失。

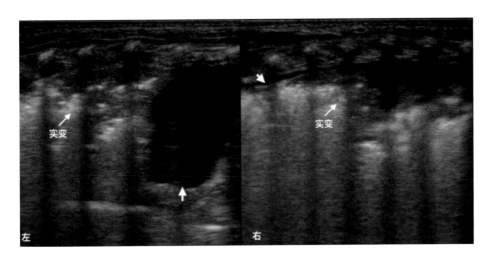

图 4-18　RDS 的超声影像学表现：实变＋胸腔积液（2）

G_1P_1，39^{+2} 周，出生体重 3 820g。宫内窘迫，出生时重度窒息，Apgar 评分 2-5-6 分/1-5-10min。复苏后呼吸困难。动脉血气分析：pH 6.85，$PaCO_2$ 96mmHg，PaO_2 11.3mmHg，BE-19mmol/L，胸部 X 线片呈"白肺"样改变。肺脏超声显示右肺及左肺上野见较大面积实变伴支气管充气征，胸膜线与 A 线消失；左肺下野可见明显胸腔积液，右肺见少许胸腔积液（箭头）。

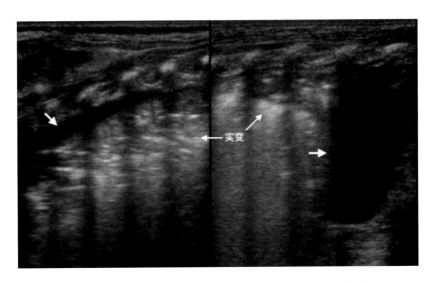

图 4-19　RDS 的超声影像学表现：实变＋胸腔积液（3）

RDS 患儿，肺脏超声显示双肺均为实变伴支气管充气征和胸腔积液改变，而左肺实变更为明显，右肺积液更为显著。结合前面两个病例，我们得知不同程度的单侧或双侧胸腔积液是 RDS 的常见病理改变之一（我们的研究发现胸腔积液者占 15%~20%），但长期以来，传统影像学检查（胸部 X 线）却没有能够发现。因此可以说肺脏超声的开展改变了我们对肺脏疾病的传统认识。

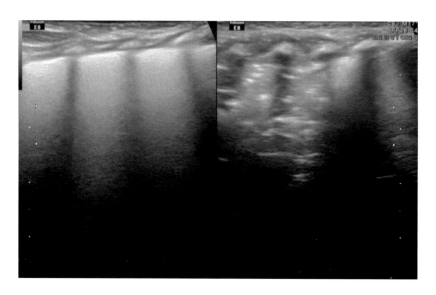

图 4-20 RDS 的超声影像学表现：双肺病变性质、程度可以不一致

胎龄32^{+1}周，剖宫产分娩，出生体重2 050g。因出生后2h开始呼吸困难并进行性加重于出生后6h入院，入院后结合胸部X线改变、动脉血气分析等诊断为RDS（Ⅱ～Ⅲ级）。肺脏超声显示左肺呈AIS改变（水肿），右肺则可见明显实变伴支气管充气征。再次证实RDS时双侧肺部病变的性质、程度可以不一致。

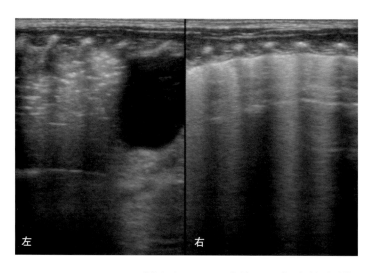

RDS 不伴呼气性呻吟

图 4-21 RDS 患儿可无"呼气性呻吟"

患儿，男，胎龄34^{+4}周，双胎之大，剖宫产分娩，出生体重2 110g。因双胎、早产、呼吸困难于出生后1h入院，不伴呼气性呻吟。动脉血气分析：$PaCO_2$ 109mmHg、PaO_2 40mmHg。肺脏超声显示左肺上野可见大面积实变伴支气管充气征，下肺野可见明显胸腔积液，胸膜线与A线消失；右肺上野可见少许胸膜下实变伴支气管充气征，胸膜线消失；中下肺野可见少许B线，胸膜线模糊，A线未完全消失。证实该患儿为RDS，说明RDS在临床上可以不伴呼气性呻吟。

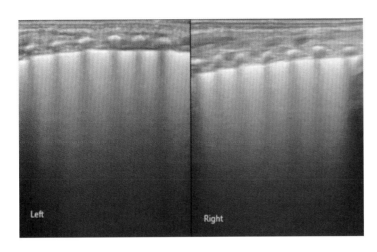

RDS 伴呼气性呻吟

图 4-22　伴有"呼气性呻吟"的呼吸困难，也可以不是 RDS

G_2P_2，胎龄 31 周，试管婴儿，双胎之小，自然分娩，出生体重 1 620g。因早产、呼吸困难 45min 入院。呼吸频率 >60 次/min，伴呼气性呻吟。动脉血气分析：$PaCO_2$ 55mmHg，PaO_2 47mmHg，SaO_2 80%。临床诊断为 RDS。但肺脏超声显示双肺均呈 AIS（肺水肿）改变，未见实变和支气管充气征，证实为湿肺。给予无创呼吸支持 12h，24h 后呼吸困难完全消失。说明"呼气性呻吟"并非 RDS 所特有。

参考文献

［1］KOIVISTO M，MARTTILA R，KURKINEN-RATY M，et al. Changing incidence and outcome of infants with respiratory distress syndrome in the 1990's：a population-based survey. Acta Paediatr，2004，93（2）：177-184.

［2］PEREZ-GIL J，WEAVER T E. Pulmonary Surfactant Pathophysiology：Current Models and Open Questions. Physiology，2010，25（3）：132-141.

［3］MERRILL J D，BALLARD R A. Pulmonary surfactant for neonatal respiratory disorders. Current Opinion in Pediatrics，2003，15（2）：149-154.

［4］BELAI Y，HERNÁNDEZ-JUVIEL J M，BRUNI R，et al. Addition of alpha1-antitrypsin to surfactant improves oxygenation in surfactant-deficient rats. Am J Respir Crit Care Med，1999，159（3）：917-923.

［5］SCHNECK H，HALPERN A N，FUTTERMAN S. Ulmonary hyaline membrane disease in newborn infants. N Y State J Med，1954，15，54（2）：234-239.

［6］BOUZIRI A，BEN SLIMA S，HAMDI A，et al. Acute respiratory distress syndrome in infants at term and near term about 23 cases. Tunis Med，2007，85（10）：874-879

［7］BERTHELOT-RICOU A，LACROZE V，COURBIERE B，et al. Respiratory distress syndrome after elective caesarean section in near term infants：a five year cohort study. J Matern Fetal Neonatal Med，2012，26（2）：176-182.

［8］LIU J，SHI Y，DONG J Y，et al. Clinical characteristics，diagnosis and management of respiratory distress syndrome in full-term neonates. Chin Med J，2010，123（19）：2640-2644.

［9］刘敬，王晓凤，王华伟，等.足月新生儿呼吸窘迫综合征的诊断与治疗研究.中华全科医师杂志，2013，12（12）：993-995.

［10］刘敬.足月新生儿呼吸窘迫综合征的诊断与治疗.中华实用儿科临床杂志，2013，28(14)：1117-1120.

［11］FARCHI S，DI LALLO D，POLO A，et al. Timing of repeat elective caesarean delivery and neonatal respiratory outcomes. Arch Dis Child Fetal Neonatal Ed，2010，95：F78.

［12］ROBINSON C J，VILLERS M S，JOHNSON D D，et al. Timing of elective repeat caesarean delivery at term and neonatal outcomes：a cost analysis. Am J Obstet Gynecol，2010，202：632.e1-6.

［13］SWEENEY R M，FISCHER H，MCAULEY D F. Nasal potential difference to detect Na$^+$ channel dysfunction in acute lung injury. Am J Physiol Lung Cell Mol Physiol，2011，300：L305-L318.

［14］TOWNSEND E A，MILLER V M，PRAKASH Y S. Sex differences and sex steroids in lung health and disease. Endocrine Reviews，2012，33（1）1-47.

［15］刘敬.胎膜早破对新生儿多器官系统的损害与临床管理.中国儿童保健杂志，2017，25（11）：1081-1085.

［16］GARCIA-LAORDEN M I，RODRIGUEZ DE CASTRO F，SOLE-VIOLAN J，et al. Influence of genetic variability at the surfactant proteins A and D in community-acquired pneumonia：a prospective，observational，genetic study. Crit Care，2011，15（1）：R57.

［17］DANHAIVE O，PECA D，BOLDRINI R，et al. Surfactant protein C（SP-C）rare and common genetic variants in children and adults with unexplained diffuse lung disease. Am J Respir Crit Care Med，2012，185：A5166.

［18］DAHME M K R，O'CAIN P，PATWARI P P，et al. The influence of genetic variation in surfactant protein B on severe lung injury in African American children. Crit Care Med，2011，39（5）：1138-1144.

［19］RYCKMAN K K，DAGLE J M，KELSEY K，et al. Genetic associations of surfactant protein D and angiotensin-converting enzyme with lung disease in preterm neonates. J Perinatol，2012，32（5）：349-355.

［20］NKADI PO，MERRITT T A，PILLERS D A. An overview of pulmonary surfactant in the neonate：genetics，metabolism，and the role of surfactant in health and disease. Mol Genet Metab，2009，97：95-101.

［21］PARAPPIL H，AL BARIDI A，RAHMAN S，et al. Respiratory distress syndrome due to a novel homozygous ABCA3 mutation in a term neonate. BMJ Case Reports，2011，doi：10.1136/bcr.10.2010.3427.

［22］JOBE A H. 50 Years ago in The Journal of Pediatrics. J Pediatr，2012，161（1）：93.

［23］BERNARD G R，ARTIGAS A，BRIGHAM K L，et al. The American- European Consensus Conference on ARDS. Definitions，mechanisms，relevant outcomes，and clinical trial coordination. Am J Respir Crit Care Med，1994，149：818-824.

［24］FAIX R G，VISCARDI R M，DIPIETRO M A，et al. Adult respiratory distress syndrome in full-term newborns. Pediatrics，1989，83（6）：971-976.

［25］BOUZIRI A，BEN SLIMA S，HAMDI A，et al. Acute respiratory distress syndrome in infants at term and near term about 23 cases. Tunis Med，2007，85（10）：874-879

［26］WUNSCH H，MAPSTONE J. High-frequency ventilation versus conventional ventilation for treatment of acute lung injury and acute respiratory distress syndrome.Cochrane Database Syst Rev，2004，（1）：CD004085.

［27］刘敬，曹海英，刘颖.肺脏超声对新生儿呼吸窘迫综合征的诊断价值.中华儿科杂志，2013，51（3）：205-210.

［28］LIU J，CAO H Y，WANG H W，et al. The role of lung ultrasound in diagnosis of respiratory distress syndrome in newborn infants. Iran J Pediatr，2014，24（2）：147-154.

［29］BOBER K，SWIETLIŃSKI J. Diagnostic utility of ultrasonography for respiratory distress syndrome in neonates. Med Sci Monit，2006，12：CR440-446.

［30］COPETTI R，CATTAROSSI L，MACAGNO F，et al. Lung Ultrasound in Respiratory Distress Syndrome：A Useful Tool for Early Diagnosis. Neonatology，2008，94：52-59.

［31］LOVRENSKI J. Lung ultrasonography of pulmonary complications in preterm infants with respiratory distress syndrome. Upsala Journal of Medical Sciences，2012，117（1）：10–17.

［32］VERGINE M，COPETTI R，BRUSA G，et al. Lung ultrasound accuracy in respiratory distress syndrome and transient tachypnea of the newborn. Neonatology，2014，106（2）：87–93. Doi：10.1159/000358227.

［33］刘敬. 肺脏超声诊断新生儿呼吸窘迫综合征.中华实用儿科临床杂志，2014，29（18）：1438–1440.

［34］COPETTI R，CATTAROSSI L. The double lung point：an ultrasound sign diagnostic of transient tachypnea of the newborn. Neonatology，2007，91：203–209.

［35］GREENOUGH A. transient tachypnea of newborn //Greenough A，Milner A D. Neonatal Respiratory Disorder. 2nd ed. London：CRC Press，2003：272–277.

［36］ROCHA G，RODRIGUES M，GUIMARÃES H. Respiratory distress syndrome of the preterm neonate–placenta and necropsy as witnesses. J Matern Fetal Neonatal Med，2011，24（1）：148–151. DOI：10.3109/ 14767058.2010. 482613.

第五章

新生儿暂时性呼吸增快症

第一节　新生儿暂时性呼吸增快症的基础与临床

新生儿暂时性呼吸增快症（transient tachypnea of the newborn, TTN）又称为新生儿湿肺（wet lung of the newborn），是新生儿最常见的呼吸系统疾病之一，为自限性，预后好，多数情况下无须特殊干预，在生后 24~72h 内自然恢复，病死率低。但 TTN 可引起严重呼吸困难、低氧血症、气胸等，据此认为 TTN 是新生儿呼吸困难最常见的原因，占新生儿呼吸困难的33%~50%[1]。TTN 还常被误诊为其他疾病，尤其在早产儿，常被误诊为 RDS 而遭受过度治疗；据第二版《Neonatal Respiratory Disorders》所述，在临床被诊断为 RDS 的患儿中有 77% 实际上是 TTN[2]。因此，必须加以重视，以最大限度地避免误诊或漏诊。

一、发病率与高危因素

TTN 的确切发病率不明确，据估计，0.33%~0.5% 的新生儿在刚出生时患有湿肺[3]；也有流行病学调查显示，TTN 的发生率在足月新生儿为 4‰~5.7‰，在早产儿为 10‰，且胎龄越小发生率越高[2]。主要高危险因素[3, 4]有剖宫产分娩、出生体重大、母亲糖尿病、母亲哮喘、双胎、男性婴儿、出生时窒息缺氧、羊水吸入、出生后输液过多、脐带结扎延迟、动脉导管未闭（左向右分流，肺血流量增加使肺血管内毛细血管静水压上升，影响肺液的清除）、低蛋白血症、早产（早产儿血中去甲肾上腺素水平低下、β 受体的敏感性差、肺泡表面活性物质缺乏等易致肺泡壁损伤而影响肺液清除；血浆蛋白含量低，引起肺液吸收障碍；此外，早产儿胸廓小、呼吸肌弱、肺顺应性差、气体交换面积小等均延迟肺液吸收）等。

二、发病机制

在宫内，胎儿肺脏充满了由肺泡上皮细胞分泌的液体。肺泡上皮细胞主动分泌 Cl^- 进入肺泡腔，促进肺液分泌（Na^+ 的吸收较少），又反过来调节肺的生长发育。肺泡内液体通过胎儿的呼吸运动经气管、支气管进入羊水中。在妊娠晚期及分娩前的短时间内，胎儿肺脏从分泌液体转为吸收液体。此时，由于肺泡上皮细胞 Na^+ 通道增加，离子通道的活性也从无选择性转换为对 Na^+ 的高度选择性，从而使对 Na^+ 的吸收显著增加，伴随着 Na^+ 的重吸收，大量肺液被吸收。出生后，Na^+ 的重吸收显著增加（可能伴有 Cl^- 的重吸收），使胎儿肺脏从大量分泌液体的状态迅速转变为只含有少量的肺液的状态，一般在生后 6h 左右肺内液体可清除完毕，如清除延迟，则引起 TTN。

目前认为，肺液清除的主要机制有两种：Na^+ 泵和机械力[3, 5-7]。其中 Na^+ 泵活性增加是肺液清除的主要机制。在 Na^+，K^+–ATP 酶的作用下，Na^+ 自顶端表面通过位于 Ⅰ 型和 Ⅱ 型上皮细胞的 Na^+ 通道（epithelial Na^+–channels，ENaCs）和位于 Ⅰ 型上皮细胞的环核苷酸门控通道（cyclic nucleotide- gated channels，CNGCs），从基底膜细胞膜表面进入细胞间隙，在此过程中，H_2O 被重吸收；同时，离子还通过肺泡上皮细胞的水通道蛋白（AQP）的转运或通过扩散作用形成显著的渗透梯度，促进了肺液的吸收。AQP 有多种亚型，其对肺液吸收的重要性在新生儿不如在成人重要，其中 AQP1 和 AQP5 在出生时的表达较成人高，产前糖皮质激素可增加 AQP1 和 AQP4 的表达（对 AQP5 无影响），分娩增加 AQP4 的表达，围产期酸中毒则抑制 AQP3 的表达。

在出生时，肺泡上皮细胞从分泌 Cl^- 为主向 Na^+ 重吸收为主转换，并伴随着由 α – 亚单位、β – 亚单位和 γ – 亚单位组成的 ENaC 的开放。虽然出生时肺液清除的确切机制尚不明确，但在即将分娩时或分娩启动时开始，这一过程活性降低或不成熟将促使 TTN 的发生。Na^+ 在出生后 1~4h 的转运与出生后 21~48h 肺的顺应性密切相关，Na^+ 在出生时的重吸收增加新生儿的出生体重，在出生后 1~5h，早产儿呼吸道表达 ENaC 之 α – 亚单位、β – 亚单位和 γ – 亚单位的水平低于足月儿[3, 5-7]。

难以解释的家族性 TTN 具有明显的遗传性质。在鼠冬幕模型中，剔除编码 α – 亚单位的基因（β – 亚单位和 γ – 亚单位基因不受影响）可损害肺液的清除功能，并使鼠因严重呼吸困难而死亡。在假性醛固酮减少症患者，ENaC 基因突变（最常见的是 α – 亚单位基因突变）可导致肺 ENaC 功能障碍。虽然 12 和 13 外显子基因多态性编码的 α – 亚单位与 TTN 的易感性无关，但是 α – 亚单位基因变异对 TTN 的易感性的影响并不能排除[3, 5-7]。

肺泡上皮细胞 Na^+ 通道的调节尚不完全清楚，但关键因素可能是氧、糖皮质激素和儿茶酚胺[3, 5-7]。低氧可通过抑制 Na^+，K^+–ATP 酶的活性而抑制 ENaC 对 Na^+ 的转运。糖皮质激素可通过以下途径增加肺泡上皮细胞对 Na^+ 的重吸收：①刺激 ENaC 亚单位的转录而减少 ENaC 的破坏，增加有效 ENaC 的数量及增加原有 ENaC 的活性；②增加肺组织对肾上腺素和甲状腺素的反应性。在缺氧和缺乏糖皮质激素的情况下，肺泡细胞可能主要表达由 α – 亚单位组成的非选择性 ENaC 而不能大量转运 Na^+，从而导致出生时大量肺液不能被清除。

促进胎儿肺液吸收最有效的策略是使用外源性糖皮质激素，对胎龄 37~38 周选择性剖宫产的婴儿，在手术前 48h 给予单疗程糖皮质激素即可显著降低呼吸系统疾病的发病率[8, 9]。

分娩时胎儿胸廓经产道挤压可使 25%~35% 的肺液丢失。虽然产道的挤压被认为是肺液清除的主要压力，但在分娩过程中持续的子宫收缩引起胎儿姿势的改变也可使胸廓受压。因此，分娩启动前的选择性剖宫产分娩婴儿肺液含量较多。在胎龄满 39 周前选择性剖宫产使婴儿呼吸道疾病的发病率增加 2~4 倍，因此，需剖宫产分娩者，建议在 39 周以后进行[8, 9]。

在妊娠晚期，肾上腺素大量释放，刺激肺泡上皮细胞，使肺液分泌终止、肺液吸收开始。分娩（包括剖宫产）本身可促进胎儿肺液的吸收，在分娩启动后胎儿产出，则 TTN 很少发生。但近来研究发现，在分娩启动后剖宫产不能阻止 TTN 的发生，阴道分娩的机械作用甚至胎膜破裂对 TTN 的预防可能是必需的[8]。

90% 以上的 β 受体位于肺泡，虽然 β_1 与 β_2 受体共存于肺泡壁上，但 β_2 受体占优势（70%），β_2 受体通过上调 ENaC 的活性增加肺泡对 Na^+ 的转运。动物实验和成人临床研究均显示吸入或注射肾上腺素制剂可通过 β_2 受体加速肺液的清除过程，为使用肾上腺素制剂治疗肺水肿或急性肺损伤提供了可能[3, 5-7]。

由于单核苷酸多态性导致的 β 受体基因表达或性能的改变参与多种肺疾病的发生，包括 TTN 和哮喘的发病机制。母亲哮喘是 TTN 的独立危险因素，而且出生时发生 TTN 的婴儿日后也易于患哮喘。对肾上腺素低反应性的遗传素质，在新生儿期可导致 TTN，在成人期可导致哮喘。因此，有人认为 TTN 可能是哮喘的首发症状[1, 2]。

三、临床表现

TTN 患儿主要表现为呼吸困难，患儿出生时大多正常或有窒息史，数小时后出现呼吸困难。轻者呼吸困难不明显，主要表现为呼吸增快，发绀等缺氧表现不明显；重者表现为严重呼吸窘迫，呼吸显著增快，发绀，吐沫，反应差，但体温正常。肺部听诊可有呼吸音减低或闻及粗湿啰音。动脉血气分析多正常，特别严重者可出现高碳酸血症、低氧血症和代谢性酸中毒。

TTN 为自限性，多预后良好，轻症者 5~6h 或 1d 内呼吸即转为正常，严重者可持续4~5d 恢复。但临床严重呼吸困难及胸部 X 线检查呈"白肺"改变者常被误诊为 RDS[1, 2]。

四、胸部 X 线表现

1.肺泡积液征　根据肺泡所含液体量的不同，病灶的密度、大小、形态和分布也随之变化，可表现为：①大小不等的斑片状阴影；②直径 2~4mm 的小结节状阴影；③面纱样或磨玻璃样云絮状阴影，重者可呈"白肺"样改变。这些改变可单独出现或同时存在，病灶分布以小叶为单位，呈局限型（因新生儿卧位及液体重力关系，多见于下叶基底段）或广泛型，于双侧肺野的中内带和下肺野较密集，分布均匀，通常右侧较左侧重。

2.间质积液征　①X线片呈网状、条纹状阴影，提示液体积聚于肺泡间隔、小叶间隔及支气管和血管周围。②叶间胸膜和胸腔积液：表现为叶间裂隙呈带状或梭形增宽影；少量胸腔积液表现为沿胸壁内缘的带状阴影，肋膈角消失。

3.其他表现　①肺纹理增多、增粗、模糊，自肺门呈放射状向外周伸展，这是由于血管周围的淋巴管和肺静脉充血扩张所致。②肺气肿：表现为肺野透过度增高，为充气的肺泡代偿性扩张所致。

肺泡和肺间质积液是 TTN 最为常见和最早出现的 X 线征象，其特征为颗粒状、小片状阴影，广泛融合的片状影及网状、线状致密阴影，肺淤血和肺气肿亦较为常见。胸膜增厚及胸腔积液占 26.2%，心影增大及纵隔增宽者占 35.7%。TTN 的肺部 X 线表现在 24h 内吸收占 71%，72h 内吸收占 97.8%，少数病例可延迟至 4d 后吸收。肺部病变的吸收自外周开始，由上肺野向下肺野逐渐吸收。随着肺生理功能的调整与恢复，往往在最后显示肺血管淤血的改变，因此，肺血管淤血扩张往往是在肺泡积液吸收过程中出现，多在出生后 24~36h 逐渐变得更为显著。随着肺泡积液的吸收，肺泡积液范围逐渐缩小，而肺间质积液变得较为明显，呈现短时（8~10h）的网状影。需要注意的是，TTN 可与其他肺部疾病并存，因此，应注意相应疾病的 X 线表现。

五、鉴别诊断

须与 TTN 相鉴别的疾病很多，主要是 RDS 和宫内感染性肺炎，见表 5-1[10]。

表 5-1　TTN 与 RDS、宫内感染性肺炎的鉴别

	TTN	RDS	宫内感染性肺炎
胎龄	早产或足月	早产或足月均多见	早产或足月
病史	剖宫产、母哮喘	早产、选择性剖宫产、围产期感染、胎膜早破	围产期感染、胎膜早破
肺表面活性物质	早产者缺乏	原发性或继发性缺乏	可原发性或继发性缺乏
呼吸困难	多较轻	多较重	可轻或重
血气分析	多正常或PaO_2降低	PaO_2降低、$PaCO_2$升高、酸中毒	PaO_2降低、酸中毒
胸部X线改变	肺泡、肺间质积液	肺野透过度减低、粗糙、点片状阴影	肺纹理增粗、支气管充气征、"白肺"、一叶或肺段受累
血常规、CRP	正常	与感染有关者升高	升高
机械通气	多无须机械通气	多需要机械通气供氧	重者需机械通气
病程	多在72h内	多在7d以上	多10~14d
预后	良好	死亡率较高	有一定死亡率

六、治疗

本病的治疗主要是加强监护和对症治疗。呼吸急促和发绀明显时给予氧疗并做动脉血气分析，必要时给予呼吸机辅助呼吸。有代谢性酸中毒者可给予碳酸氢钠静脉滴注，烦躁不安者给予苯巴比妥钠，两肺湿啰音较多时可给予呋塞米，注意纠正心力衰竭等各种并发症。

第二节　新生儿暂时性呼吸增快症的超声诊断

超声诊断 TTN 简便、准确、可靠。意大利学者 Copetti 和 Cattarossi[11] 于 2007 年首先报道了超声对新生儿 TTN 的诊断价值，认为"双肺点"是其敏感和特异性的声像图特点，敏感性和特异性均达到 100%；并认为随着 TTN 病情的恢复（肺液的清除），双肺点征象逐渐消失；在健康新生儿及其他肺疾病如 RDS、肺不张、气胸、肺炎、肺出血患儿均无此发现。湿肺的其他常见超声影像学表现有 AIS（敏感性 100%、特异性 0）、胸腔积液（敏感性 95%、特异性 33.3%）、胸膜线异常（敏感性 25%、特异性 0）和 A 线消失等[11]。早期我们也以"双肺点"对 TTN 进行诊断，并将其作为 TTN 与 RDS 的重要鉴别点之一[12, 13]。但随着研究的深入和对肺脏超声认识的提高，发现"双肺点"并非 TTN 所特有，在其他肺疾病如 RDS、胎粪吸入、肺炎等疾病时也可以存在；而且"双肺点"也不是 TTN 的敏感性征象，仅在不到 50% 的轻度 TTN 患儿急性期或重度 TTN 患儿的恢复期出现，而重度 TTN 患儿的急性期并无"双肺点"征象[14, 15]。重度 TTN 在急性期表现为致密 B 线或"白肺"，但有少数患儿在恢复期可出现"双肺点"。进一步分析发现，致密 B 线或"白肺"仅在重度 TTN 及极少数其他肺疾病的急性期出现，对诊断重度 TTN 具有较高的敏感性（100%）和特异性（95.3%）。

既然如此，使用超声诊断 TTN 的主要依据是什么呢？根据我们的研究结果和长期临床实践经验，结合有关文献，加上 TTN 的主要病理改变是肺水肿，我们认为其主要超声影像学依据如下[11-16]：① AIS 或双肺点。主要见于轻度 TTN；重度 TTN 在急性期主要表现为致密 B 线、白肺或程度较重的 AIS，恢复期也可出现双肺点。②无论是轻度还是重度 TTN，均可有胸膜线异常、A 线消失等。③胸腔积液。部分 TTN 患儿可有不同程度的单侧或双侧胸腔积液。④ TTN 患儿均无肺实变，如存在，可以排除该病。

TTN 的主要病理机制是肺组织内含水量增多，B 线、融合 B 线与 AIS、致密 B 线与"白肺"的产生均与肺组织内含水量增加有关，含水量较少时表现为普通 B 线或融合 B 线，进一步发展则形成 AIS，严重者可表现为致密 B 线甚至"白肺"。对早期新生儿，少数几条普通 B 线或融合 B 线往往没有多少临床意义。因此，AIS、致密 B 线或"白肺"是 TTN 的主要声像图改变，提示存在肺水肿，见于所有 TTN 患儿。但其他可引起肺组织含水量增加的肺疾病如 RDS、MAS、肺炎等，也可见 AIS、致密 B 线或"白肺"等改变，因此，AIS、致密 B 线或"白肺"是 TTN 必备但非特异性的征象。

由于液体分布（即不同部位肺组织含水量）的差异，可以导致 TTN 时不同肺野超声征象上的差异，更多的情况是肺下部含水量多于上部，因此也就产生了"双肺点"等超声征象。这种差异可以同时存在于两侧肺脏，也可仅限于同一侧肺脏的上下肺野之间。

虽然国外研究认为，TTN 很少有胸膜线异常[11, 17]，但我们的研究和临床实践却发现胸膜线异常是 TTN 的常见超声声像图改变之一，而且见于所有患儿[13-16]。这可能与国外病例较少、病情较轻有关。胸膜线异常可表现为胸膜线增粗、模糊、消失等，与肺水肿的程度有关，肺水肿程度越重，胸膜线异常越明显。胸膜线异常常同时伴随 A 线消失，根据产生机制，A 线系胸膜线回声产生的伪像，因此，不难理解胸膜线异常后必然伴随着 A 线的消失。但 A 线的变化受肺组织含水量的影响，亦即只有在水肿程度较重、有较多 B 线存在时，才可"消除"A 线。同样的道理，由于胸膜线异常与 A 线消失也可见于其他肺部疾病，因而它们也不是 TTN 的特异性征象。

TTN 常合并胸腔积液见于近 20% 的患儿[13-16]，此亦与国外报道不一致[11, 17]，我们认为此同样与其所见病例有限有关。湿肺是新生儿胸腔积液的常见原因之一，因此，超声下发现胸腔积液对湿肺的进一步确诊有一定参考意义。胸腔积液尤其少量积液通过胸部 X 线检查难以被发现，超声检查却很容易发现这一病理改变，说明在这方面肺脏超声较传统 X 线检查更具有意义。

大量研究证实，在 TTN 时无肺实变和支气管充气征改变，但这两种改变见于 RDS、MAS、肺炎、肺出血与肺不张等肺疾病[12-15, 18-21]，故超声发现实变可排除 TTN[13, 16]。但需要指出的是，同重度窒息、宫内感染或胎粪吸入一样，TTN 也可引起新生儿继发性 RDS，即所谓急性呼吸窘迫综合征（ARDS）。因此，虽然 TTN 本身在超声影像上没有"肺实变"改变，但当其导致或发展为 RDS 后，则必然出现"肺实变"。

TTN 与 RDS 均是新生儿呼吸困难的常见原因，准确鉴别困难。在临床上，当呼吸困难，尤其是伴有呼气性呻吟的新生儿存在以下情况时，他们很可能会被临床医师诊断为 RDS 并给予相应治疗，这些情况包括：①早产儿；②胸部 X 线表现为"白肺"或接近"白肺"；③动脉血气分析明显不正常（高碳酸血症、低氧血症）。如前所述，在临床上被诊断为 RDS 的患儿中有 77% 实际上是 TTN[2]；Rocha 等[22] 对胎龄 < 37 周、因典型 RDS 死亡的 40 例早产儿进行肺组织病理学检查，结果发现其中只有 17 例（42.5%）患儿有肺透明膜形成（即 RDS）；而在这 17 例 RDS 患儿中有 15 例在组织病理学上存在显著的绒毛膜羊膜炎，即其中可能只有 2 例患儿系原发性 RDS。可见，传统依靠临床表现与 X 线检查诊断疾病的误诊率之高。但超声检查则可非常容易地将 TTN 与 RDS 鉴别开来。TTN 在超声下均未见肺实变及支气管充气征，而据 RDS 则均存在肺实变及支气管充气征[13, 16]。因此，"肺实变伴支气管充气征"存在与否对 TTN 与 RDS 的鉴别诊断具有决定性意义。在临床工作中，我们针对具有上述临床特点的患儿实施肺脏超声检查，发现很多患儿并不存在"肺实变伴支气管充气征"，仅表现为严重肺水肿，因此，这些患儿实际上是 TTN 而并非 RDS；按照 TTN 治疗，不但使他们避免了有创呼吸机和外源性肺泡表面活性物质等贵重药物的应用，而且避免了过度治疗相关并发症或副作用，缩短了病程和住院时间，既节约了医疗资源，也节约了患儿住院费用。

附一　TTN 的典型超声影像学表现

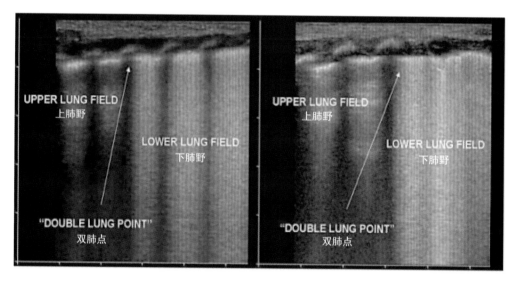

图 5-1　TNN：双肺点（1）

意大利学者 Copetti 等于 2007 年首先研究报道了肺脏超声对 TTN 的诊断价值，他们发现在 TTN 患儿的双肺上下肺野均呈肺泡-间质综合征改变，提示存在肺水肿，但下肺野程度明显重于上肺野。因此，在上下肺野之间形成一鲜明的分界点，称为双肺点，并认为双肺点是超声诊断湿肺的特异性和敏感性征象（引自 Copetti R，Cattarossi L. The "double lung point"：an ultrasound sign diagnostic of transient tachypnea of the newborn. Neonatology，2007，91：203-209）。

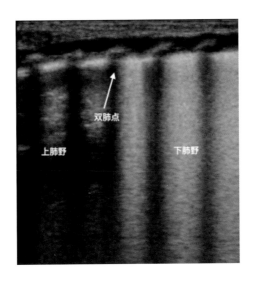

图 5-2 TTN：双肺点（2）

G_3P_2，胎龄35^{+2}周，自然分娩，出生体重2 230g。出生后即呼吸急促，因呼吸困难4h于出生后4h入院。结合临床表现、动脉血气分析及胸部X线改变，诊断为TTN。肺脏超声显示双肺均呈AIS改变，提示存在肺水肿，但上下肺野水肿的程度不同，由此上下肺野之间形成了鲜明的分界点，即双肺点，轻度湿肺和重度湿肺恢复期常见这种征象。

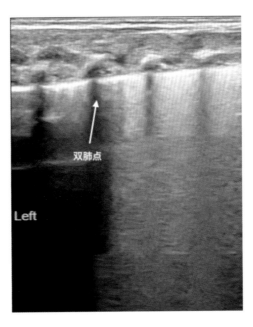

图 5-3 双肺点（1）

G_3P_2，胎龄31周，自然分娩，出生体重1 980g。因早产、出生后呼吸困难2h入院。动脉血气分析正常，呼吸急促，无鼻煽、三四征和青紫。临床诊断为湿肺。肺脏超声显示左肺有双肺点，胸膜线消失，A线消失。

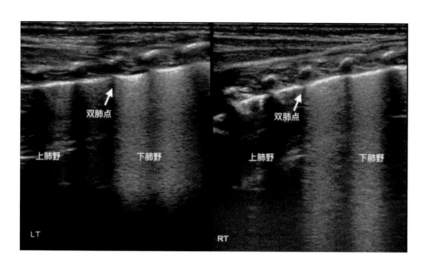

图 5-4　双肺点（2）

G₁P₁，胎龄39周，剖宫产分娩，出生体重3 980g。因出生后呼吸困难5h入院。动脉血气分析大致正常，临床除呼吸急促外，无明显三凹征及青紫。肺脏超声显示双侧肺野均可见典型双肺点征象，胸膜线模糊，A线消失。

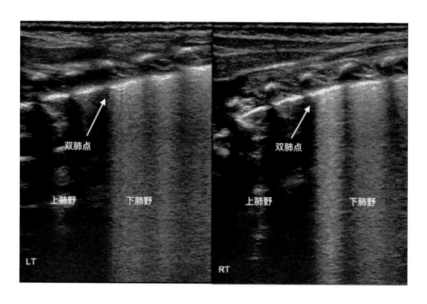

图 5-5　双肺点（3）

G₁P₁，胎龄41⁺¹周，自然分娩，出生体重2 870g。因呼吸急促2h于出生后2h入院。肺部超声显示双肺均呈AIS改变，提示存在肺水肿，但由于上下肺野水肿的程度不同而形成了双肺点。此外，可见胸膜线增粗、模糊，A线消失。

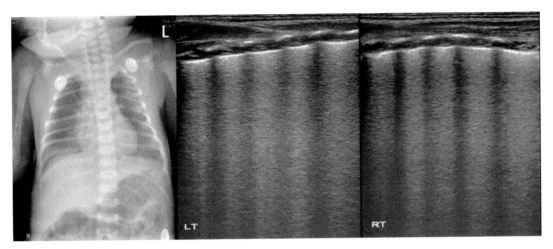

图 5-6　TTN：肺泡 - 间质综合征（1）

G$_2$P$_1$，胎龄39周，剖宫产分娩，出生体重2 850g。母亲孕期患糖尿病、甲状腺功能减退。患儿因呼吸困难10h于出生后10h入院。无窒息，Apgar评分10分/1-5-10min。查体：呼吸急促，频率66次/min，无鼻煽和三凹征。动脉血气分析：pH7.35，PaCO$_2$ 47mmHg，PaO$_2$ 85mmHg，BE -6mmol/L，SaO$_2$ 96%。胸部X线检查可见双肺呈肺泡积液征（肺野呈云雾状密度增高影或小结节影）和间质积液征（肺野呈网条状阴影）。以上均符合TTN的临床特点。肺脏超声显示双肺胸膜线尚清晰，A线消失，呈肺泡-间质综合征改变，上下肺野病变性质与程度均一致，故无双肺点征象，提示存在较为严重的水肿，证实肺水肿是TTN的重要超声影像学表现之一。

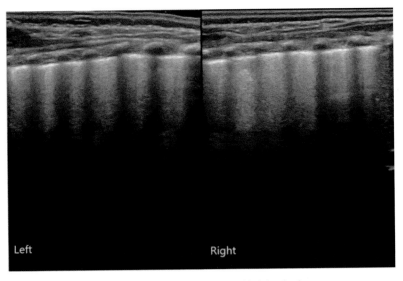

图 5-7　TTN：肺泡 - 间质综合征（2）

G$_1$P$_1$，胎龄31周，自然分娩，出生体重1 890g。出生后3h入院。查体见患儿呼吸增快（80次/min）、轻度三凹征，无呼气性呻吟。动脉血气分析：PaCO$_2$55mmHg，PaO$_2$ 50mmHg。肺脏超声显示双肺胸膜线增粗、模糊，A线消失，呈AIS改变，未见双肺点，诊断为TTN，给予无创呼吸支持。

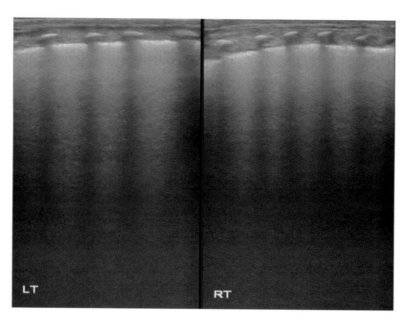

图 5-8 TTN：肺泡 - 间质综合征（3）

G_1P_1，胎龄38周，剖宫产分娩，出生体重3 570g。出生后1h呼吸急促（频率80~90次/min），三四征（＋），无呼气性呻吟，动脉血气分析大致正常。肺脏超声显示双肺胸膜线增粗、模糊，A线消失，呈AIS改变，未见双肺点，诊断为TTN，给予无创呼吸支持。

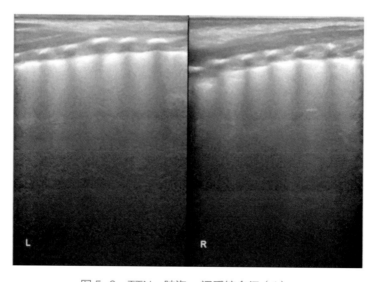

图 5-9 TTN：肺泡 - 间质综合征（4）

G_3P_2，胎龄35^{+6}周，自然分娩，出生体重2 580g。出生后2h因呼吸急促、三四征（＋）、无呼气性呻吟入院，动脉血气分析轻度异常。肺脏超声显示双肺胸膜线增粗、模糊，几近消失，A线消失，呈AIS改变，诊断为TTN。

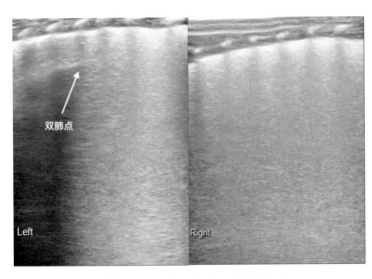

图 5-10 TTN：致密 B 线与双肺点

胎龄28^{+1}周，自然分娩，出生体重1 150g。因早产、低出生体重、呼吸困难4h入院。肺脏超声显示左肺下野及右肺表现为致密B线，提示双肺存在水肿，但左肺上野水肿程度较轻，故左肺在超声影像上形成了双肺点。致密B线往往提示存在严重肺水肿，如果双侧肺脏的每一个肺野均表现为致密B线，则称为"双侧白肺"或"弥漫性白肺"，通常简称为"白肺"，提示肺水肿进一步加重。致密B线与"白肺"常见于重度TTN，患儿往往呼吸困难明显，可能需要有创或无创呼吸支持，在肺脏超声开展之前常被误诊为RDS。

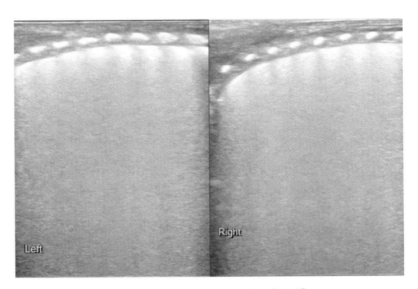

图 5-11 TTN：致密 B 线与"白肺"

胎龄26^{+6}周，剖宫产分娩，出生体重 850g。因早产、低出生体重、呼吸困难2h入院。肺脏超声显示双肺每一肺野均表现为致密B线，即"白肺"，提示存在严重肺水肿，见于重度TTN患儿。

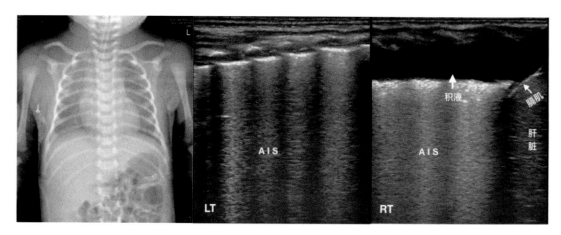

图 5-12　TTN：AIS+ 右侧胸腔积液

G₁P₁，胎龄41周，自然分娩，出生体重2 870g。因呼吸困难2h于出生后2h入院。查体：呼吸频率增快（>80次/min），无鼻煽及三凹征，肺部呼吸音增粗，可闻及少许细湿啰音。动脉血气分析大致正常。胸部X线检查显示双肺纹理增多，可见肺泡积液和间质积液征，右肋膈角消失（提示存在积液）。以上均符合TTN的临床特点。入院后肺脏超声显示左肺呈AIS改变，右肺除AIS改变外尚可见明显胸腔积液（与X线所见吻合）。我们的研究发现，20%左右的TTN患儿可有不同程度的单侧或双侧胸腔积液，但以右侧胸腔积液常见，或为双侧积液（参见后面的病例）。

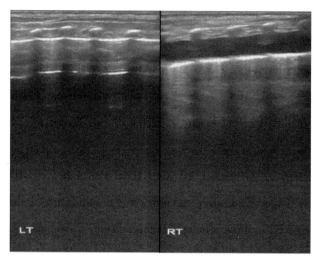

图 5-13　TTN：右侧胸腔积液（1）

G₃P₂，胎龄36周，剖宫产分娩，出生体重2 120g。因呼吸困难3h入院。查体：轻度呼吸困难，主要是频率增快（70~80次/min），无鼻煽及三凹征。动脉血气分析大致正常。肺脏超声显示右肺可见少量积液及AIS改变；左肺未见明显异常，胸膜线与A线均清晰可见，未见AIS、双肺点等改变。可见，TTN患儿两侧肺脏的病变程度可以有明显不同。

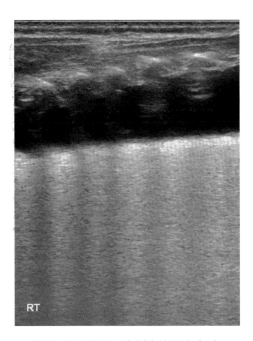

图 5-14　TTN：右侧胸腔积液（2）

G_2P_2，胎龄37^{+5}周，剖宫产分娩，出生体重3 250g。因呼吸困难4h入院，无鼻煽及三凹征，动脉血气分析大致正常，临床诊断为TTN。肺脏超声显示右侧胸腔可见中等量积液及AIS改变。

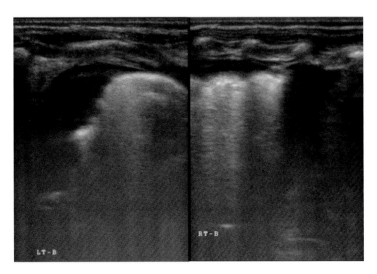

图 5-15　TTN：双侧胸腔积液（1）

G_2P_1，胎龄37周，剖宫产分娩，出生体重2 250g。因呼吸困难3h入院。查体：患儿一般状况可，但呼吸急促，频率>90次/min，无明显三凹征，无呼气性呻吟。胸部X线检查显示肺纹理增多、模糊。动脉血气分析大致正常。入院诊断为TTN。肺脏超声显示双侧胸腔积液、AIS（左图：探头与肋骨平行扫描。右图：探头与肋骨垂直扫描）。

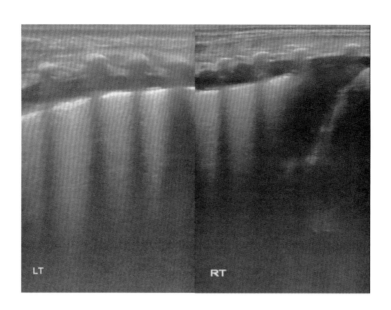

图 5-16 TTN：双侧胸腔积液（2）

G_3P_1，胎龄41^{+1}周，自然分娩，出生体重3 750g。出生后呼吸困难，查体见患儿呼吸急促，呼吸频率>80次/min。肺脏超声显示双侧胸腔积液和AIS。诊断为TTN。

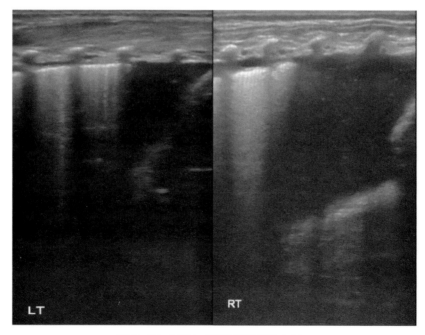

图 5-17 TTN：双侧胸腔积液（3）

TTN患儿，肺脏超声显示双侧胸腔积液和AIS。可见，胸腔积液是TTN的常见超声表现之一。

附二 超声对 TTN 与 RDS 的鉴别价值

下面通过几个典型病例，介绍肺脏超声在 TTN 与 RDS 鉴别诊断中的价值。

呼吸困难伴呼气性呻吟（1）

病例一 患儿，男，胎龄 34^{+5} 周，剖宫产分娩，出生体重 2 370g。出生后 20min 开始呼吸困难，进行性加重，三凹征（＋）伴呼气性呻吟，呼吸频率 >120 次 / min。胸部 X 线检查：近似"白肺"样改变，可见明显支气管充气征（图 5-18）。动脉血气分析：$PaCO_2$ 65.3mmHg，PaO_2 52mmHg，SaO_2 77%。入院诊断：RDS。

肺脏超声：

出生后 30min：双肺表现为肺水肿，呈 AIS 改变（图 5-19）；

出生后 3h：双肺表现为肺水肿，呈 AIS 改变（图 5-20）；

出生后 5h：双肺仍表现为肺水肿，呈 AIS 改变（图 5-21）；

出生后 9h：双肺水肿减轻，上肺野水肿基本消失，胸膜线与 A 线出现，较为清晰、光滑、规则（图 5-22）；

出生后 24h：双肺水肿基本吸收，肺脏超声基本正常（图 5-23）。

点评：该患儿虽然病史、临床表现、胸部 X 线检查和动脉血气分析均符合 RDS 的临床特点，但患儿入院后，在未给予有创呼吸机支持、吸氧和外源性肺泡表面活性物质应用的情况下，患儿呼吸困难与呼气性呻吟逐渐减轻，并于生后 24h 完全恢复正常。因此，其临床过程与 RDS 不一致，而符合 TTN 的病理生理过程。在肺脏超声的动态观察过程中，也始终没有出现实变和支气管充气征，仅表现为逐渐减轻的肺水肿。因此，对一名呼吸困难的患儿，无论胎龄多小，胸部 X 线检查、动脉血气分析及临床表现如何，如果肺脏超声不出现实变和支气管充气征，则可以排除 RDS；如仅以水肿为主要表现，则可能是 TTN。可见，肺脏超声对 RDS 与 TTN 的诊断和鉴别，具有准确、可靠的价值。

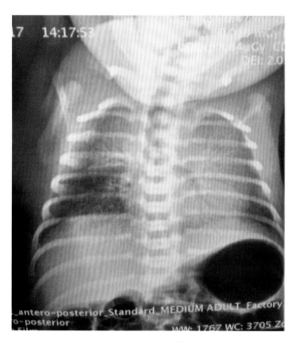

图 5-18　胸部X线表现

近似白肺样改变，可见明显支气管充气征（尤其是气管、主支气管充气征明显）。

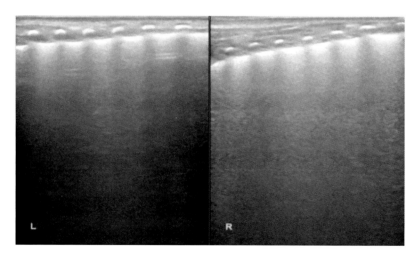

图 5-19　出生后30min肺脏超声表现

出生后30min，双肺呈AIS改变，胸膜线增粗、模糊，A线消失，未见实变及支气管充气征。

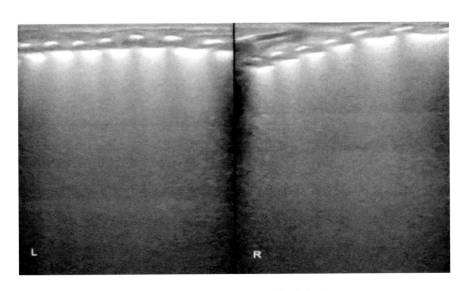

图 5-20 出生后 3h 肺脏超声表现

出生后3h，双肺仍呈AIS改变，胸膜线增粗、模糊，A线消失，未见实变及支气管充气征（严重RDS基本在3h内发病，该患儿此时未见RDS的超声征象）。

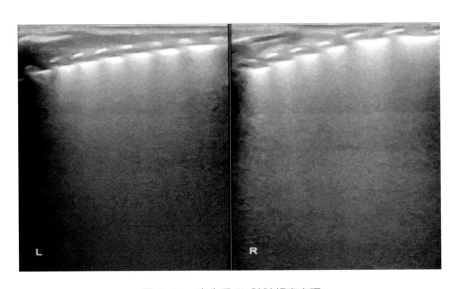

图 5-21 出生后 5h 肺脏超声表现

出生后5h，双肺仍呈AIS改变，胸膜线增粗、模糊，A线消失，未见实变及支气管充气征（多数RDS会在生后6h内发病，该患儿此时未见RDS的超声征象）。

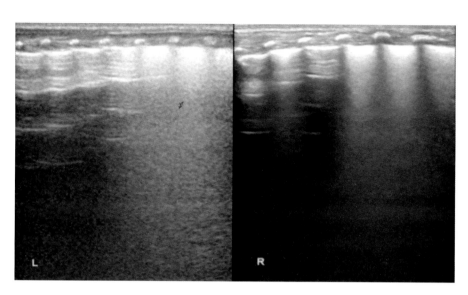

图 5-22　出生后 9h 肺脏超声表现

出生后9h，双肺水肿明显减轻，上肺野基本恢复正常，胸膜线与A线清晰显示，下肺野仍呈AIS改变（提示病情在减轻，而RDS则呈进行性加重趋势）。

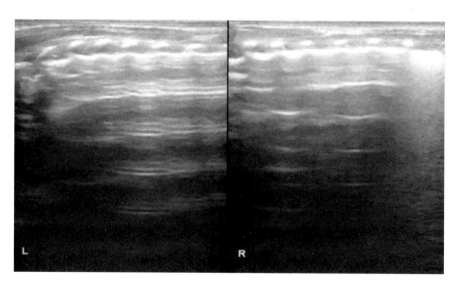

图 5-23　出生后 24h 肺脏超声表现

出生后24h，双肺水肿消失，胸膜线与A线清晰显示，右肺下野可见融合B线。结合日龄判断此系完全正常肺脏超声影像学表现；同时，患儿呼吸困难等临床症状也完全消失，符合TTN的临床特点及病理生理过程。

病例二 患儿，女，胎龄 37^{+2} 周，自然分娩，出生体重 2 600g。出生时无窒息，出生后不久出现呼吸困难且进行性加重，于出生后 2h 入院。查体：呼吸急促（频率 >70 次 / min），三凹征（+）伴呼气性呻吟。胸部 X 线呈 RDS（Ⅲ级）改变，动脉血气分析显示明显高碳酸血症和低氧血症，临床诊断为（足月儿）RDS，准备予有创呼吸机和补充外源性肺泡表面活性物质治疗。但入院后肺脏超声显示双肺均呈 AIS 改变。可见明显双肺点征象，未见实变和支气管充气征，不支持 RDS 而符合 TTN 的超声影像学特点（图 5-24），故未给予有创呼吸机支持和补充外源性肺泡表面活性物质，而是给予无创呼吸支持 17h，住院 3d 痊愈出院。

点评：在开展肺脏超声之前，该患儿很可能会被诊断为 RDS 而给予相应治疗。按照传统观点，同早产儿 RDS 相比，足月儿 RDS 往往病情更重，进展更快，对呼吸机参数要求高，需呼吸支持时间长，常常需要补充大剂量肺泡表面活性物质，甚至反复多次应用。可见，肺脏超声不但改变了人们对新生儿肺部疾病的传统认识，而且有利于指导对肺部疾病的治疗，既改善了患儿预后，也节约了医疗资源。

呼吸困难伴呼气性呻吟（2）

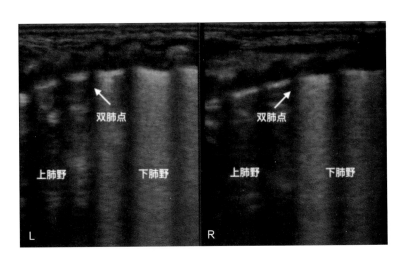

图 5-24 双肺点 +AIS

附三　TTN 导致（或发展为）RDS 的典型病例介绍

　　虽然在理论上 TTN 也是新生儿急性（继发性）呼吸窘迫综合征（ARDS）的原因之一，但实际在临床工作中，很少有患儿在入院时被诊断为 TTN 而后来又被诊断为 ARDS；而且，如果有患儿在后来被诊断为 ARDS，也很少考虑其原发疾病（病因）是 TTN，甚至怀疑是不是在一开始入院时就误诊了。但在肺脏超声开展以后，我们发现临床上确实存在一些由 TTN 导致 RDS 的病例，下面举两个例子来说明这一问题。

　　病例一　患儿，男，G_3P_2，胎龄 36 周，剖宫产分娩，出生体重 2 620g。出生后 20min 出现呼吸困难（呼吸频率增快，>60 次 /min），于出生后 9h 入院。入院时胸部 X 线检查显示肺野呈云雾状密度增高影和网条状阴影，未见支气管充气征象，提示存在肺泡积液和间质积液征（图 5-25）；动脉血气分析正常；肺脏超声（出生后 10h）显示胸膜线增粗、模糊，A 线消失，呈 AIS 改变（图 5-26）。诊断为 TTN，予以常规处理。但至出生后 24h 左右患儿呼吸困难非但没有减轻，反而呈加重趋势，复查胸部 X 线呈近似"白肺"样改变（图 5-27），心影模糊；复查肺部超声也显示双肺出现典型实变伴支气管充气征，诊断为 ARDS（图 5-28）。

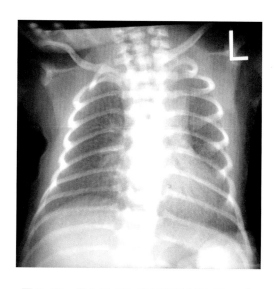

图 5-25　出生后 10h 胸部 X 线表现（TTN）

出生后10h，胸部X线检查显示肺泡积液和间质积液征象，符合TTN的胸部X线特点。

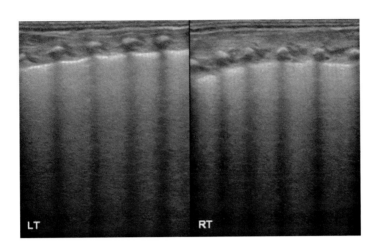

图 5-26 出生后 10h 肺脏超声表现（TTN）

出生后10h，肺脏超声显示胸膜线增粗、模糊，A线消失，呈AIS改变，符合TTN的超声影像学特点。

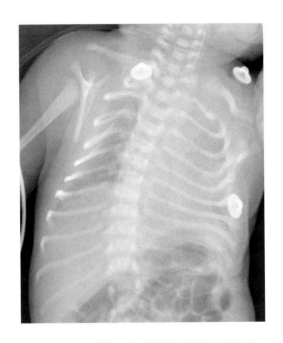

图 5-27 出生后 24h 胸部 X 线表现（RDS）

出生后24h，胸部X线检查肺野透过度显著降低，心影模糊，符合RDS（Ⅲ~Ⅳ级）改变。

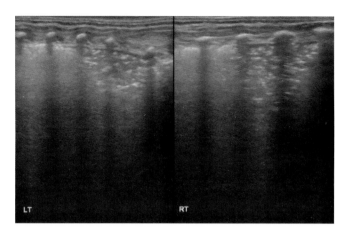

图 5-28　出生后 24h 肺脏超声表现（RDS）

出生后24h，肺脏超声发现双肺均见明显实变伴支气管充气征（及极少量胸腔积液），尤以双肺下野更为明显，胸膜线与A线消失，系RDS的典型超声影像学改变。

　　病例二　患儿，男，G_4P_2，胎龄 36^{+4} 周，自然分娩，出生体重 3 230g。生后 30min 呼吸困难，呼吸频率增快（RR>80 次 /min），于出生后 1h 入院。动脉血气分析：$PaCO_2$ 53mmHg，PaO_2 73mmHg，SaO_2 96%。肺脏超声（出生后 1h）呈 AIS 改变，提示存在肺水肿（图 5-29），诊断为 TTN 予以常规观察护理。此后病情无明显变化，呼吸频率增快无明显减轻、但也无明显增快，出生后 12h 复查肺脏超声仍呈 AIS 改变（图 5-30）。此后患儿病情仍无减轻趋势，至出生 37h 后呼吸困难反突然加重，血气分析显示明显低氧血症和高碳酸血症（$PaCO_2$ 66mmHg，PaO_2 42mmHg），复查肺脏超声，出现 RDS 的典型改变（肺实变伴支气管充气征），提示患儿已经发展至 RDS（图 5-31）。

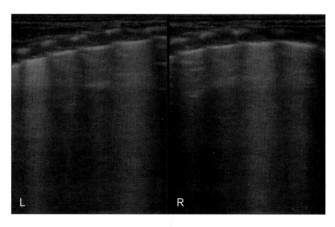

图 5-29　出生后 1h 肺脏超声呈 AIS 改变

出生后1h，肺脏超声呈AIS改变，提示存在肺水肿，未见实变及支气管充气征，符合TTN的超声影像学表现。

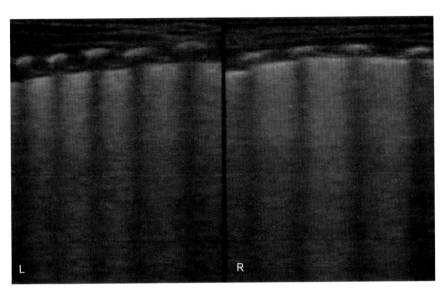

图 5-30　出生后 12h 肺脏超声仍呈 AIS 改变

出生后12h，肺脏超声仍呈AIS改变，提示存在肺水肿，未见实变及支气管充气征；与生后1h相比，肺脏超声无明显变化。

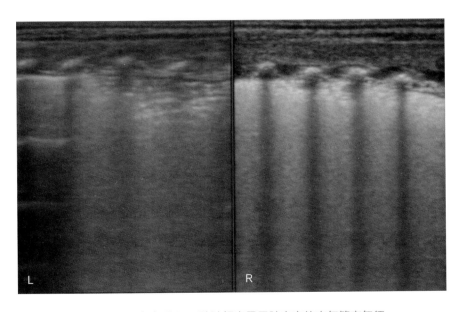

图 5-31　出生后 37h 肺脏超声显示肺实变伴支气管充气征

出生后37h，超声显示双肺均见明显肺实变伴支气管充气征，符合RDS的超声影像学特点，患儿的临床表现与动脉血气分析也支持RDS的诊断，证实TTN确实可以导致或发展为RDS。

参考文献

［1］ABU-SHAWEESH J M. Respiratory disorder in preteen and term infants//MARTIN R J，FANAROFF A A，WALSH M C. Fanaroff and Martin's neonatal-perinatal medicine. 9th ed. Louis：Mosby，2011：1141-1170.

［2］GREENOUGH A. Transient Tachypnea of the Newborn. In Greenough A，Milner A D. Neonatal Respiratory Disorders. 2nd ed. London：Arnold，2003：272-277.

［3］YURDAKOK M. Transient tachypnea of the newborn：what is new. The Journal of Maternal-Fetal and Neonatal Medicine，2010，23（S3）：24-26.

［4］HANSEN A K，WISBORG K，ULDBJERG N，et al. Risk of respiratory morbidity in term infants delivered by elective caesarean section：cohort study. BMJ, 2008，336：85-87.

［5］TE PAS A B，DAVIS P G，HOOPER S B，et al. From liquid to air：breathing after birth. J Pediatr，2008，152：607-611.

［6］DOBBS L G，JOHNSON M D. Alveolar epithelial transport in the adult lung. Resp Physiol Neurobiol, 2007，159：283-300.

［7］VERKMAN A S. Role of aquaporins in lung liquid physiology. Resp Physiol Neurobiol, 2007，159：324-330.

［8］RAMACHANDRAPPA A，JAIN L. Elective cesarean section：its impact on neonatal respiratory outcome. Clin Perinatol, 2008，35：373-393.

［9］HANSEN A K，WISBORG K，ULDBJERG N，et al. Elective caesarean section and respiratory morbidity in the term and near-term neonate. Acta Obstet Gynecol Scand，2007，86：389-394.

［10］邵肖梅，叶鸿瑁，丘小汕. 实用新生儿学. 4版. 北京：人民卫生出版社，2011：393-395.

［11］COPETTI R，CATTAROSSI L. The 'Double Lung Point'：An Ultrasound Sign Diagnostic of Transient Tachypnea of the Newborn. Neonatology, 2007，91：203-209.

［12］刘敬，曹海英，王华伟，等.肺脏超声诊断新生儿暂时性呼吸增快症.中华实用儿科临床杂志，2013，28（11）：846-849.

［13］LIU J，WANG Y，FU W，et al. The diagnosis of neonatal transient tachypnea and its differentiation from respiratory distress syndrome using lung ultrasound. Medicine，2014，93（27）：e197.

［14］刘敬，曹海英，陈水文，等. 肺脏超声诊断新生儿暂时性呼吸增快症的价值. 中华实用儿科临床杂志，2016，31（2）：93-96.

［15］LIU J，CHEN X X，LI X W，et al. Lung Ultrasonography to Diagnose Transient Tachypnea of the Newborn. Chest，2016，149（5）：1269-1275.

［16］刘敬. 肺脏超声对新生儿呼吸窘迫综合征与暂时性呼吸增快症的诊断与鉴别. 中华实用儿科临床杂志，2016，31（14）：1046-1048.

［17］VERGINE M，COPETTI R，BRUSA G，et al. Lung ultrasound accuracy in respiratory distress syndrome and transient tachypnea of the newborn. Neonatology，2014，106（2）：87-93.

［18］刘敬，曹海英，李静雅，等. 新生儿肺部疾病的超声诊断. 中华围产医学杂志，2013，16（1）：51-56.

［19］刘敬，刘颖，王华伟，等. 肺脏超声对新生儿肺不张的诊断价值. 中华儿科杂志，2013，51（9）：644-648.

［20］刘敬，付薇，陈水文，等. 新生儿肺出血的超声诊断. 中华儿科杂志，2017，55（1）：46-49.

［21］LIU J，CAO H Y，FU W. Lung ultrasonography to diagnose meconium aspiration syndrome of the newborn. Journal of International Medical Research，2016，44（6）：1534-1542.

［22］ROCHA G，RODRIGUES M，GUIMARÃES H. Respiratory distress syndrome of the preterm neonate-placenta and necropsy as witnesses. J Matern Fetal Neonatal Med，2011，24（1）：148-151.

第六章

新生儿肺炎

第一节　新生儿肺炎的基础与临床

肺炎是新生儿最常见的肺部疾病之一，严重者常并发充血性心力衰竭、呼吸衰竭等严重并发症，甚至导致患儿死亡，有吸入性（如胎粪吸入、胃内容物或乳汁吸入等）和感染性之分。胎粪吸入性肺炎又称为胎粪吸入综合征，将在下一章专门介绍，此处主要介绍新生儿感染性肺炎。

感染性肺炎（infectious pneumonia）是新生儿感染性疾病中最常见的疾病，也是新生儿死亡的重要原因之一。据统计，感染性肺炎占新生儿住院总数的 1/3 以上，因感染性肺炎死亡者占死亡总数的 1/4 以上、占新生儿尸解病例的 1/5 以上[1-3]。感染可发生在宫内、分娩过程中或出生后，产前感染系病原体经血行通过胎盘、羊膜感染胎儿，或在胎膜早破时从阴道上行感染胎儿；产时感染系胎儿在分娩过程中吸入了产道内被污染的羊水或母亲宫颈分泌物所致；产后感染的病原体主要通过婴儿呼吸道、血行或医源性途径传播[4, 5]。常见病原体为大肠杆菌、葡萄球菌、B 族链球菌、病毒（如巨细胞病毒、单纯疱疹病毒、风疹病毒、柯萨奇病毒、水痘-带状疱疹病毒等）、肺炎克雷伯菌、李斯特菌、支原体和衣原体等[4, 5]。

一、病因

1.宫内感染[5, 6]　主要病原体为 B 族 β 溶血性链球菌、肺炎球菌、大肠杆菌、肺炎克雷伯菌、变形杆菌及巨细胞病毒、风疹病毒、单纯疱疹病毒等。

（1）母体感染：母亲有败血症、病毒血症、绒毛膜羊膜炎等时，病原体从母体通过胎盘屏障进入胎儿循环到达胎儿肺脏而引起胎儿感染性肺炎。

（2）胎膜早破：胎膜破裂发生在临产前称为胎膜早破（premature rupture of membrane, PROM），可分为足月胎膜早破和足月前胎膜早破[5]。根据我们的流行病学调查，我国孕产妇胎膜早破发生率在 20% 左右，并会对胎儿、新生儿造成多方面的危害[7, 8]，其中人们最为关注的是胎膜早破导致胎儿、新生儿感染。既往认为胎膜早破时间越长，胎儿与新生儿感染发生率越高，程度也越严重[5, 6]。但我们近来的调查研究表明，胎膜早破时间长短与新生儿感染性疾病发生率无相关性。胎膜早破时间 ≤ 24h 者血培养阳性率为 7.7%，24~72h 者为 7.2%，胎膜早破时间 > 72h 者为 9.6%，血培养阳性率差异无统计学意义（ χ^2=2.70, P=0.259 ）[9]。在因胎膜早破所致新生儿感染的病原菌中，G^+ 球菌的比例显著高于 G^- 杆菌，其中表皮葡萄球菌、人葡萄球菌、肺炎克雷伯菌、大肠杆菌和溶血性葡萄球菌等细菌是胎膜早破后导致新生儿感染的常见菌种，共占血培养阳性者的 75.0% 以上[9]；真菌是胎膜早破导致早产儿感染的常见致病微生物之一，但却很少导致足月儿感染[9]。

（3）产科操作过多：过多的产科操作易致新生儿感染，细菌可直接或通过血行感染胎儿。

2. **产时感染**[5] 产时感染的病原菌以 G⁻ 杆菌（大肠杆菌、变形杆菌、产气杆菌）、沙门氏菌和 B 族 β 溶血性链球菌多见。

（1）第二产程延长：胎膜虽未早破，但处于极度紧张状态，胎膜通透性增加，给病原体的侵入创造了条件。

（2）急产：急产分娩时常难以彻底消毒而致感染机会增加。

3. **产后感染** 是晚期新生儿肺炎的主要原因，病原体常为绿脓杆菌、肺炎克雷伯菌及某些致病力低的条件致病菌如葡萄球菌等。

（1）与呼吸道感染者密切接触：此时患儿吸入含有较多致病微生物的空气，各种病毒、细菌均可导致新生儿出生后感染。

（2）血行播散：新生儿皮肤黏膜破损感染及败血症等时，病原菌经血行播散至肺部。

（3）医源性感染[4, 5]：各种侵入性操作过多或器械消毒不严、工作人员没有严格执行无菌操作、穿刺及护理过程中致婴儿皮肤完整破坏、婴儿室或病房内空气不流通等，均可致病原体聚集而导致医源性感染。

二、病理生理

病变主要在肺泡时，在病理学上可见肺泡壁充血、水肿、炎症细胞浸润，肺泡内充满渗出液，肺泡弥散面积缩小，血气屏障膜厚度增大，弥散时间延长，气体弥散量减少。早期主要是氧的弥散受影响，后期则引起 CO_2 潴留。由于氧弥散量减少，部分静脉血不能在肺内氧合即被输送到肺静脉、体循环动脉系统，导致动脉血氧分压降低，肺泡 - 动脉氧氧分压差（$A-aDO_2$）增大。重症肺炎时由于严重缺氧，肺血管内皮细胞肿胀，肺血管痉挛麻痹，肺动脉压力升高；肺毛细血管通透性增加、血液渗出及血流缓慢，肺通气血流比值失衡加重，从而导致进行性缺氧，严重时可导致肺出血。

当病变主要在细支气管、毛细支气管时，呼吸道管壁充血水肿、炎性渗出、分泌物增多，可引起细支气管痉挛和通气障碍。当呼吸道不完全阻塞时，空气吸入多于呼出，可引起肺气肿、肺泡通气量减少及通气血流比值降低。呼吸道完全阻塞时，部分肺泡萎陷，发生肺不张，肺泡通气血流比值降低进一步加重，从而缺氧也愈加明显。

缺氧可间接刺激肺泡内牵张感受器，通过反射使呼吸增快、通气量增加，以部分代偿缺氧，但当肺泡病变严重或呼吸道阻塞明显时，代偿效果也不佳，甚至失代偿。

正常情况下呼吸肌的耗氧量占全身耗氧量的 3%~5%；如缺氧不能解除，患儿长时间用力呼吸，动用辅助呼吸肌，则耗氧量可达正常的 5~10 倍，最终因呼吸肌疲劳而导致呼吸衰竭。

三、病理学

宫内感染性肺炎时，大体可无特殊发现，镜下可见肺泡均受累，充满多核中性粒细胞及单核细胞，偶见红细胞，很少有纤维素渗出；部分肺泡扩张，含羊水等内容物。宫内血行感染性肺炎时则肺泡内不含羊水内容物，但可见较多纤维素渗出。

四、临床表现

1. **宫内感染性肺炎** 发病常较早，多在出生后 3d 内发病，常有出生时窒息史，严重宫内感染可致胎死宫内。表现为出生时不哭，复苏后呼吸困难，有三凹征、呻吟、青紫等，口吐泡沫。咳嗽少见，可有呼吸暂停。体温不升或正常，肺部听诊可无明显异常，有时症状与体征均缺乏。上行性感染者以呼吸系统症状为主要表现，呼吸增快、呻吟、体温异常，严重者可发生呼吸衰竭、心力衰竭、抽搐、昏迷、DIC、休克及持续性肺动脉高压等，肺部听诊可闻及干、湿啰音等。血行感染者以黄疸、肝脾大、视网膜脉络膜炎、脑膜脑炎等多系统受累表现更为明显（胎儿期双肺处于压缩状态，肺动脉血流大部分经动脉导管进入主动脉，仅少部分流入肺脏），主要为间质性肺炎，故常无啰音。脐血免疫球蛋白 M（IgM）> 200~300mg/L，特异性 IgM 升高则有诊断价值。胸部 X 线检查在细菌感染引起者常表现为支气管肺炎，病毒感染引起者主要表现为间质性肺炎。

2. **分娩过程中感染性肺炎** 常见病原体为各种细菌（最常见大肠杆菌，其次有肺炎链球菌、克雷伯菌、李斯特菌、B 族溶血性链球菌）、沙眼衣原体、单纯疱疹病毒和支原体等。发病时间与感染的病原体种类有关，一般较晚，需经过一定潜伏期后才发病。沙眼衣原体感染常在 5~14d 时出现化脓性结膜炎，结膜上皮细胞刮片可找到包涵体，鼻咽部可分离到沙眼衣原体；2~12 周才出现咳嗽，阵发性，无热或低热，肺部有细湿啰音；胸片表现为弥漫性或局限性间质性肺炎。单纯疱疹病毒感染者在出生时头部皮肤可有疱疹，常在出生后 5~10d 发病，脑膜炎症状较为突出。细菌（如大肠杆菌等肠道细菌）引起的肺炎一般在出生后 3~10d 发病，除呼吸道症状外，常引起败血症，甚至呈暴发性，病死率较高；胸部 X 线检查呈支气管肺炎表现。

3. **出生后感染性肺炎** 病原菌侵入的途径包括下行感染（病原体经飞沫传播由上呼吸

道至肺，如院内感染、社区获得性肺炎等）、血行感染和医源性感染（如呼吸机相关性肺炎、广谱抗生素的使用）等。各种病毒、细菌及其他微生物均可引起新生儿出生后感染性肺炎，其中呼吸机相关性肺炎的常见病原体为肺炎克雷伯菌、铜绿假单胞菌、大肠杆菌等，长期使用广谱抗生素者易发生白色念珠菌肺炎，免疫功能缺陷者易患卡氏肺囊虫肺炎，呼吸困难、鼻煽、口吐白沫、青紫、点头呼吸、三凹征等呼吸道症状较明显，但肺部体征不典型。呼吸道合胞病毒肺炎可表现为喘息，肺部听诊可闻及喘鸣音。不同病原体引起的肺炎，可有不同的肺部 X 线表现，病毒感染主要表现为间质性肺炎，细菌感染以支气管肺炎为主，金黄色葡萄球菌感染易并发脓胸、脓气胸。鼻咽部分泌物细菌培养、病毒分离和荧光抗体检测、血清特异性抗体检查等有助于病原学诊断。

4. 常见并发症

（1）充血性心力衰竭：肺炎时常因以下原因发生心力衰竭。①缺氧、酸中毒使肺血管痉挛，肺动脉压力升高；②炎症渗出引起肺水肿，使前、后负荷均增加，易致右心衰竭；③心肌缺氧缺血、能量代谢障碍、细菌毒素、酸中毒、电解质紊乱等使心肌细胞超微结构破坏，兴奋收缩耦联障碍，心肌收缩力减弱；④舒张压降低，冠状动脉血流量减少，使心肌收缩力进一步减弱；⑤重症肺炎时，在细菌毒素的作用下外周血管 α 受体兴奋，血管收缩，左心后负荷增大，使心排血量减少；同时，交感神经兴奋使全身血流重新分配，肾血流量减少，肾素 – 血管紧张素 – 醛固酮系统被激活，致水钠潴留，回心血量增加，心脏前负荷加重，引起充血性心力衰竭。

（2）酸碱平衡失调：严重肺炎时因缺氧使无氧代谢增加，产生大量乳酸，引起乳酸血症，进而引起代谢性酸中毒。缺氧早期因通气上的代偿，可有轻度的呼吸性碱中毒；严重及病情进展时则引起 CO_2 潴留而发生混合性酸中毒。但很少发生代谢性碱中毒，除非在治疗过程中补碱过多或机械通气不当。当 pH<7.2 时肾脏功能受累，停止泌尿，肝脏功能损害，参与胆红素代谢的酶活性受抑制，易发生胆红素脑病；同时，酸中毒时机体对儿茶酚胺的反应性减弱，体温调节和血液循环功能障碍。pH<7.0 时，心肌糖代谢完全终止，继而出现循环衰竭及脑缺氧损伤的表现。

（3）水、电解质紊乱：肺炎时因发热、呼吸增快等使水分经呼吸道和皮肤丢失增多，可发生高渗性脱水；如同时伴有呕吐、腹泻，则加剧体内水分丢失，使脱水进一步加重。

钾代谢紊乱：以下因素常致患儿血钾升高。①酸中毒时，血浆中 H^+ 浓度升高并进入细胞内，通过 H^+-K^+ 交换，K^+ 逸出细胞至细胞间液；②感染时细胞损伤、糖原与蛋白质分解均有 K^+ 释出，从而导致血钾升高。但又由于以下原因，患儿体内总钾量降低。①通过肾

脏代偿使 K^+ 排出增多；脱水、酸中毒时反射性引起醛固酮分泌增多，亦使肾脏排 K^+ 增多。②K^+ 摄入不足。③伴有呕吐、腹泻。④新生儿抗利尿激素分泌功能不成熟，肾脏的保 K^+ 能力较弱。

代谢性酸中毒时，血浆 HCO_3^- 含量减低，除高乳酸血症外，血浆 Cl^- 亦增加，发生高氯性酸中毒。呼吸性酸中毒时，血中 HCO_3^- 显著增加，肾脏代偿重吸收 HCO_3^-、排 Cl^- 增多，又引起低氯性酸中毒。

（4）脑水肿与中毒性脑病：脑水肿在通气障碍患儿中多见。由于 CO_2 潴留及酸中毒使脑充血，微血管扩张、血管壁通透性增加、血浆渗出，脑组织局部微循环障碍而产生细胞间水肿（血管性水肿）。缺氧和酸中毒、低血糖使脑细胞能量代谢障碍，Na^+，K^+-ATP 酶活性降低，使 Na^+、H_2O 进入细胞内而又难以排出，导致脑细胞水肿（细胞毒性脑水肿）。此外，电解质紊乱与水钠潴留也进一步加剧了脑水肿。严重脑水肿时可引起颅内压增高，常伴有惊厥发生，甚至导致脑疝。

（5）中毒性肠麻痹：重症肺炎时儿茶酚胺分泌增加，血流重新分配，使胃肠道微循环障碍，肠道缺血、淤血、缺氧、水肿、渗出，肠道蠕动减少、平滑肌松弛，最终发生肠麻痹及肠充气。低钾血症也引起肠麻痹。严重肠道积气使膈肌升高、肺通气受限，又加重患儿呼吸困难。

（6）肾功能损害：由于血流再分配，肾脏血流量也减少，肾小球滤过率降低而致水钠潴留。长时间缺血缺氧则会导致肾小管坏死、肾功能衰竭。

（7）肺出血：肺出血是导致新生儿死亡的重要原因之一，且常发生在生后 24h 之内[10]。肺炎缺氧酸中毒时，血液黏滞度增加致血流缓慢，感染性肺炎的晚期常有红细胞增多且不易变形而致栓塞形成；休克时也可致血液淤滞及栓塞；毛细血管基底膜上的免疫球蛋白 G（IgG）、补体 C3 及抗原–抗体复合物沉积等，均可使肺血管损伤及血液漏出；充血性心力衰竭时肺血管压力与阻力增加而发生肺水肿，可促进肺出血的发生。

（8）低血糖：严重感染时葡萄糖的消耗增加 3 倍，新生儿肝脏中促进糖原异生的酶的活性较低，氨基酸不易转化成葡萄糖。感染加重时棕色脂肪耗竭，糖异生减少，易发生低血糖。此外，发热、呼吸运动增加都使糖消耗增加，进食减少、呕吐及消化道功能紊乱都使外源性能量来源减少，以上因素均可导致或加重低血糖的发生。

（9）循环障碍与休克：重症肺炎时，由于缺氧、毒素、酸中毒、心力衰竭、应激等原因，机体微循环发生障碍，相继出现小血管痉挛、组织血供减少；而毛细血管开放致血流在微循环内淤滞，从而发生休克、弥散性血管内凝血及器官坏死。

（10）弥散性血管内凝血（DIC）：缺氧及内毒素的作用使血管内皮损伤，酸中毒时血管扩张、血流缓慢、休克时微循环淤滞、血浆外渗，均造成或加重局部缺血缺氧和酸中毒，启动内源性凝血途径而导致 DIC。此外，新生儿期血浆凝血因子含量低，血红蛋白含量高，血液黏滞度高；同时肝脏合成凝血因子的能力低，故新生儿本身易发生 DIC。上述因素综合作用，使新生儿在患严重肺炎时易发生 DIC。

五、胸部 X 线检查

宫内感染及分娩过程感染所致肺炎，在出生后第一天做 X 线检查时可无异常发现，24h 后可出现以下改变：间质性肺炎改变；双肺布满小片状或线性模糊阴影，从肺门向周围呈扇形扩散；支气管壁增厚；颗粒状阴影伴支气管充气征和肺气肿等。

出生后感染性肺炎常见以下表现：肺野内广泛的点状、片状浸润影，可伴肺气肿、肺不张；偶见大叶性实变伴脓胸、脓气胸、肺脓肿、肺大疱等；两肺弥漫性模糊阴影，阴影密度深浅不一，以细菌性肺炎多见；两肺门及内带肺野间质条索状阴影，可伴散在的肺部浸润、明显肺气肿，以病毒性肺炎多见。

六、治疗

（1）加强护理，注意保暖和维持中等环境温度，防止病情进展及恶化。

（2）加强呼吸道管理：给予雾化吸入、体位引流、定期翻身拍背等物理治疗，保持呼吸道通畅。

（3）供氧：使 PaO_2 维持在 50~80mmHg。可使用头罩给氧，严重者可能要给予 CPAP 甚至呼吸机治疗。氧疗时需注意以下问题：①伴有严重 CO_2 潴留的低氧血症，如给予高浓度氧，由于 CO_2 麻痹呼吸中枢，外周化学感受器受抑制也不能刺激呼吸中枢，可抑制患儿自主呼吸。②通过氧疗，低氧血症改善后，应逐步降低吸入氧浓度；若氧浓度骤降，会使肺血管突然痉挛，导致肺动脉高压及右向左分流，病情反而难以逆转。

（4）病原体治疗：对于细菌性肺炎，应静脉给予抗生素，但病原菌常难以很快确定。可先给予头孢菌素类抗生素，以后根据病情及时调整抗生素种类。B组β溶血性链球菌感染可选青霉素；李斯特菌肺炎可用氨苄西林；衣原体、支原体感染首选红霉素；单纯疱疹病毒感染可用利巴韦林；巨细胞病毒肺炎可用更昔洛韦；干扰素 α 1 20 万 ~100 万 U/d 肌内注射，对病毒性肺炎有效，疗程 5~7d。

（5）支持疗法：纠正循环障碍和水、电解质紊乱，每日液体总量 60~80mL/kg，输液速度要慢，以免发生肺水肿和心力衰竭；保证足够的热量供给，可酌情输注血浆、白蛋白和免疫球蛋白，以提高机体的免疫功能。

第二节　新生儿肺炎的超声诊断

我们在借鉴肺脏超声诊断儿童和成人感染性肺炎经验的基础上，在国际上首先对用超声诊断新生儿感染性肺炎的价值进行了探讨，结果证实超声诊断新生儿感染性肺炎准确可靠，且具有较高的敏感性和特异性[11, 12]。在随后的临床研究与观察中，发现各种肺炎［如各种感染性（含呼吸机相关性肺炎）肺炎、吸入性肺炎等］均具有相同的超声影像学特点。近来，国内外也陆续有关于使用超声诊断新生儿肺炎的报道，均证实超声诊断肺炎准确可靠[13-17]，且超声的表现甚至还可能早于其他实验室异常[13]，从而有助于早期诊断。

一项针对使用超声诊断儿童肺炎的 Meta 分析的结果显示，超声诊断儿童肺炎的敏感性为 96%、特异性为 93%[18]。根据我们的研究结果和临床经验，结合有关文献报道，得出新生儿肺炎的超声诊断依据主要如下：①肺实变伴支气管充气征（或支气管充液征），严重大面积肺实变时在实时超声下可见肺滑消失、肺搏动和动态支气管充气征。②实变区胸膜线异常，A 线消失。③非实变区可见较多 B 线或呈 AIS 改变。④胸腔积液。少数患儿可有不同程度的单侧或双侧胸腔积液。⑤偶可见双肺点。

实变伴动态支气管充气征是超声诊断肺炎最重要的超声影像学，其特点如下[11, 12, 19]：①大小和形状不同的低回声区（实变区）。实变的程度和范围与疾病严重程度有关，重症肺炎实变区范围较大，边界不规则或呈锯齿状，实变区边缘可见碎片征，在实时超声下可见动态支气管充气征；轻度肺炎或肺炎早期仅可见累及一个肋间的胸膜下小范围实变区。②不均匀的低回声反射（即实变）伴不规则的锯齿状边缘。③大面积严重肺实变时可见树枝状支气管充气征（dendrite-like air bronchogram）。④实变可位于肺野的任何一个或多个部位，在同一肺野内可存在大小和形状不同的实变区，实变区周围为含气肺组织（可能为水肿）。

胸膜线异常、A 线消失及 AIS 等也是新生儿肺炎常见但非特异性的超声改变。胸膜线异常、AIS 等均与炎症反应及炎症渗出程度有关，严重者可有少量胸腔积液。重症肺炎时在实时超声下可见肺滑消失与肺搏动，肺搏动与肺实变或（和）肺不张的形成及程度有关，被认为是各种原因所致肺不张的特征性改变之一；轻度肺炎则无肺搏动，肺滑也不会消失。

肺炎在超声影像上与胎粪吸入综合征的表现类似（参见第七章新生儿胎粪吸入综合征），其鉴别诊断需结合病史和临床表现，这对临床医师来说相对容易，因其可掌握第一手临床资料，这也是我们为什么强调希望临床医师亲自开展肺脏超声检查的原因之一；如果肺脏超声系由超声科医师来完成，则希望临床医师在提交申请时能够提供较为详细的病史介绍，以便为超声科医师做诊断和鉴别诊断时提供参考。

附 新生儿肺炎的典型超声影像学表现

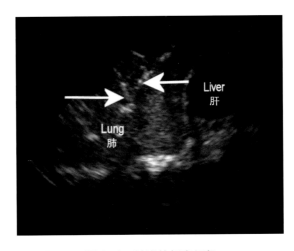

图 6-1 肺炎的超声征象

显示肺组织肝样变伴树枝状支气管充气征（箭头）［引自 Blaivas M. Lung ultrasound in evaluation of pneumonia. J Ultrasound Med，2012，31（6）：823-826］。

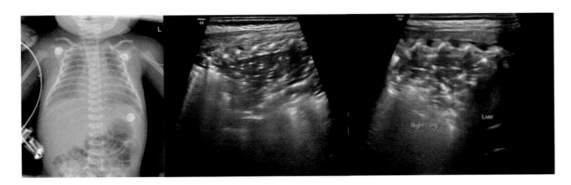

图 6-2 重症感染性肺炎（1）

胎龄 38^{+2} 周，剖宫产分娩，出生体重 3 420g。因呼吸困难 3d 于出生后 20d 入院。体温 38℃，双肺可闻及密集细湿啰音。血常规：WBC $22×10^9$/L，N 78%，单核细胞比例 12.2%，CRP 66.8mg/L。胸部 X 线检查结果符合新生儿肺炎改变。肺脏超声显示双肺边缘不规则的大面积实变区伴支气管充气征，胸膜线模糊或消失，A 线消失。

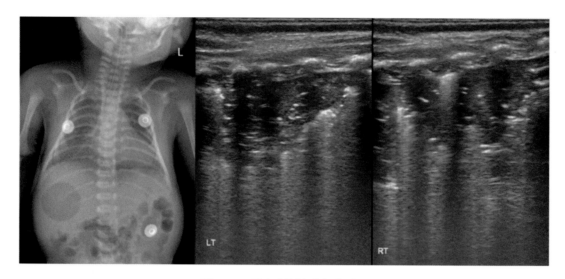

图6-3　重症感染性肺炎（2）

胎龄32^{+6}周，出生体重2 400g。出生后7d，呼吸困难，胸部X线检查结果符合新生儿肺炎改变。肺脏超声显示双肺大面积肺实变伴支气管充气征，实变区边缘不规则，胸膜线模糊或消失，A线消失。

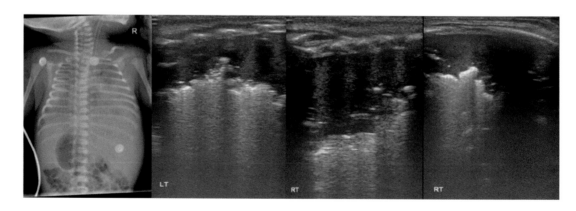

图6-4　重症感染性肺炎（3）

胎龄39周，自然分娩，出生体重3 990g。母产程中发热，体温38.6℃。婴儿出生后即呼吸困难，胸部X线检查显示双肺重症肺炎，透过度显著降低。肺脏超声显示双肺大面积实变，实变区肺组织充气基本消失，提示被累及的肺组织已完全不张，实变区边界不规则。中间两图为探头与肋骨垂直扫描，最右侧为（右侧肺脏）探头与肋骨平行扫描所见。

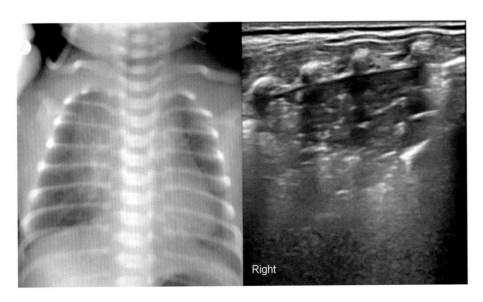

图6-5 宫内感染性肺炎（1）

胎龄37周，剖宫产分娩，出生体重3 700g。无窒息，有胎膜早破史，出生后呼吸困难，发热。血常规：WBC 30×10⁹/L，N81%，PLT 67×10⁹/L，CRP 39mg/L。肺脏超声显示右肺大面积边缘不规则实变区伴支气管充气征，胸膜线存在，A线消失，胸膜腔内可见极少量积液。胸部X线显示新生儿肺炎改变，右肺显著。

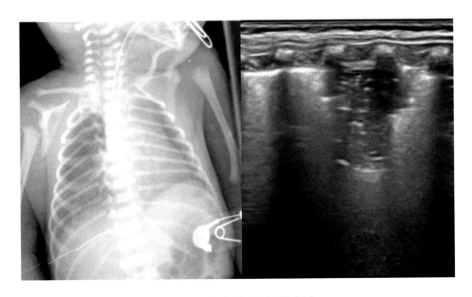

图6-6 宫内感染性肺炎（2）

胎龄31⁺¹周，自然分娩，出生体重1 550g。胎膜早破47h，羊水混浊。出生后不久出现呼吸困难，低体温，给予呼吸机治疗。血常规：WBC 19.8×10⁹/L，N87%，PLT 87×10⁹/L。血培养见肺炎克雷伯菌生长。胸部X线片显示右肺片状密度增高影，右下肺显著。肺脏超声显示右中下肺野累及超过1个肋间的实变区伴支气管充气征，实变区胸膜线消失，A线消失；非实变区呈AIS改变，A线消失，胸膜线存在。

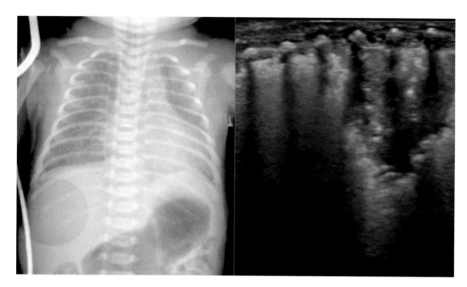

图 6-7 宫内感染性肺炎（3）

胎龄33^{+4}周，出生体重1 650g。因呼吸困难伴发热3d于出生后14d入院，给予呼吸机治疗。胸部X线检查双肺纹理增粗、模糊、紊乱，右下肺可见大块致密阴影，结合临床诊断为肺炎。肺脏超声显示右肺下野累及3个肋间的大面积实变影，实变区边缘呈锯齿状伴支气管充气征；上野呈AIS改变，胸膜线及A线消失。

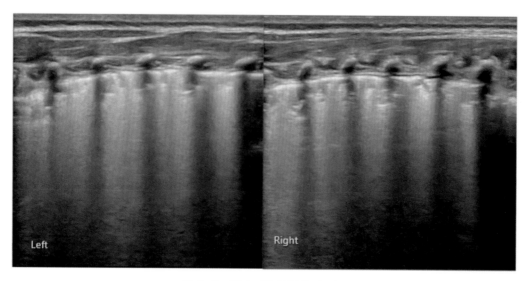

图 6-8 宫内感染性肺炎（4）

G$_1$P$_1$，胎龄40^{+3}周，自然分娩，出生体重3 490g，出生时无窒息。出生后20min开始呼吸困难，中性粒细胞比例显著增高。肺脏超声显示双肺累及整个肺野的实变伴支气管充气征，边界不规则，胸膜线模糊、消失或连续性中断。

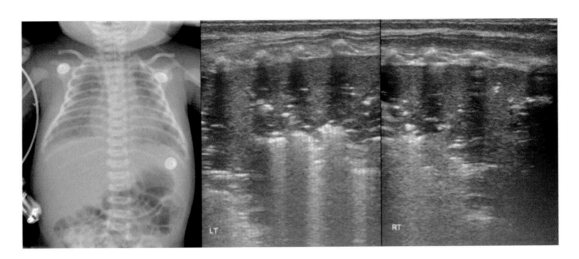

图6-9 呼吸机相关性肺炎（1）

胎龄31⁺⁵周。出生后2周，因RDS予以有创呼吸机治疗，患儿逐渐出现发热及血常规异常，对呼吸机参数要求增高，胸部X线片提示双肺严重炎症性改变。结合临床，诊断为呼吸机相关性肺炎。肺脏超声显示双肺大面积实变及支气管充气征，实变区边界不规则，胸膜线与A线消失。

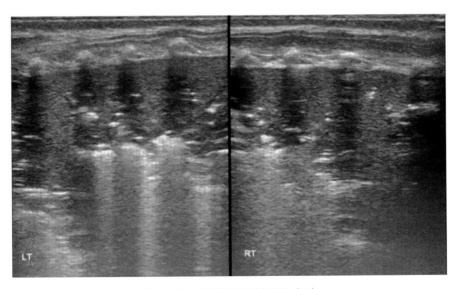

图6-10 呼吸机相关性肺炎（2）

胎龄39⁺⁴周，出生体重3 900g。因进行性呼吸困难入院，诊断为RDS，给予呼吸机治疗。住院2周仍未撤机，肺脏超声显示双肺野大面积实变伴支气管充气征，实变区边缘呈锯齿状，胸膜线及A线消失，提示并发呼吸机相关性肺炎及肺不张。

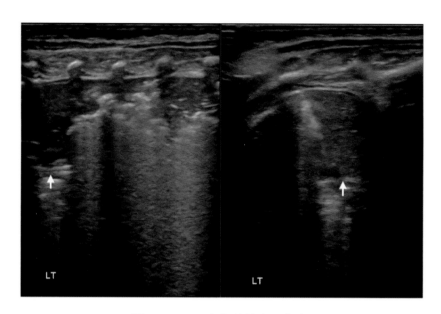

图 6-11   呼吸机相关性肺炎（3）

胎龄30周的早产儿，因RDS而给予呼吸机治疗，因撤机困难行肺脏超声检查。左图：探头与肋骨垂直扫描，显示左肺累及多个肋间的大面积实变，实变区内支气管充气已完全吸收，实变区边缘呈锯齿状。右图：将探头置于实变程度最重的肋间隙平行扫描所见肺实变（箭头所示）。

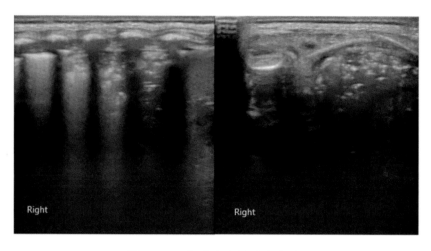

图 6-12   呼吸机相关性肺炎（4）

G_4P_3，胎龄37周，因瘢痕子宫剖宫产分娩，出生体重3 480g。无宫内窘迫和胎膜早破，出生时无窒息。出生后3h开始呼吸困难，进行性加重伴呼气性呻吟，动脉血气分析轻度异常，肺脏超声诊断为RDS，给予呼吸机治疗。此后肺部病变逐渐减轻但并未完全恢复，故继续予以呼吸机治疗，逐渐出现血常规异常。呼吸机治疗第4天，复查肺脏超声显示右下肺累及3个肋间的实变伴支气管充气征，边界不规则（左：探头与肋骨垂直扫描。右：探头与肋骨平行扫描）。

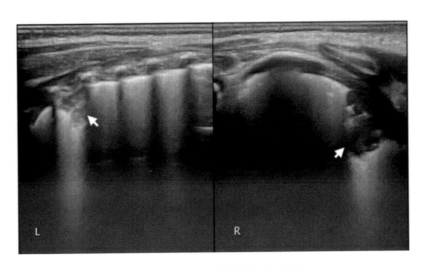

图6-13 呼吸机相关性肺炎（5）

患儿，男，胎龄37周，剖宫产分娩。因呼吸困难入院，肺脏超声呈RDS改变［因宫内感染（WBC 28.8×10⁹/L，N 86%，杆状核粒细胞比例17%，CRP 24mg/L，PCT 85ng/mL）继发RDS］，给予呼吸机治疗。出生后第5天，肺脏超声显示左肺（左：探头与肋骨垂直扫描）、右肺（右：探头与肋骨平行扫描）各见累及1个肋间的肺实变（箭头所示），左肺可见支气管充气征；右肺实变程度较深，支气管内充气已被全部吸收，呈低回声实变区。

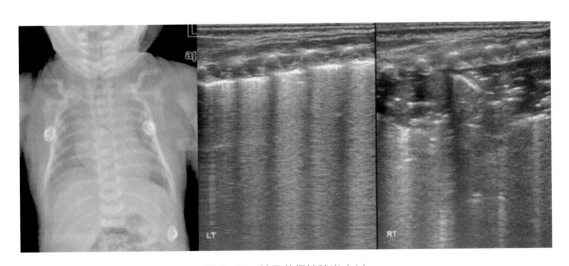

图6-14 社区获得性肺炎（1）

G₄P₂，胎龄33周，自然分娩。因咳嗽1周、喘憋5d于出生后45d入院。查体：呼吸困难，三凹征（＋），右肺密集湿啰音，给予呼吸机治疗。肺脏超声：左肺呈AIS改变（胸膜线模糊，A线消失）；右肺大面积实变伴支气管充气征，边界不规则，提示为肺炎。

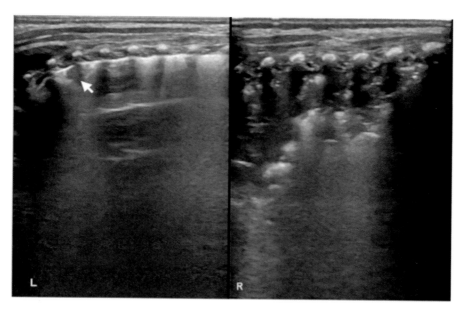

图 6-15 社区获得性肺炎（2）

G_2P_2，胎龄28周。因呼吸困难伴腹泻1d入院。查体：反应差，呼吸困难，三四征（+），休克状态。双肺均闻及细湿啰音，右肺显著。给予呼吸机治疗。肺脏超声：右肺可见大面积实变伴支气管充气征、边界不规则；左肺以水肿为主要表现，可见累及不到1个肋间的局限性胸膜下小范围实变区（箭头），证实为肺炎。该患儿血培养为肺炎克雷伯菌生长，可能为该患儿感染的病原菌。

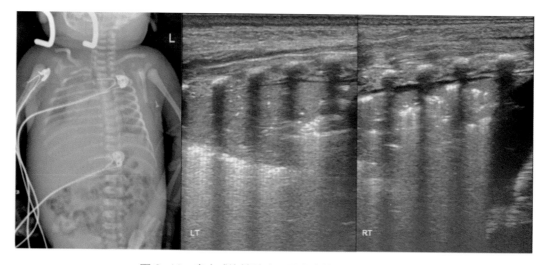

图 6-16 宫内感染性肺炎：肺实变伴右侧胸腔积液

G_1P_1，胎龄38^{+3}周，剖宫产分娩，出生体重3 270g。出生时无窒息。脐带扭转30余周，宫内窘迫，羊水Ⅲ°污染，无胎膜早破。出生后即见皮肤出血点。全身高度水肿，腹部皮肤出血点。产前超声提示胸腔积液＋腹腔积液。胸部X线显示双肺模糊阴影，双侧肋膈角消失，右侧膈肌圆钝。肺脏超声提示双肺大面积实变、支气管充气征及双侧胸腔积液（右侧重）。

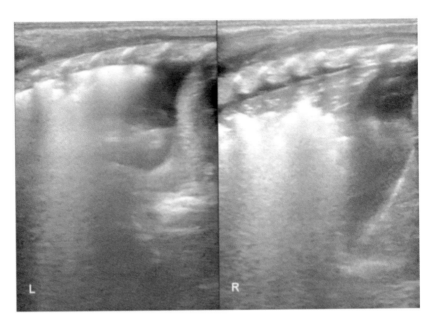

图 6-17　宫内感染性肺炎：肺实变伴双侧胸腔积液

患儿，男，出生后30min因重度贫血入院（出生时血红蛋白为0），入院时呈失血性休克状态、毛细血管渗漏综合征及多器官功能衰竭。肺脏超声显示右肺较大范围实变伴支气管充气征，边缘呈锯齿状；左肺仅见累及1个肋间隙的局限性胸膜下实变；双侧均见明显胸腔积液。

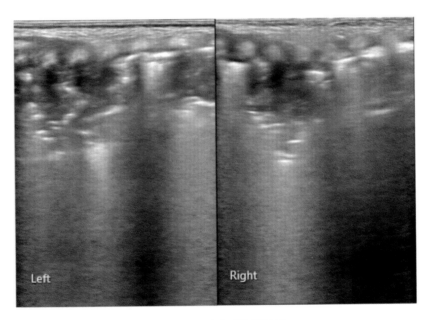

图 6-18　院内感染性肺炎

胎龄28周，出生后35d发生院内感染性肺炎。肺脏超声显示左肺两个区域、右肺一个区域的肺实变伴支气管充气征，边界不规则，实变区胸膜线消失。

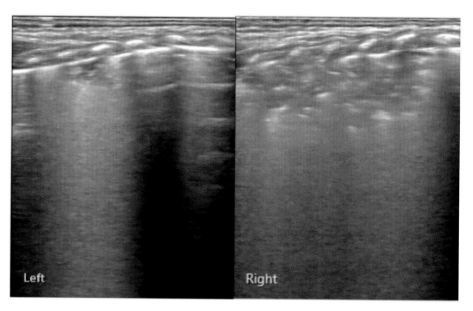

图 6-19 乳汁吸入性肺炎

胎龄33周，低出生体重，出生后33d，因胃食管反流致乳汁吸入后呼吸困难。肺脏超声显示双肺实变伴支气管充气征，右肺实变范围较大，左肺实变仅累及1个肋间，实变区边缘不规则，部分肋间胸膜线消失或模糊，A线消失。

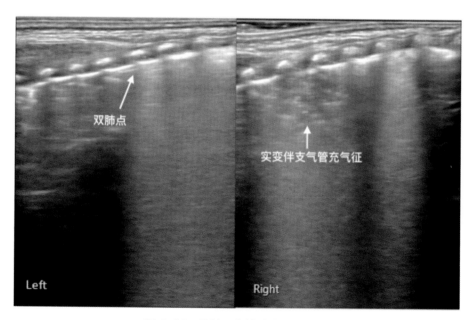

图 6-20 乳汁吸入性肺炎：双肺点

胎龄32周，出生后28d，因胃食管反流致乳汁吸入。肺脏超声显示右肺明显实变伴支气管充气征，实变区边缘不规则，胸膜线消失或模糊；左肺未见实变，但可见明显双肺点（参见图6-21）。

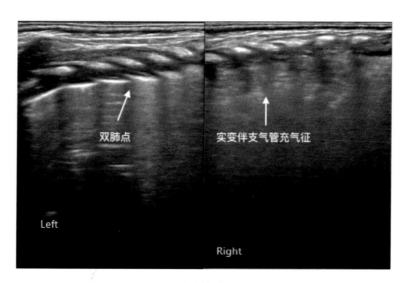

图 6-21 感染性肺炎：双肺点

胎龄31周，出生后20d，院内感染性肺炎。肺脏超声显示左肺呈双肺点征象、右肺大面积实变伴支气管充气征。结合上例，说明在肺炎（吸入性或感染性）时也可以见到双肺点，再一次证明双肺点并不是湿肺的特异性征象，任何肺部疾病，当引起上下肺野病变程度不一致或性质不同时，均可以出现双肺点征象。

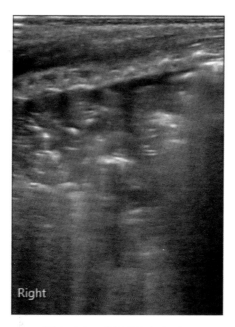

图 6-22 感染性肺炎（1）

胎龄35周，出生体重2 050g。因发热、呼吸困难2d于出生后1周入院。肺部听诊闻及密集湿啰音，血常规中性粒细胞比例及CRP均明显升高。胸部X线检查结果呈肺炎改变。肺脏超声显示右肺大面积实变伴支气管充气征，实变区边缘呈锯齿状，A线消失，胸膜线连续性中断或消失，同时可见极少量胸腔积液。

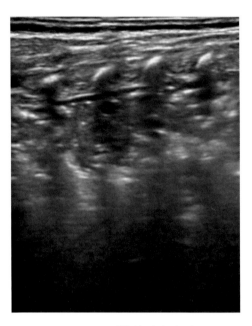

图 6-23 感染性肺炎（2）

胎龄30周早产儿，住院28d时发生院内感染性肺炎。肺脏超声显示右肺大面积实变伴支气管充气征，边界不规则，胸膜线消失，A线消失。

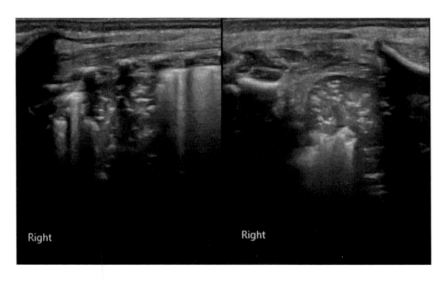

图 6-24 感染性肺炎（3）

患儿，男，因RDS入院，给予呼吸机治疗。撤机后不久再次出现呼吸困难，伴发热及血常规异常。左图：肺脏超声探头与肋骨垂直扫描时显示累及多个肋间的实变伴支气管充气征，以肺中野两个肋间最为明显，已导致相应部位肺不张。右图：探头与肋骨平行扫描可见边界清晰的低回声实变区，即肺不张。

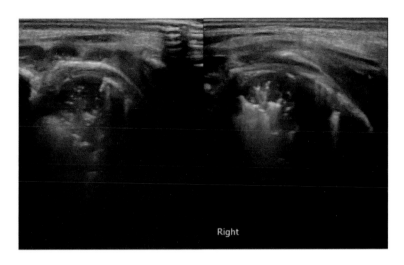

图 6-25 感染性肺炎（4）

患儿系胎龄27^{+6}周早产儿，自然分娩，出生体重1 070g。因早产、低出生体重入院。母亲患真菌性阴道炎，患儿出生后1周左右出现鹅口疮，并很快出现呼吸困难、发热等临床表现，肺部听诊可闻及湿啰音。肺脏超声（探头与肋骨平行扫描）显示双肺实变伴支气管充气征，边界欠规则。血培养3次、深部痰培养1次均培养出白色念珠菌，提示该患儿可能为白色念珠菌性肺炎。该病例同其他细菌感染性肺炎比较，在超声影像上并无差异。

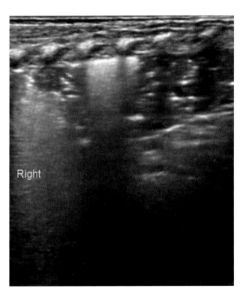

图 6-26 肺炎：同一肺野内存在大小不同的实变区

胎龄38周，剖宫产分娩，出生时无窒息，出生体重3 935g。生后不久出现呼吸困难伴发热，肺部可闻及细湿啰音。血常规：WBC 22×10^9/L，N 89.1%，CRP 31mg/L。胸部X线片提示为肺部感染。肺脏超声显示（右）肺野内存在两个大小不同的实变区，伴支气管充气征，实变区边界不规则，胸膜线消失，A线消失。不同或同一肺野内存在大小不同的实变区，是肺炎的特点之一。

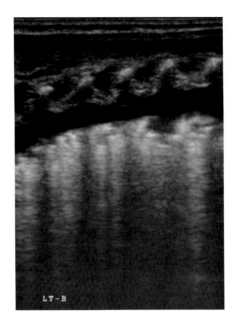

图 6-27 轻度肺炎的超声表现：胸膜下实变伴左侧胸腔积液

胎龄 37 周，宫内窘迫伴出生时窒息，出生后轻度呼吸困难。肺脏超声显示左肺弥漫性胸膜下局灶性实变，胸膜线模糊或消失，并可见明显胸腔积液。由此可见，轻度肺炎可仅有局灶性的小范围实变。

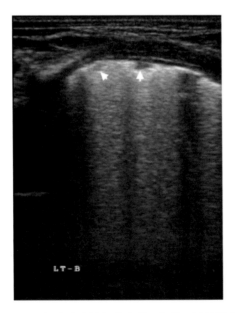

图 6-28 轻度肺炎的超声表现：胸膜下局灶性实变

肺脏超声（探头与肋间隙平行扫描）可见两处局限于胸膜下的小范围实变，实变程度与炎症程度有关，肺炎时不一定都会有大面积实变，轻度肺炎时实变范围可以很小。探头与肋间隙平行扫描时，往往更有助于发现局限于胸膜下的小实变。

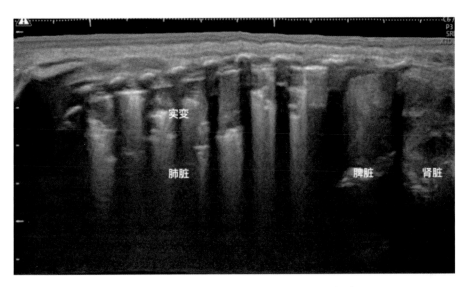

图6-29 肺炎的超声表现：宽景成像模式（1）

肺炎的超声表现（左肺肺炎）——宽景成像模式，依次显示肾脏、脾脏和肺脏。从超声影像上可以看出，几乎左肺在每个肋间均见明显实变伴支气管充气征，每个肋间受累的程度不同。

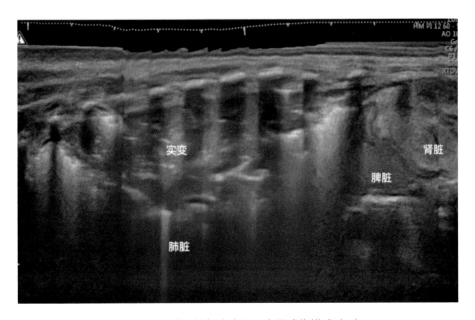

图6-30 肺炎的超声表现：宽景成像模式（2）

重症肺炎的超声表现（左侧肺炎）——宽景成像模式，依次显示肾脏、脾脏和肺脏。从超声影像上可以看出，左肺在每个肋间均见显著实变伴少许支气管充气征，每个肋间受累的程度不同。与图6-29相比，该患儿肺实变程度更重，严重受累部位（肺中野）已形成肺不张，肺组织含气量（支气管充气征）显著减少，提示病变程度较上例明显加重。此两例提示，宽景成像模式有助于了解全肺的病变情况。

参考文献

［1］郭艳梅，刘翠青. 河北省儿童医院新生儿呼吸衰竭的临床流行病学特点. 中华围产医学杂志，2012，15：670-675.

［2］饶懿. 7970例新生儿住院病例分析. 中国病案，2012，13：71-73.

［3］赵鸿. 1509例新生儿死亡因素分析. 中国妇幼健康研究，2009，20：686-688.

［4］邵肖梅，叶鸿瑁，丘小汕. 实用新生儿学. 4版. 北京：人民卫生出版社，2011：401-408.

［5］丰有吉，沈铿. 妇产科学. 北京：人民卫生出版社，2005：101-104.

［6］ADDRESSOR B L，GONI K. Perinatal infection. In Martin R J，Fanaroff A A，Walsh M C. Fanaroff and Martin's Neonatal-Perinatal Medicine：Diseases of the Fetus and Infant. ELSEVIER MOSBY，9th ed. 2011（1）：399-422.

［7］LIU J，FENG Z C，WU J. The Incidence Rate of Premature Rupture of Membranes and its Influence on Fetal-neonatal Health：A Report From Mainland China. Journal of Tropical Pediatrics，2010，56（1）：36-42.

［8］刘敬. 胎膜早破对新生儿多器官系统的损害与临床管理. 中国儿童保健杂志，2017，25（11）：1081-1085.

［9］杨娜，刘敬，黄俊谨，等. 胎膜早破致新生儿感染的病原学分析. 中华全科医师杂志，2012，11（4）：199-201.

［10］ZAHR R A，ASHFAQ A，MARRON-CORWIN M. Neonatal Pulmonary Hemorrhage. NeoReviews，2012，13（5）：e302-e306.

［11］刘敬，王华伟，韩涛，等. 肺脏超声诊断新生儿感染性肺炎. 中华围产医学杂志，2014，17（7）：468-472.

［12］LIU J，LIU F，LIU Y，et al. Lung ultrasonography for the diagnosis of severe pneumonia of the newborn. Chest，2014，146（2）：483-488.

［13］LBRAHIM M，OMRAN A，LBRAHIM M，et al. Lung ultrasound in early diagnosis of neonatal ventilator associated pneumonia before any radiographic or laboratory changes. Case Reports in Pediatrics，2016，2016：1-4.

［14］MONGODI S，VIA G，GIRARD G，et al. Lung ultrasound for early diagnosis of ventilator-associated pneumonia. Chest，2016，149（4）：969-980.

［15］周梦洁，陈文娟，彭颖慧，等. 新生儿重症肺炎合并呼吸衰竭肺超声特点分析. 中国

新生儿科杂志，2016，31（5）：367-369.

［16］刘芳，岳瑾琢，刘百灵，等. 肺部超声诊断新生儿肺炎的临床应用. 中华医学超声杂志，2016，13（12）：898-903.

［17］肖甜甜，金梅，巨容，等. 床旁肺部超声在新生儿肺炎中的诊断价值. 中国当代儿科杂志，2018，20（6）：444-448.

［18］PEREDA M A，CHAVEZ M A，HOOPER-MIELEET C C，et al. Lung ultrasound for the diagnosis of pneumonia in children：a meta-analysis. Pediatrics，2015，135（4）：714-722.

［19］BLAIVAS M. Lung Ultrasound in Evaluation of Pneumonia. Journal of Ultrasound in Medicine，2012，31（6）：823-826.

第七章

新生儿胎粪吸入综合征

第一节　胎粪吸入综合征的基础与临床

胎粪吸入综合征（meconium aspiration syndrome，MAS）系因胎儿在宫内缺氧，诱发胎儿排便及胎儿呼吸，导致胎儿在宫内和分娩过程中吸入了被胎粪污染的羊水，胎粪颗粒致气管支气管→终末细支气管→肺泡机械性堵塞、化学性炎症及继发性肺泡表面活性物质缺乏，从而导致患儿以严重呼吸困难和呼吸衰竭为主要临床表现的综合征，多见于足月儿或过期产儿，亦可见于早产儿。MAS 是一种严重肺部疾病，30% 以上病例发生持续性肺动脉高压，10%~20% 会发生气胸，5%~10% 死亡[1-3]。早期诊断和早期治疗对改善预后有重要意义。

一、病因与发病机制

1. **胎粪的排出**　胎粪的排出使胎粪污染羊水（meconium staining of amniotic fluid，MSAF），发生率与胎龄有关，胎龄越大发生率越高，总的发生率约为 12%；胎龄 >42 周者发生率可达 30% 以上，胎龄 <37 周者发生率低于 2%，而胎龄在 34 周以下者则极少发生MSAF[4, 5]。胎粪排出是胃肠道成熟的自然现象，在神经系统已经成熟的胎儿，脐带受压可引起短暂的副交感神经兴奋而引起胎粪排出，胎儿宫内窘迫也可诱发胎粪排出。长期以来，人们一直认为羊水被黏稠胎粪污染与慢性宫内缺氧、胎儿酸中毒及不良预后相关，MSAF 伴胎心异常是胎儿窘迫和围产期发生并发症的标志。通过观察羊水被胎粪污染的颜色，可以大致推测胎粪排出或胎儿窘迫发生的时间，羊水黄色提示较陈旧胎粪，绿色常提示新近排出的胎粪。近年来我们的临床经验和临床观察发现羊水胎粪污染（尤其是重度者）可能与宫内感染有关，是胎儿宫内感染在胎儿期的首发表现，即羊水胎粪污染可能系宫内感染所致。对羊水胎粪污染的胎盘进行病理学检查，发现部分患儿（尤其是重度胎粪污染者）存在急性绒毛膜羊膜炎，推测宫内感染的细菌及其产生的毒素、炎症因子等通过不同途径诱发了胎儿排便，关于这个问题我们正在进一步深入观察研究中。

2. **胎粪吸入**　在一般情况下，胎儿肺液的分泌量较大，使气道内的液体自气道流出至羊膜腔。如不存在明显的宫内窘迫，即使羊水内含有胎粪，胎儿正常的呼吸运动也不会导致胎粪吸入，或者吸入的胎粪颗粒仅限于上气道或主气管而不至于引起严重的症状；而胎儿在有明显宫内窘迫引起喘息时，则可将胎粪颗粒吸至小气道或肺泡。胎儿在出生后开始自主呼吸后，尤其伴有喘息时，可将胎粪颗粒吸至远端气道。

3. **胎儿炎症反应** 最近一项研究表明，胎儿炎症反应与 MAS 的发生密切相关，认为宫内感染和胎儿炎症反应是 MAS 的前驱表现[6]。该研究发现羊水胎粪污染并发展为 MAS 者，其羊水内基质金属蛋白酶 -8（matrix metalloproteinase-8, MMP-8）水平显著升高，胎盘病理学检查结果中有炎症反应的组织学证据，在胎粪污染的羊水中培养出了多种病原微生物，包括脲原体属（Ureaplasma species）、大肠杆菌（Escherichia coli）、粪肠球菌（Enterococcus faecalis）、咽链球菌（Streptococcus anginosus）、表皮葡萄球菌（Staphylococcus epidermidis）、凝固酶阴性葡萄球菌（Coagulase-negative staphylococci）、肺炎克雷伯菌（Klebsiella pneumoniae）、中间链球菌（Streptococcus intermedius）、松鼠葡萄球菌（Staphylococcus sciuri）、白色念珠菌（Candida albicans）、无乳链球菌（Streptococcus agalactiae）、詹氏乳杆菌（Lactobacillus jensenii）、乳酸菌属（Lactobacillus species）、假单胞菌（Pseudomonas）及其他 G^+ 球菌或 G^- 杆菌[6]。这些结果与我们传统上认为的"胎粪是无菌的"观点不一致，但却与我们的临床观察和临床经验相吻合，有助于更新对胎粪污染的认识和对 MAS 的管理。

4. **病理生理** 主要为胎粪吸入引起的气道不均匀机械性阻塞和化学性炎症反应所导致的一系列病理生理改变[1, 7, 8]。

（1）肺不张与肺气肿：胎粪颗粒被吸入远端气道，首先引起小气道的机械性梗阻，当梗阻为完全性时可引起肺不张，当梗阻为部分性时则引起活瓣样效应。此时，吸气为主动过程，吸气时由于胸腔负压作用，气道压差较大，气体易进入肺脏；呼气为被动过程，压差较小，气体不易呼出，最终使肺泡内气体潴留而引起肺气肿，肺泡通气量下降，引起 CO_2 潴留。严重时肺泡破裂而发生肺间质气肿、纵隔气肿或气胸。胎粪吸入后 12~24h，胎粪对小气道的化学性刺激可引起化学性炎症和肺间质水肿，化学性炎症使肺气肿持续存在而肺萎陷更为明显。镜下可见肺泡间隔中性粒细胞浸润、肺泡和气道上皮细胞坏死、肺泡内蛋白样碎片积聚等。由于末端气道阻塞，肺顺应性降低。胎粪中含有的纤溶蛋白酶、游离脂肪酸、磷脂、胆盐、血液、胎毛、脱落细胞、胆红素、蛋白质、胆固醇、甘油三酯等成分可使肺泡表面活性物质灭活，并影响 SP-A 和 SP-B 等的产生，从而引起继发性肺表面活性物质缺乏，结果肺顺应性进一步降低，肺萎陷进一步加重。

（2）正常肺泡：部分小气道内可无胎粪，其肺泡的通气和换气功能将代偿性增强。可见，MAS 的肺部改变为不均匀性气道阻塞，即肺不张、肺气肿与正常肺泡同时存在，它们所占的比例决定临床表现的轻重。

（3）肺动脉高压：在窒息缺氧的基础上，胎粪吸入所致肺不张、化学性炎症损伤、继发性 PS 缺乏进一步加重肺萎陷、肺通气不足和低氧血症。上述因素使患儿肺血管压力不能适应出生后环境的剧烈变化而下降（即肺血管适应不良），反而持续增高，最终导致持续性肺动脉高压（PPHN），约 1/3 的患儿会发生不同程度的 PPHN。此外，宫内慢性缺氧所致肺动脉发育异常，即血管平滑肌延伸至正常无肌化的肺泡细小动脉，导致小血管管腔缩小、肺血管阻力增加，也参与 PPHN 的发生机制。

（4）肺泡表面活性物质失活及继发性肺泡表面活性物质缺乏：胎粪颗粒的机械性刺激及胎粪中胆盐的化学性刺激，除可导致肺泡表面活性物质失活，还可直接导致肺泡 II 型上皮细胞损伤，缺氧、酸中毒等也可抑制肺泡表面活性物质的合成并破坏其功能，从而导致继发性肺泡表面活性物质缺乏。

（5）低氧血症与混合性酸中毒：上述因素的综合作用，导致严重的通气和换气功能障碍，引起严重的低氧血症和混合性酸中毒，重者出现呼吸衰竭、肺水肿和肺出血。

二、临床表现

1. 羊水胎粪污染　　MAS 多见于过期产儿，羊水胎粪污染是诊断 MAS 的前提。①分娩时可见羊水中混有胎粪；②患儿出生后可见皮肤、指甲、脐带等部位严重黄染；③患儿口、鼻腔内可见或可吸出胎粪或被胎粪污染的液体；④气管插管时声门处或气管内吸出胎粪颗粒可确诊。

2. 呼吸系统表现　　症状的轻重与吸入羊水的性质（混悬液或块状胎粪）及量的多少有关。吸入量少和混合均匀的羊水者，可无症状或症状较轻；吸入大量黏稠胎粪者，可致死胎或出生后不久死亡。患儿一般于出生后数小时内出现呼吸困难，表现为发绀、鼻煽、三凹征和明显的呼吸急促、呼吸浅而快，少数患儿可出现呼气性呻吟。早期的呼吸系统异常表现常因肺液清除延迟而肺胎粪吸入本身所致。由于肺部过度充气，胸廓前后径增大，呈桶状胸；肺部听诊可闻及啰音。出生后 12~24h，随胎粪颗粒进一步被吸入远端气道，上述症状和体征变得更为明显。由于吸入的胎粪颗粒最终需经吞噬细胞的吞噬而清除，患儿呼吸困难可持续数天至数周；如果症状在出生后 24~48h 内即缓解，则可能系肺液清除延迟（即 TTN）而非 MAS 所致。

3. PPHN 表现　　严重发绀为主要表现，其特点是吸入高浓度（>60%）的氧发绀不能缓解，并于哭闹、喂养及躁动时加重；发绀的程度与肺部体征不平行（即发绀重而肺部体征轻）。严重时可发生心力衰竭和休克。胸骨左缘第二肋间可闻及收缩期杂音。以下试验有助于对发绀原因进行鉴别。①高氧试验（hyperoxia test）：吸入纯氧 15min，如动脉血氧分压（PaO_2）或经皮动脉血氧饱和度（SpO_2）较前明显增加，提示为肺实质病变；如无明显变化，提示为 PPHN 或青紫型先天性心脏病。②动脉导管前、后血氧差异试验：比较动脉导管前（右桡动脉或颞动脉）和导管后（左桡动脉或下肢动脉）的 PaO_2 或 $TcSO_2$，如导管前、后 PaO_2 差 >2kPa（15mmHg）或 SpO_2 差 >4%，提示存在动脉导管水平的右向左分流（但无差异不能排除 PPHN，因卵圆孔处的右向左分流对其无影响）。③高氧 – 高通气试验（hyperoxic-hyperventilation test）：气管插管纯氧通气 10~15min，频率 60~80 次 /min，使二氧化碳分压（$PaCO_2$）下降和血 pH 值升高，如 PaO_2 较通气前高 4kPa 或 SpO_2 高 > 8%，提示存在 PPHN，而青紫型先天性心脏病则无此改变。

4. **其他表现**　严重 MAS 可并发红细胞增多症、低血糖、低血钙、缺氧缺血性脑病、多器官功能障碍及肺出血等。

三、辅助检查

1. **实验室检查**　动脉血气分析显示 pH 值降低、PaO_2 降低和 $PaCO_2$ 升高，表现为低氧血症和高碳酸血症，可以有严重混合性酸中毒；其他需检查血常规、血糖、血钙、血生化等，必要时需做气管内吸引物培养或血培养等。

2. **胸部 X 线检查**　胸部 X 线片对诊断 MAS 有重要意义。吸入的胎粪一般在出生后 4h 后到达肺泡，胸部 X 线片才能出现特殊的表现，约 85% 的 MAS 患儿 X 线征象在出生后 48h 最为明显，但约 70% 的 MAS 患儿胸部 X 线表现可与临床表现不相一致，主要表现为两肺透过度增强伴节段性或小叶性肺不张，也可仅有弥漫性浸润影或并发纵隔气肿、气胸等。根据胸部 X 线表现将 MAS 分为三度。①轻度：肺纹理增粗，轻度肺气肿，膈肌轻度下降，心影正常，说明吸入了较稀的胎粪。②中度：肺野有密度增加的粗颗粒或片状团块、云絮状阴影，或有节段性肺不张，伴轻度透亮的囊状气肿，心影偏小。③重度：除上述中度表现外，伴有间质气肿、纵隔积气或气胸等气漏现象。

3. **超声心动图**　应作为 MAS 患儿的常规检查项目，可协助排除先天性心脏病及测定肺动脉压力，并明确是否存在右向左分流，对选择治疗方案具有重要价值。

四、鉴别诊断

1. **新生儿呼吸窘迫综合征**　早产儿多发，因肺泡表面活性物质不足而导致进行性肺不张，起病快，进行性呼吸困难，发绀，吸气性三凹征，呼气性呻吟，胸部 X 线片示两肺透过度普遍下降，可见支气管充气征。详见相关章节。

2. **羊水吸入性肺炎**　单纯羊水吸入较易吸收，症状轻，并发症少。

五、治疗

1.气管内胎粪吸引 对病情较重且出生后不久的患儿，应气管插管做气管内吸引，以尽量吸净气道内胎粪，有助于减轻病情和预防 PPHN 的发生。动物实验表明，胎粪进入气道内 4h 后仍可自气道内吸出胎粪。

2.对症治疗 纠正缺氧、酸中毒、休克，保证气道通畅，注意保暖，保证热量摄入及电解质平衡，适当限制液体。

3. 应用抗生素 最近一项系统回顾和 Meta 分析表明，常规应用抗生素对 MAS 患儿并无益处，也不能降低其发生败血症的概率[9]。但对继发细菌感染者，仍应给予抗生素防治感染，以后根据血液和气管内吸引物细菌培养结果及药物敏感试验结果调整抗生素。

4.补充外源性肺泡表面活性物质 由前述可知，肺泡表面活性物质缺乏是 MAS 的常见病理生理改变，因此，对重症患儿可适当补充外源性肺泡表面活性物质，促进病情恢复。最近一项系统回顾和 Meta 分析表明，补充外源性肺泡表面活性物质能够降低 MAS 患儿机械通气概率，减少 ECMO 的应用和缩短住院时间[9]。

5.治疗呼吸衰竭 呼吸衰竭者给予机械通气。近有研究报道 Bubble NCPAP（nasal continuous positive airway pressure）可显著减少 MAS 患儿在出生后一周内有创机械通气的比例、需要补充外源性肺泡表面活性物质的比例及降低血培养阳性率，虽然对 PPHN 发生率及住院时间无影响，仍有极大临床应用价值，可以作为 MAS 患儿呼吸衰竭的首选治疗方法[10]。

6.治疗 PPHN 碱化血液，常频通气时给予较高频率（>50~60 次/min），维持血液 pH 值在 7.45~7.55；给予血管活性药物降低肺动脉压力而升高体循环压力，给予一氧化氮吸入治疗。及时、合理及正确的处置多能够使患儿迅速痊愈，已很少有患儿需要使用 ECMO。

第二节 胎粪吸入综合征的超声诊断

肺脏超声诊断 MAS 准确可靠。MAS 的超声诊断依据[11, 12]包括：①肺实变伴支气管充气征。这是 MAS 最重要的声像图特点和诊断必备条件，实变区边界不规则或呈锯齿状，可见碎片征；实变范围与疾病严重程度有关，重症患者实变范围可较大，甚至累及双侧肺脏的每一个肺野，轻症患儿可见仅累及个别肋间的、局限于胸膜下的小实变；两侧肺脏实变程度可以不同、同一侧肺脏内也可存在大小不同的实变区。②胸膜线异常（增粗、模糊或消失）与 A 线消失。这是 MAS 的常见超声表现。③非实变区可见 B 线或呈 AIS 改变。④胸腔积液。

15% 左右的患儿可有单侧或双侧不同程度的胸腔积液。⑤肺不张。少数重症患儿（15% 左右）可有肺不张，更为严重者可见肺搏动。⑥双肺点。少数患儿可存在双肺点。

　　需要指出的是，MAS 在超声影像上与肺炎具有十分相似或相同的表现，仅靠超声影像难以把二者区别开来，尤其是初学者，需结合病史及其他实验室检查才能明确诊断。例如，对存在宫内窘迫、羊水胎粪污染和出生时窒息者，当超声影像上呈现上述表现时，可能为 MAS；而对存在胎膜早破、围产期感染史者，则可能为肺炎。但对于晚期新生儿而言，则不存在这样的困惑。

附　MAS 的典型超声影像学表现

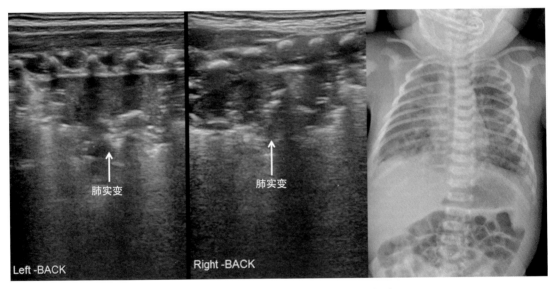

图 7-1　MAS：肺实变伴支气管充气征（1）

G_1P_1，胎龄41周，出生体重3 330g。羊水胎粪污染，出生时窒息，出生后呼吸困难。肺脏超声显示双肺大面积实变伴支气管充气征，边界不规则。胸膜线消失或模糊，A线消失。胸部X线检查符合MAS的特征性改变。

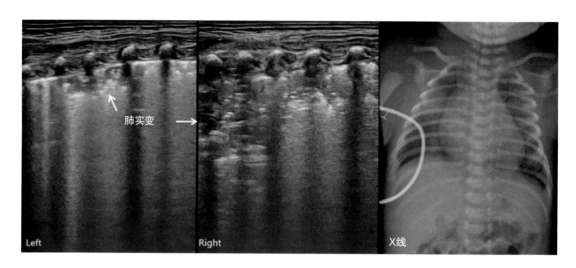

图 7-2 MAS：肺实变伴支气管充气征（2）

G₃P₁，胎龄 39⁺⁶ 周，自然分娩，出生体重 3 350g。胎儿宫内窘迫，羊水胎粪污染，出生时轻度窒息，出生后呼吸困难。肺脏超声示右肺大面积肺实变伴支气管充气征，边缘不规则；左肺实变较轻；胸膜线模糊或消失，A线消失。胸部X线检查符合MAS的特征性改变。

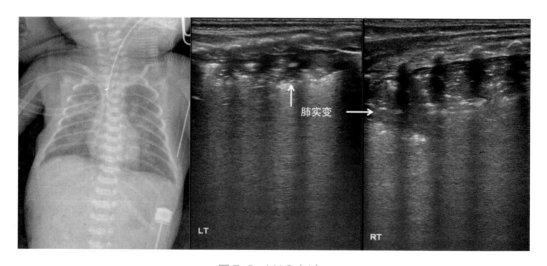

图 7-3 MAS（1）

胎龄32周早产儿，因胎儿宫内窘迫，剖宫产分娩。羊水胎粪污染，出生后重度呼吸困难，胸部X线符合MAS改变。肺脏超声显示双肺累及多个肋间的大面积实变伴支气管充气征，左肺尤为严重（已导致肺不张），胸膜线基本消失，A线消失。这说明MAS同样可以发生于早产儿。

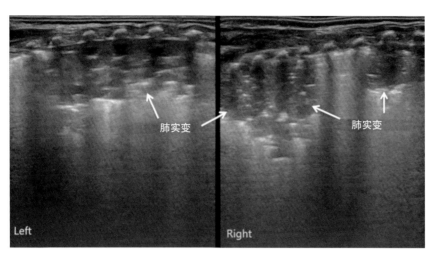

图 7-4 MAS（2）

患儿，男，胎龄39周，出生体重3 750g。羊水胎粪污染，出生时窒息，复苏后呼吸困难。肺脏超声显示左肺一个区域、右肺两个区域的大面积实变伴支气管充气征，胸膜线消失或模糊，A线消失。

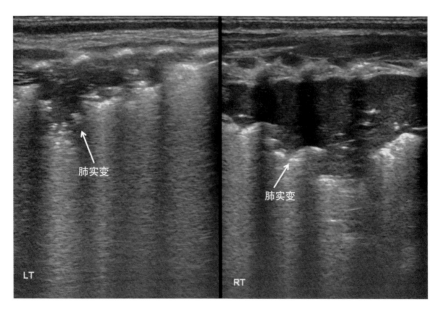

图 7-5 MAS（3）

胎龄31周早产儿。羊水胎粪污染，出生时窒息，肺脏超声显示双肺大面积实变伴支气管充气征，边界不规则，胸膜线消失或模糊，A线消失；右肺实变尤为显著，已经导致较大范围不张。再次证明MAS可见于早产儿。

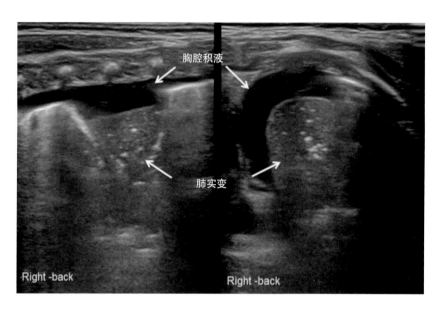

图7-6 MAS（4）

肺脏超声显示较大范围实变伴少许支气管充气征，实变区边缘清晰、规则，提示已导致肺不张；同时可见明显胸腔积液（左图：探头与肋骨垂直扫描。右图：探头与肋骨平行扫描）。

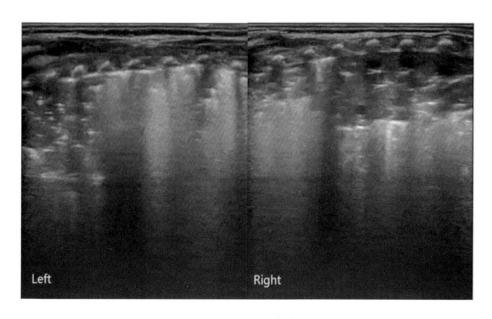

图7-7 MAS（5）

患儿，女，胎龄39周，出生体重3 880g。羊水胎粪污染，出生时重度窒息，复苏后呼吸困难，临床诊断MAS。肺脏超声显示双肺不均匀分布的大面积实变伴支气管充气征，边界不规则，胸膜线模糊或消失，A线消失。

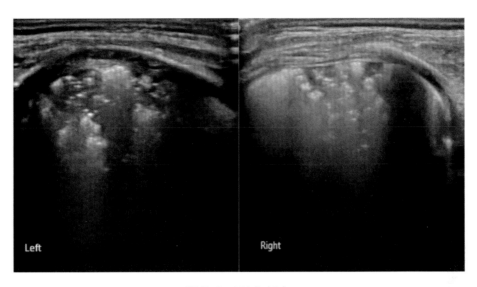

图7-8 MAS（6）

MAS患儿，肺脏超声（探头与肋骨平行扫描）显示双肺在某些肋间呈明显实变伴支气管充气征，边界不规则。

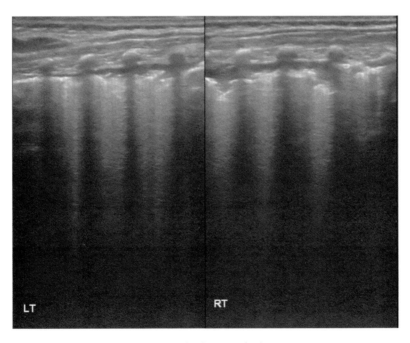

图7-9 轻度 MAS（1）

轻度MAS的肺实变程度可以比较轻。该患儿虽然双肺均可见累及多个肋间的肺实变，但基本均局限于胸膜下，实变区边界同样不规则，胸膜线消失或模糊，A线消失，非实变区呈AIS改变。

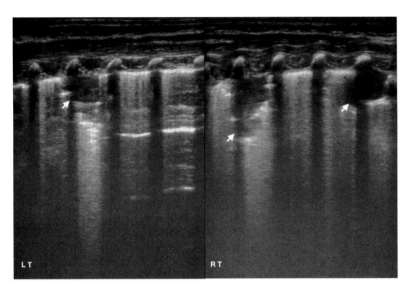

图 7-10　轻度 MAS（2）

轻度MAS患儿。肺脏超声显示左肺累及1个肋间、右肺累及2个肋间的低回声区（即箭头所示实变区），边界不规则，无明显支气管充气征。左肺下野2个肋间大致正常，其余肋间呈AIS改变。

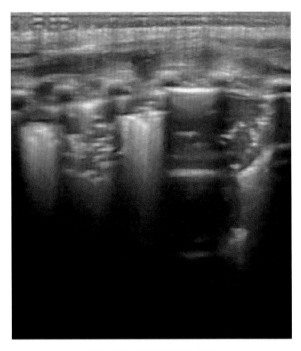

图 7-11　轻度 MAS（3）

轻度MAS患儿。肺脏超声显示累及多个肋间的肺实变伴支气管充气征，每个肋间实变的程度不同，未被累及的肋间仍可正常（右第二肋间：胸膜线与A线均清晰、光滑、规则）。

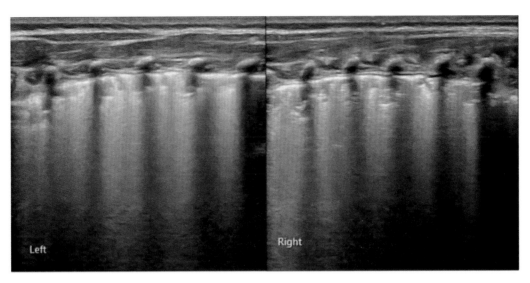

图 7-12 轻中度 MAS

轻中度MAS患儿。肺脏超声显示双肺野每个肋间均呈实变伴支气管充气征表现，胸膜线模糊或消失，A线消失。虽然每个肋间均有实变，但实变的程度并不重，患儿存在呼吸困难，但无呼吸衰竭。

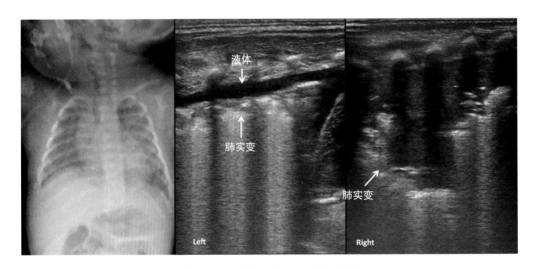

图 7-13 MAS：肺实变伴胸腔积液

胸部X线检查呈MAS改变。肺脏超声显示右肺大面积实变，边界不规则，支气管充气征基本消失，提示实变程度较重；左肺实变范围虽然较广（也是累及多个肋间），但实变程度较右肺轻，支气管充气征仍较为明显。除此之外，左侧胸腔尚可见少量积液，但在X线上却没有明显积液改变，提示在诊断肺部病变方面肺脏超声容易有更多的阳性发现。

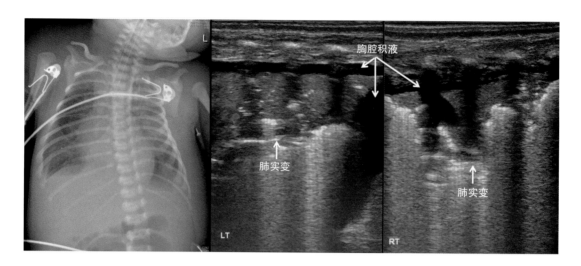

图7-14 MAS：肺实变、胸腔积液、肺搏动

患儿，男，G₁P₁，胎龄41周，出生体重3 330g。羊水胎粪污染，出生时窒息，出生后呼吸困难。胸部X线检查呈典型MAS改变，同时可见胸腔积液。肺脏超声显示双肺大面积肺实变伴支气管充气征，边界不规则，左肺尤为显著，形成肺不张。实时超声下实变的左肺可见肺搏动。

肺搏动

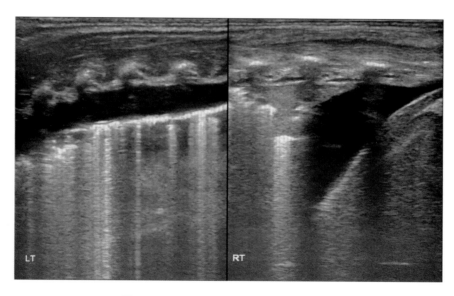

图7-15 MAS：肺实变伴双侧胸腔积液

G₃P₁，胎龄39周，产钳助产分娩，出生体重3 100g。宫内窘迫，羊水重度胎粪污染。出生时重度窒息，自主呼吸弱，气管插管吸出胎粪样物质，复苏后Apgar评分7-9-9分/1-5-10min。因复苏后呼吸困难1h入院，临床诊断为MAS。肺脏超声显示肺实变伴双侧胸腔积液，左肺实变较轻，仅见累及2个肋间的胸膜下局灶性实变；右肺实变程度稍重，可见累及整个肺野的小范围实变。以上实例说明胸腔积液在MAS很常见。

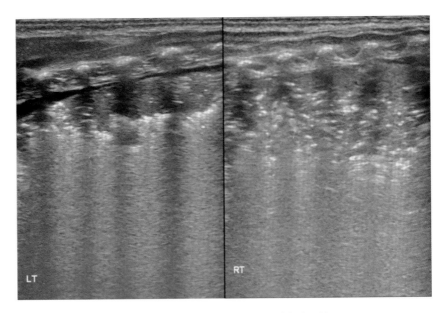

图 7-16 MAS：肺实变伴左侧胸腔积液

羊水胎粪污染，重度窒息，呼吸困难，临床诊断为 MAS。肺脏超声显示双肺大面积实变伴支气管充气征，已导致相应部位肺不张，右侧尤为显著；实变区边缘可见碎片征。此外，左侧胸腔还可见少量胸腔积液。

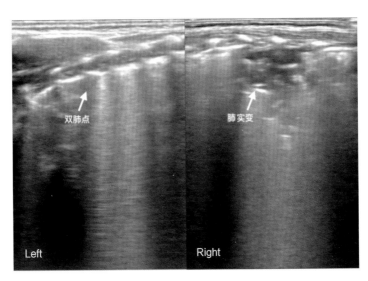

图 7-17 MAS：肺实变 + 双肺点

胎龄 38⁺ 周，自然分娩，出生体重 3 080g。有窒息和羊水胎粪污染史，临床诊断为 MAS。肺脏超声右肺可见实变伴支气管充气征，左肺可见双肺点，证实在 MAS 时也可以有双肺点征象，即双肺点不是湿肺的特异性征象。

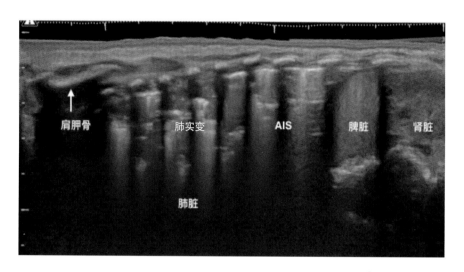

图 7-18　MAS 宽景成像模式（1）

轻度MAS患儿，宽景成像模式（左肺），依次显示肾脏、脾脏和肺脏。肺内在不同肋间分别可见水肿（AIS）、不同程度的实变及被肩胛骨遮挡的部分，再次提示MAS肺部病变程度的分布是不均匀的，与不同部位吸入胎粪颗粒量的多少有关。

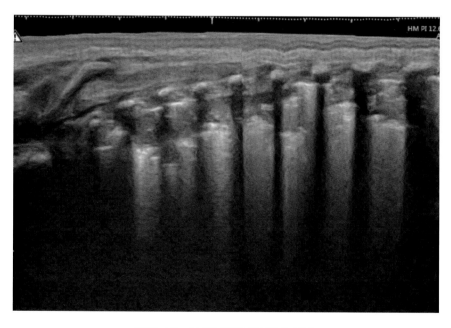

图 7-19　MAS 宽景成像模式（2）

MAS患儿，肺脏超声宽景成像模式，显示肺脏（右侧）在每一肋间均存在明显实变及支气管充气征，边界不规则。可见，宽景成像模式有助于了解整个肺野在不同肋间的病变程度及性质。

参考文献

［1］VAN YERLAND Y，DE BEAUFORT A J. Why does meconium cause meconium aspiration syndrome？ Current concepts of MAS pathophysiology. Early Hum Dev，2009，85：617-620.

［2］DARGAVILLE P A，COPNELL B. Australian and New Zealand Neonatal Network. The Epidemiology of Meconium Aspiration Syndrome：Incidence，Risk Factors，Therapies，and Outcome. Pediatrics，2006，117（5）：1712-1721.

［3］XU H，HOFMEYR J，ROY C，et al. Intrapartum amnioinfusion for meconium-stained amniotic fluid：a systematic review of randomised controlled trials. BJOG：an International Journal of Obstetrics & Gynaecology，2007，114（4）：383-390.

［4］PARKER T A，KINSELLA J P. Meconium Aspiration Syndrome. In Gleason CA，Devaskar SU. Avery's Diseases of the Newborn. 9th ed，Elsevier Saunders，Philadelphia，USA，2012：652-653.

［5］ABU-SHAWEESH J M. Meconium Aspiration Syndrome. In Martin R J，Fanaroff A A，Walsh M C. Fanaroff and Martin's Neonatal-Perinatal Medicine. 9th ed，Elsevier Mosby，Louis，USA，2011：1157-1160.

［6］LEE J，ROMERO R，LEE K A，et al. Meconium Aspiration Syndrome：A Role for Fetal Systemic Inflammation. Am J Obstet Gynecol，2016，214（3）：366.e1-9.

［7］YURDAKÖK M. Meconium aspiration syndrome：do we know？ Turk J Pediatr. 2011 Mar-Apr，53（2）：121-129.

［8］邵肖梅，叶鸿瑁，丘小汕.实用新生儿学.4版.北京：人民卫生出版社，2011：398-401.

［9］NATARAJAN C K，SANKAR M J，JAIN K，et al. Surfactant therapy and antibiotics in neonates with meconium aspiration syndrome：a systematic review and meta-analysis. J Perinatol，2016，36（Suppl 1）：S49-S54.

［10］PANDITA A，MURKI S，OLETI T P，et al. Effect of Nasal Continuous Positive Airway Pressure on Infants With Meconium Aspiration Syndrome：A Randomized Clinical Trial. JAMA Pediatr，2018，172（2）：161-165.

［11］PIASTRA M，YOUSEF N，BRAT R，et al. Lung ultrasound findings in meconium aspiration syndrome. Early Hum Dev，2014，90（Suppl 2）：S41-S43.

［12］LIU J，CAO HY，FU W. Lung ultrasonography to diagnose meconium aspiration syndrome of the newborn. J Intern Med Res，2016，44（6）：1534-1542.

第八章
新生儿肺不张

第一节 肺不张的基础与临床

在宫内，胎儿的肺是不张的；出生后 20min 肺容积达到 17mL，3~6h 达到 36mL，而肺完全扩张通常需要数天的时间。肺的扩张首先开始于肺的前缘和肺尖，脊柱旁、中央和后背扩张较晚。如果由于任何原因，导致肺不能扩张或引起肺组织萎陷，不能充气或通气血流比值失调而失去正常功能时，则称为肺不张（pulmonary atelectasis），可累及一个肺叶、肺段或整个肺脏[1]。可见，肺不张不是一种独立的疾病，而是多种疾病的常见并发症。肺不张是新生儿呼吸困难、病情迁延及撤机困难的常见原因之一，及时正确地诊断对合理治疗、改善病情及预后具有重要意义。

一、病因与病理生理

与成人和儿童相比，新生儿更容易发生肺不张，与其肺实质发育不成熟，肺泡与毛细血管均未发育完成，肺泡管 – 终末支气管 – 细支气管等的塑形性大，胸廓发育不成熟、顺应性较强而稳定性较差等有关[2]，因此，胎龄越小、出生体重越低的早产儿，肺不张的发生率越高[3]。新生儿肺不张的常见病因包括呼吸窘迫综合征、细菌性肺炎、胎粪吸入综合征、胃食管反流、支气管肺发育不良、胸腔积液、气胸和接受呼吸机治疗等[4-6]。

1. 先天性肺不张　由于支气管先天性发育不良或未发育所导致，先天性胸腔积液（如大量乳糜胸等）也可引起先天性压迫性肺不张[5]。

2. 外力压迫　肺实质或支气管受压有以下几种情况。①胸廓运动障碍：见于神经、肌肉和骨骼异常，如严重中枢神经系统损伤、多发性神经根炎、脊髓肌肉萎缩、重症肌无力及骨骼畸形等。②膈肌运动障碍：膈神经麻痹或腹腔内压力显著增高。③肺膨胀受限：由于胸腔内负压减低或压力增高，如大量胸腔积液、胸腔积气、膈疝、肿瘤、心脏显著增大等。④支气管受外力压迫：各种原因压迫支气管使管腔堵塞，空气不能进入肺组织。如扩大的左心房及肺动脉可压迫左总支气管导致左肺不张。

3. 支气管或细支气管内梗阻　①异物：异物堵塞支气管或细支气管引起大叶性或肺段性肺不张。较大的异物堵塞器官或主支气管可引起双侧或一侧肺不张，支气管异物所致肺不张在新生儿少见。②支气管病变：气管 – 支气管软化、气道狭窄或扩张等。③黏稠分泌物堵塞支气管：新生儿呼吸道狭小，支气管易被黏稠分泌物堵塞，这是新生儿肺不张最常见的原因之一。见于重症肺炎、胎粪吸入综合征、乳汁吸入、呼吸窘迫综合征、慢性肺疾病、食管闭锁修复术后等，由于支气管黏膜肿胀、平滑肌痉挛，黏稠分泌物堵塞呼吸道而引起肺不张。

4.非阻塞性肺不张　①主要见于各种原因引起的原发性或继发性肺泡表面活性物质缺乏的患儿。正常肺泡的表面张力为 $6dyn/cm^2$，肺泡表面活性物质缺乏时，呼吸窘迫综合征患儿的肺泡表面张力可达 $236dyn/cm^2$，由于表面张力增大，肺泡回缩力增加而引起肺泡萎陷，造成多处微型肺不张（microatelectasis）。②呼吸过浅：长期或大量使用镇静剂、麻醉剂的患儿，昏迷或极度衰弱的患儿，当肺内压力不足以抵抗局部肺泡表面张力时，即可逐渐导致肺泡关闭与肺不张。因此，鼓励或刺激患儿深呼吸有助于防止肺泡关闭或使因呼吸浅表而关闭的肺泡复张。

5.机械通气　机械通气是导致新生儿肺不张的重要因素之一，这种情况更常见于胎龄 <37 周的早产儿和出生体重 <1 000g 的超低出生体重儿[1]。气管插管位置不正确或（和）分泌物堵塞可能是其主要原因。理论上，由于气管插管的远端更容易进入右侧支气管，气体进入右侧肺脏而导致左侧肺脏通气不足或分泌物阻塞而发生肺不张；实际上，右肺不张可能更常见[1]。因此，对需要接受呼吸机治疗的患儿，准确判断插管深度及插管位置十分重要，并应尽可能避免反复插管，反复插管也是早产儿和低出生体重儿肺不张的重要原因之一[7]。此外，正在接受呼吸机治疗的患儿，头部和颈部的移动可引起插管位置不适当的变化或气管插管的扭曲变形，因此，对他们的头部进行适当固定是很有必要的，且不要轻易搬动其头颈部，除非有医学指征[8,9]。

二、临床表现

1.一侧或双侧肺不张　主要表现为呼吸困难进行性加重和发绀，常在哭闹或用力后加重；如不存在青紫和呼吸困难，则常见患儿精神萎靡和苍白，并可因进食不足及呼吸道水分丢失而有脱水表现。查体可见以下体征：①患侧胸廓扁平或缩小，呼吸运动受限，吸气时可见胸骨上窝凹陷。②气管及心尖搏动向患侧移位。③叩诊可呈轻微浊音。④听诊肺部呼吸音减弱或消失；深吸气时闻及粗湿啰音是新生儿肺不张的重要体征。⑤因肺容积缩小，致膈肌抬高。

2.大叶性肺不张　呼吸困难可不明显，体征近似单侧肺不张，但程度较轻，且随不张肺叶的不同而有所不同。上肺叶不张时气管向患侧移位而心脏不受影响，叩诊时浊音仅限于胸前区。下肺叶不张时，心脏向患侧移位而气管位置不变，叩诊时浊音位于背部近脊椎处。中叶肺不张时体征不明显，往往难以查出。

3. 肺段性肺不张 临床表现极轻微，不易被发现。可发生于任何肺段，但以左上叶最少见。仅在先天性心脏病、扩大的左肺动脉压迫左上叶支气管时引起左上叶肺不张。

三、病程与预后

梗阻性肺不张可以短暂或持久。肺炎、气管 – 细支气管炎、胎粪吸入等所致黏液栓塞或黏膜水肿引起的肺不张，随着炎症吸收好转，肺不张也随之复张。双侧或大面积肺不张可引起患儿死亡，有报道新生儿肺不张的病死率为 11.7%。

四、并发症

如肺不张长期存在，可继发感染或使原有感染加重，造成支气管损害及炎症分泌物潴留，久之则导致支气管扩张或肺气肿。应注意与大叶性肺炎、胸腔积液及肺栓塞区别。诊断主要依靠辅助检查。

五、辅助检查

1. 肺功能检查 可见肺容量减小，肺顺应性下降，通气血流比值异常，程度不等的动静脉分流及低氧血症等。

2. 胸部 X 线检查 主要特点为均匀的致密阴影，占据肺的一侧、一叶或肺段。阴影无结构，肺纹理消失及肺体积缩小。一侧或大面积肺不张时可见肋间隙变窄、胸腔缩小。下叶肺不张在正面胸片中呈三角形阴影，位于脊柱与膈肌之间，在侧位胸片中靠近后胸壁。上叶肺不张在正、侧位胸片均呈楔形，尖端指向肺门。右肺中叶不张，则正位胸片呈三角形，底部位于心影的右缘，尖端指向外侧；侧位胸片呈楔形，底部靠近前胸壁，位于膈肌之上，尖端指向后上。

六、治疗

针对病因治疗，有特殊病因者应去除病因，如取出异物、应用抗生素等。经常改变患儿体位，并尽量取俯卧位，加强雾化及拍背使分泌物易于排出。有研究报道，采用 3%NaCl 溶液雾化吸入，对新生儿肺不张有较好疗效[10]。用气管插管做支气管灌洗及吸引分泌物是治疗新生儿肺不张的有效方法，每天可酌情给予数次；但严重与顽固的支气管堵塞可能需要纤维支气管镜治疗[11-13]。纤维支气管镜治疗新生儿肺不张有良好效果，但有一定的风险及副作用或并发症，需在有条件的单位、由经验丰富的医师负责实施。近来，我们开展了在超声监测下的支气管肺泡灌洗治疗新生儿肺不张，效果较好，且副作用小，无并发症[14]；对压迫性肺不张（如胸腔积液所致者），也可在超声监测定位下进行胸腔穿刺引流[5]。

第二节　肺不张的超声诊断

长期以来，临床对肺不张的诊断主要依靠胸部 X 线检查、CT 扫描和纤维支气管镜检查等，其中纤维支气管镜检查是诊断肺不张最可靠的手段，但由于技术要求相对较高，短期内难以普遍开展，且有一定的创伤性和潜在危险性；CT 扫描射线损伤更大，不能在床边开展，对新生儿重症监护治疗病房（neonatal intensive care unit, NICU）内的重病患儿不能做到及时诊断；胸部 X 线检查不但射线损伤大，根据我们的研究与经验，胸部 X 线检查只能发现 70% 左右的新生儿肺不张，由于患儿体位、病变部位及透射方向或透射角度的影响，常常难以发现潜在的隐匿性肺不张。相对而言，肺脏超声诊断新生儿肺不张更为准确可靠，可及时发现病灶，明确病变部位、程度及范围，对指导治疗具有重要的参考价值。

1. 局灶性肺不张　是指肺脏超声检查发现肺野内较大范围的病变，并经胸部 X 线检查证实相应部位病变的肺不张。局灶性肺不张在超声下均具有以下表现[15-17]：①病变部位的大面积实变伴支气管充气征（严重者呈平行排列的线状高回声）或支气管充液征（呈树枝状分布的线状低回声）。②实变区的边缘较为规则清晰。③动态支气管充气征：严重或大面积肺不张早期，在实时超声下可见动态支气管充气征；当病程较久、发展至晚期时，则动态支气管充气征常消失。④实变区胸膜线异常及 A 线消失，而非实变区二者仍可存在。⑤在严重或大面积肺不张早期，在实时超声下常可见肺搏动，肺滑往往消失；但在小范围局限性肺不张，肺搏动常不明显，肺滑仍可存在。⑥彩色多普勒超声于实变区可见肺血流（频谱），这是不张的肺组织能够恢复的生理基础，故当肺不张发展至晚期时，肺血流可消失。

2. 隐匿性肺不张　早期我们在研究新生儿肺不张的超声诊断时，提出了"隐匿性肺不张"的概念[16, 17]。隐匿性肺不张是指传统胸部 X 线检查没有发现而超声检查能够发现，并经 CT 检查证实的那些潜在的、局限性的肺不张，常见于撤机困难的患儿或早产儿。在超声下主要表现为[16, 17]：①局限性肺实变伴点状支气管充气征，实变区的边缘可不规则。②病变部位胸膜线与 A 线消失，但非病变区肺超声征象仍可正常或呈 AIS 改变。③由于实变范围局限，在实时超声下常无肺搏动，肺滑仍可存在。

肺不张最主要的超声征象是肺实变伴支气管充气征，实时超声下见肺搏动及肺滑消失对肺不张的诊断有进一步的确诊价值。大面积局灶性肺不张时，肺实变显著，实变范围大，支气管充气征也愈加明显，甚至呈平行排列；但如病情发展至晚期，则实变肺组织内的支气管充气被完全吸收，而外界气体又难以进入实变区，则此时支气管充气征则消失。隐匿性的局限性肺不张则肺实变范围较小，支气管充气征也可不明显，可局限于1~2个肋间。由于病变范围局限，实时超声下肺搏动不明显，肺滑也可不消失。传统X线检查难以发现这些"隐匿性"肺不张的可能原因是：①病变范围的影响。病变范围太小。②病变部位及X线透照角度的影响。如位于肺野深部、患儿后背部的病变，常规前后位照射使本来"隐匿"的病变显示不清。③X线透照剂量不足。④患儿自主呼吸或辅助通气的影响。由于新生儿不能像儿童或成人那样很好地与技术人员配合，故经常在患儿的吸气相成像。⑤体位的影响。新生儿，尤其是重症患儿在床旁摄片时，很难使其体位摆放得完全正直。

　　胸膜线与A线消失也是肺不张的常见超声征象，其消失的范围与肺不张的程度有关。大面积肺不张时整个肺野内胸膜线与A线均可消失；而局灶性肺不张时则仅病变部位内胸膜线与A线均消失，其他部位回声仍可正常。

附　肺不张的典型超声影像学表现

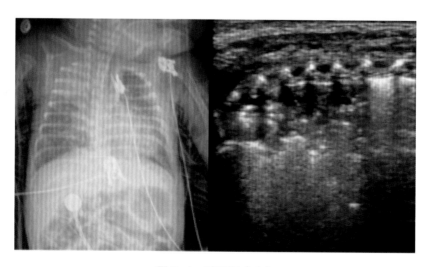

图8-1　肺不张（1）

胎龄28⁺¹周，自然分娩，出生体重1 020g。因宫内感染性肺炎入院，多次痰培养肺炎克雷伯菌阳性，因严重呼吸困难给予呼吸机治疗。至出生后2个月仍不能撤机。肺脏超声显示右上肺野大面积实变伴支气管充气征，胸膜线模糊或消失，A线消失，胸部X线检查证实为肺不张。

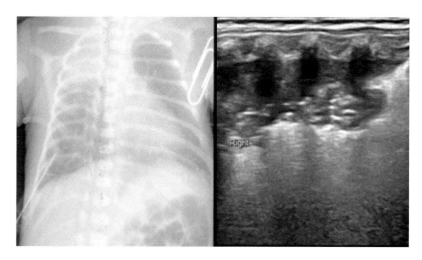

图 8-2　肺不张（2）

胎龄29⁺¹周，出生体重890g。因RDS给予机械通气治疗。床旁超声显示右上肺野大面积肺实变伴支气管充气征（实变区内的强回声反射）和支气管充液征（实变区内的低回声反射），实变区边界较为规则，胸膜线与A线消失，胸部X线检查证实为局灶性肺不张。

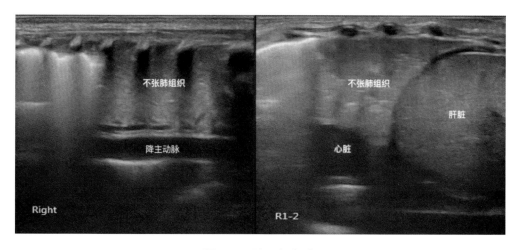

图 8-3　肺不张（3）

胎龄29⁺⁵周，出生体重1 570g。出生时无窒息，Apgar评分8-8-9分/1-5-10min。入院时动脉血气分析：pH 7.11，$PaCO_2$ 80.8mmHg。血常规：WBC 41×10^9/L，N 80%，L/T（杆状核细胞/中性粒细胞）26%，CRP 16.8mg/L，PCT 21.6ng/mL。临床诊断为RDS、宫内感染性肺炎和败血症，给予呼吸机治疗。出生后6d肺脏超声显示右下肺大面积实变，实变区边界清楚、规则，胸膜线与A线消失（左：探头置于背部扫描。右：探头置于前胸扫描）。

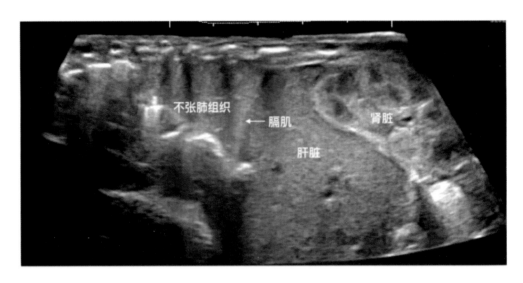

图 8-4 肺不张（4）

胎龄28^{+6}周，出生体重1 450g。以RDS入院，呼吸机治疗18d后撤机，但撤机后仍呼吸困难明显。肺脏超声（从右至左）依次显示肾脏、肝脏、膈肌及超声下呈肝样变的肺组织（即肺实变），实变区边界规则，胸膜线基本消失，A线消失，符合肺不张的超声影像学特点。

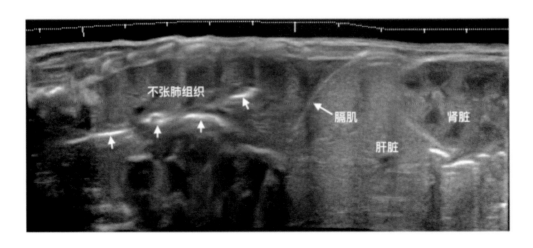

图 8-5 肺不张（5）

胎龄30^{+4}周，剖宫产分娩，出生体重1 480g。因RDS给予呼吸机治疗，并发呼吸机相关性肺炎，血常规检查支持诊断（WBC 30.2×10^9/L、PLT 103×10^9/L）。14d后撤离有创呼吸机后改为CPAP治疗，不久再次出现呼吸困难。查体：吸气性呼吸困难，三凹征（＋），右肺叩诊呈实音，听诊呼吸音消失。肺脏超声（宽景成像）显示整个右肺严重实变伴支气管征（由于肺实变程度较重，仅在较粗大的支气管内有气体残留，末梢细支气管内的气体已全部被吸收），实时超声下可见动态支气管充气征。

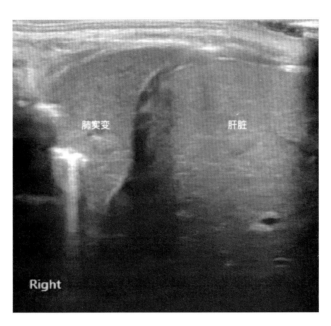

图 8-6　肺不张（6）

胎龄29周早产儿，因宫内感染性肺炎予呼吸机治疗，因感染气管内分泌物及痰液多而黏稠，撤机延迟。出生后2周，肺脏超声显示右肺下叶呈典型肝样变的肺组织（即肺实变），实变按肺叶分布，故边界清晰、规则，提示为肺不张。

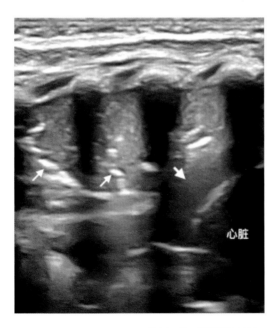

动态支气管充气征 + 肺搏动

图 8-7　肺不张（7）

肺脏超声可见累及多个肋间的肺实变伴支气管充气征，实变区边界规则，胸膜线与A线消失。实时超声下可同时见动态支气管充气征（细箭头处最为明显）和肺搏动（靠近心脏边缘的肺组织，即粗箭头处最为明显）。

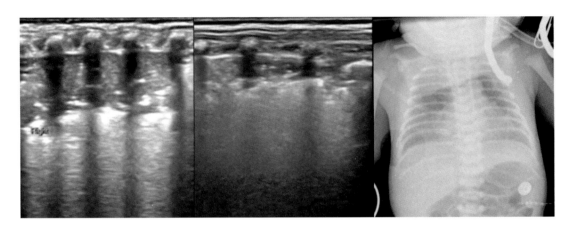

图 8-8 双上肺不张

胎龄36^{+6}周，自然分娩，出生体重2 850g。出生时无窒息，胎膜早破41h。出生后不久出现呼吸困难，入院时双肺均可闻及密集湿啰音，并逐渐出现发热，诊断为宫内感染性肺炎。经治疗，体温逐渐下降，但呼吸困难仍较明显。出生后12d肺脏超声显示双上肺野均存在不同范围的实变伴支气管充气征，右侧尤为严重，胸膜线模糊或消失，A线消失，胸部X线检查证实为双上肺不张。

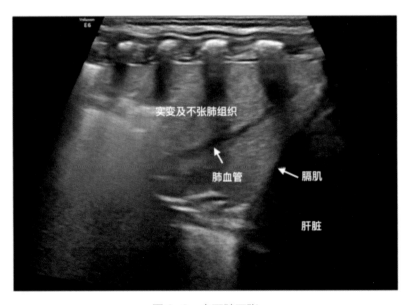

图 8-9 右下肺不张

胎龄37^{+5}周，剖宫产分娩，出生体重3 245g。无窒息，出生后呼吸困难，双肺闻及密集湿啰音。动脉血气分析：pH 7.26，PaCO$_2$ 48mmHg，PaO$_2$ 67mmHg，BE-5mmol/L。血常规：WBC 50×10^9/L，杆状核比例3%，N 76%，PLT 22×10^9/L，CRP 76mg/L，胸部X线符合肺炎改变。出生后9d肺脏超声显示右下肺野累及多个肋间的实变，胸膜线消失，边界清楚，未见支气管充气征（实变肺组织内的气体被完全吸收），提示为右下肺不张。

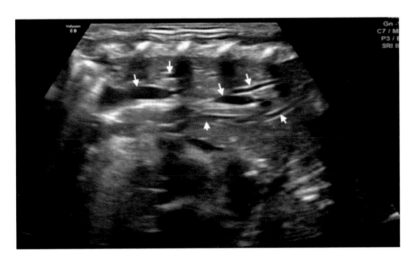

图 8-10　肺不张：肺实变伴支气管充液征

超声下可见大面积肺实变，实变区内的管状无回声提示支气管内充满液体（箭头），支气管管壁呈高回声，即支气管充液征。肺实变伴支气管充液征比较少见，是严重肺实变的特征性改变之一。

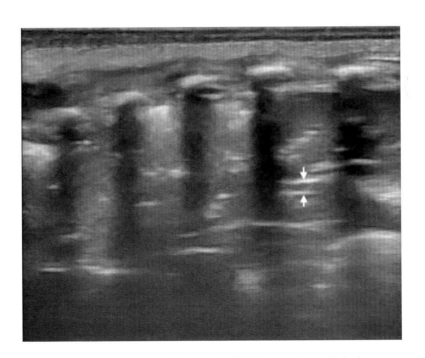

图 8-11　肺不张：肺实变伴平行排列的支气管充气征（1）

超声下可见大面积肺实变，实变区边界规则，实变区内可见支气管充气征，部分支气管充气征呈平行排列（箭头），胸膜线与 A 线消失。

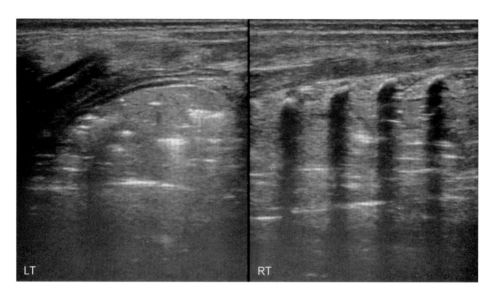

图 8-12　肺不张：肺实变伴平行排列的支气管充气征（2）

肺脏超声显示双肺大面积实变伴支气管充气征（左图：探头与肋间隙平行扫描。右图：探头与肋间隙垂直扫描），支气管充气征近似平行排列，实变区边界规则，胸膜线与A线消失。

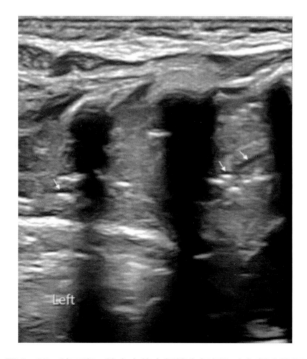

图 8-13　肺不张：肺实变伴支气管充气征和支气管充液征

左肺不张患儿。肺脏超声显示大面积肺实变伴支气管充气征（实变区内的点状或线性高回声反射）和支气管充液征［实变区内的无回声反射（箭头所示）］，实变区边界规则，胸膜线与A线消失。

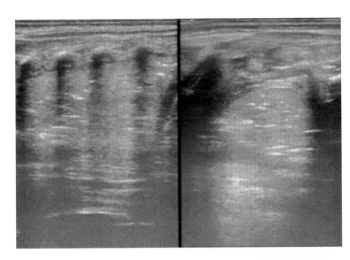

动态支气管充气征（1）

动态支气管充气征（2）

图 8-14　肺不张：动态支气管充气征

超声下可见大面积肺实变伴支气管充气征，实时超声下可见实变肺组织内的支气管充气随呼吸运动在肺组织内运动，称为动态支气管充气征（左图：探头与肋骨垂直扫描。右图：探头与肋骨平行扫描）。

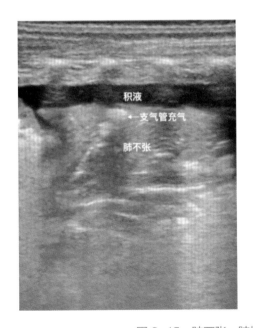

肺搏动

图 8-15　肺不张：肺搏动

肺脏超声显示大面积肺实变伴支气管充气征及少量胸腔积液，实时超声下可见该实变肺组织随着心脏的搏动而搏动，实变（不张）肺组织这种形式的运动称为肺搏动，同时显示动态支气管充气征。

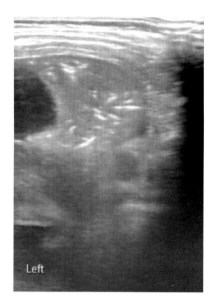

肺搏动 + 动态支气管充气征

图 8-16 肺不张：肺搏动 + 动态支气管充气征

左下肺不张患儿。肺脏超声显示左下肺实变伴支气管充气征，实变区边界规则，同时可见少量胸腔积液。实时超声下可见肺搏动及动态支气管充气征。

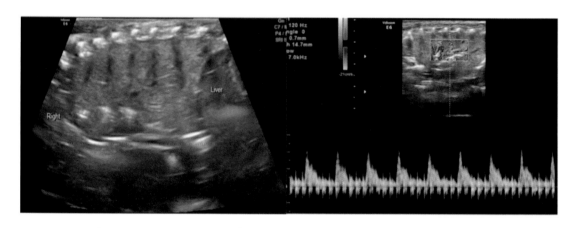

图 8-17 肺不张：实变区内血流供应（1）

试管婴儿，胎龄25^{+3}周，因胎膜早破11d，自然分娩，出生体重730g。Apgar评分7-7-7分/1-5-10min。因早产及呼吸困难入院。血常规：WBC 55×10^9/L，中幼粒细胞比例4%，晚幼粒细胞比例8%，杆状核粒细胞比例9%，N 59%，PLT 146×10^9/L，CRP 90.0mg/L。入院诊断为新生儿（宫内）感染性肺炎。出生后第4天肺脏超声显示右下肺叶实变伴少许支气管充气征，肺实质回声与邻近肝脏回声接近，胸膜线与A线消失（左）；彩色多普勒超声可见实变区肺组织内肺动脉血供及血流频谱（右）。既往国外文献认为不张的肺组织内血流消失；但我们研究发现，在肺不张早期，不张的肺组织内血供是存在的，血供存在是实变与不张肺组织能够恢复正常的病理生理基础。

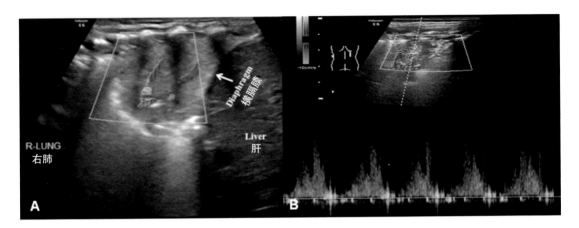

图 8-18　肺不张：实变区内血流供应（2）

胎龄 32 周，剖宫产分娩，出生体重 2 050g。因肺炎入院，出生后 1 周肺脏超声显示右下肺累及多个肋间的肺实变，实变区边界规则，支气管充气基本消失，胸膜线及 A 线消失，提示存在肺不张。彩色多普勒超声显示实变区内存在血液供应及血流频谱。

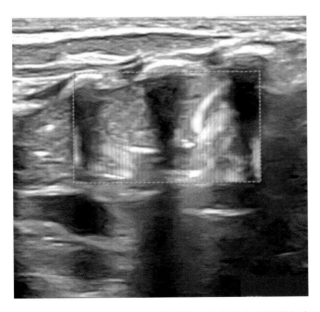

肺不张的血流供应

图 8-19　肺不张：实变区内血流供应（3）

肺脏超声显示累及多个肋间的实变伴支气管充气征，彩色多普勒超声显示实变区有丰富的血流供应，实时超声下可见动态血供状况。

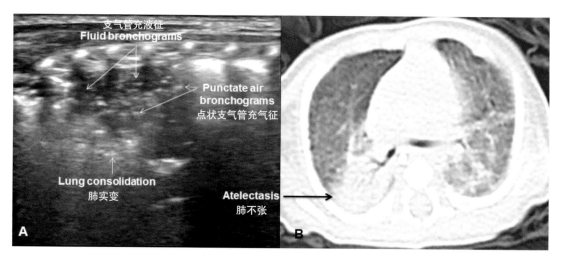

图 8-20　隐匿性肺不张（1）

肺脏超声显示右肺累及多个肋间的实变伴支气管充气征和支气管充液征，边界欠规则，胸膜线部分消失，A线消失。但胸部X线检查未发现明显异常，因呼吸困难明显，进一步行胸部CT检查，发现相应部位存在肺不张。我们把这种肺脏超声能够发现而胸部X线未能发现，但经胸部CT检查证实存在的肺不张，称为"隐匿性肺不张"。

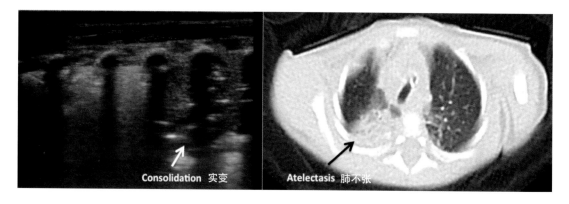

图 8-21　隐匿性肺不张（2）

肺脏超声显示右肺累及两个肋间的实变伴支气管充气征，边界较为清楚，胸膜线与A线消失，经CT证实该处存在肺不张。

参考文献

［1］DOMINGUEZ M C，ALVARES B R. Pulmonary atelectasis in newborns with clinically treatable diseases who are on mechanical ventilation：clinical and radiological aspects. Radiol Bras，2018，51（1）：20-25.

［2］SMITH L J，MCKAY K O，VAN ASPEREN P P，et al. Normal development of the lung and premature birth. Paediatr Respir Rev，2010，11：135-142.

［3］JOHNSTON C，CARVALHO W B. Atelectasis：mechanisms，diagnosis and treatment in the pediatric patient. Rev Assoc Med Bras，2008，54（5）：455-460.

［4］ALVARES B R，PEREIRA I M R，MEZZACAPPA M A，et al. Atelectasia pulmonarem recém-nascidos：etiologia e aspectos radiológicos. Sci Med，2012，22（1）：43-52.

［5］LIU J，REN X L，LI J J. POC-LUS Guiding Pleural Puncture Drainage to Treat Neonatal Pulmonary Atelectasis Caused by Congenital Massive Effusion. J Matern Fetal Neonatal Med，https：//doi. org/10.1080/14767058.2018. 1526921.

［6］PRADO V A. Pulmonary atelectasis and hyaline membrane disease in children. Ginecol Obstet Mex，2012，80（11）：733-739.

［7］CASTILLA-CASTILLA C M，VIDALES-ROQUE L B，PÉREZ-DURÁN J. Factors associated with atelectasis following extubation in very low weight premature newborns. Rev Med Inst Mex Seguro Soc，2014，52（6）：638-643.

［8］LANGE M，JONAT S，NIKISCHIN W. Detection and correction of endotracheal tube position in premature neonates. Pediatr Pulmonol，2002，34：455-461.

［9］DONN S M，KUHNS L R. Mechanism of endotracheal tube movement with change of head position in the neonate. Pediatr Radiol，1980，9：37-40.

［10］Dilmen U，Karagol B S，Oguz S S. Nebulized hypertonic saline and recombinant human DNase in the treatment of pulmonary atelectasis in newborns. Pediatr Int，2011，53（3）：328-331.

［11］刘淑华，申月波，刘翠青，等.纤维支气管镜肺泡灌洗术治疗新生儿肺不张的效果及安全性.中华围产医学杂志，2015，18（12）：916-920.

［12］马友凤，王惠丽，谢俊英.纤维支气管镜诊治新生儿肺不张24例临床分析.医学研究杂志，2012，41（3）：157-159.

［13］PETER J，MOGAYZEL J，张倩倩.支气管镜检查在儿科临床中的应用.中华儿科杂志，2010，48（10）：724-728.

［14］LIU J，REN X L，FU W，et al. Bronchoalveolar Lavage for the Treatment of Neonatal Pulmonary Atelectasis under Lung Ultrasound Monitoring. The Journal of Maternal−Fetal & Neonatal Medicine，30（19）：2362−2366.

［15］LICHTENSTEIN D，MEZIERE G，SEITZ J. The dynamic air bronchogram. A lung ultrasound sign of alveolar consolidation ruling out atelectasis. Chest，2009，135（6）：1421−1425.

［16］刘敬，刘颖，王华伟，等 . 肺脏超声对新生儿肺不张的诊断价值 . 中华儿科杂志，2013，51（9）：644−648.

［17］LIU J，CHEN S W，LIU F，et al. The Diagnosis of Neonatal Pulmonary Atelectasis Using Lung Ultrasonography. Chest，2015，147（4）：1013−1019.

第九章

新生儿肺出血

第一节 新生儿肺出血的基础与临床

新生儿肺出血（pulmonary hemorrhage of the newborn, PHN）是临床常见新生儿危重疾病，在活产婴儿中高达 1‰ ~12‰，在有高危因素的新生儿中发生率可上升至 50‰[1]。其病因复杂、起病凶险、病情进展快，在呼吸机普遍应用之前是导致新生儿死亡的最常见的重症肺疾病之一[2]。虽然早在 2001 年，中华医学会新生儿学组即牵头制定了《新生儿肺出血诊断与治疗方案》[3]，治疗技术也有了长足进步，但 PHN 的预后仍不乐观[4-6]，故有关 PHN 治疗技术的研究长期以来一直受到儿科和新生儿科医师的高度关注。

一、病因与高危因素

PHN 的主要高危因素包括早产、宫内生长受限、胎盘早剥、动脉导管未闭、出生时重度窒息、缺氧或氧中毒、凝血障碍与弥散性血管内凝血、呼吸窘迫综合征、胎粪吸入、低血压、重症感染与败血症、红细胞增多症与高黏滞血症、机械通气、多胎、早产与低出生体重、男性婴儿、应用肺泡表面活性物质等[1, 2]。其中以宫内感染、呼吸窘迫综合征、重度窒息、胎粪吸入综合征、胎盘早剥、宫内生长受限最为常见，其次为出生后感染（败血症和弥散性血管内凝血）。需要注意的是，宫内生长受限是新生儿肺出血的独立高危因素。

二、病理变化

新生儿肺出血可分为三种病理类型：点状出血、局灶性出血和弥漫性出血。出血肺组织外观肿胀，呈深红色。镜检主要表现为肺泡出血，也可有间质出血、肺泡结构破坏、肺毛细血管扩张充血[7]。

三、临床表现

新生儿肺出血最常发生于出生后最初几天，其中发生于出生后 24h 之内者占 70%，发生于出生后 72h 之内者占 80%，发生于出生后 1 周之内者占 90%，出生 1 周之后发病者不到 10%。患儿多有较为严重的原发疾病或高危因素，在原发疾病的基础上，常表现为全身状况突然恶化、烦躁不安、青紫与呼吸困难突然加重、肺部中细湿啰音突然增多，严重者自口鼻或气管插管内流出血性泡沫样液体。动脉血气分析可显示酸中毒突然加重或难以纠正（有人认为没有酸中毒就没有肺出血）。因此，对存在高危因素的患儿，当病情突然加重恶化时，应高度怀疑肺出血的可能[2, 3, 7]。

四、诊断

诊断首先依赖于对该病的高度警惕性，结合病史、临床表现、实验室检查和胸部 X 线表现。血常规检查与血培养有助于明确感染因素，动脉血气分析常表现为恶化的高碳酸血症、低氧血症和严重酸中毒。胸部 X 线的典型表现为：①双肺透过度降低，出现广泛性、斑片性或局灶性磨玻璃样变。②肺血管淤血影。两肺门血管影增多，呈粗颗粒、网状影像。③心影扩大，以左心室增大为主，严重者心胸比例 >0.6。④大量（严重）肺出血。两肺透过度显著降低，可呈"白肺"样改变[1-3, 7]。

五、治疗

1. 保持呼吸道通畅　肺出血一旦诊断，应立即进行气管插管，尽可能吸干净气道内的血性分泌物。

2. 机械通气　可以使用高频振荡通气或常频机械通气治疗[7-10]，使 SpO₂ 维持在 90% 以上。常频通气时呼吸机参数选择如下：FiO₂ 根据病情选择；氧流量，早产儿 6~8L/min，足月儿 8~10L/min；RR 30~40 次 /min（频率太快不利于减少肺内水分）；PIP 2.45~2.94kPa（25~30cmH₂O），重症患儿可能需要高达 3.43kPa（35cmH₂O）；PEEP 0.49~0.69kPa（5~7cmH₂O），一般不超过 0.69kPa（7cmH₂O），以免引起 CO₂ 潴留。当 PaO₂ 稳定在 6.67kPa（50mmHg）以上或 SpO₂ 稳定在 85%~90% 以上时，可逐渐降低呼吸机条件；气管内血性分泌物消失、肺部啰音消失及胸廓三凹征消失后，即可逐渐撤离有创呼吸机。

3. 应用止血药　可用血凝酶等气管内滴入和静脉滴注[6-10]。

4. 控制肺水肿、纠正休克　维持正常心脏功能和正常血压，可给予多巴胺静脉滴注或联合应用多巴酚丁胺[7]，必要时给予洋地黄制剂强心治疗。

5. 补充血容量和补充凝血因子　输新鲜血浆或全血，可按每次 10mL/kg 给予。大量出血时，输血（血浆）量可酌情增加。

6. 纠正酸中毒　有人认为没有酸中毒就没有肺出血，可见在肺出血的处理中纠正酸中毒的重要性，可使患儿处于轻度偏碱的状态。

7. 纠正凝血机制紊乱　补充新鲜冻干血浆，在纠正凝血障碍时，一般不需要输注血小板。

8. 补充外源性肺泡表面活性物质　在新生儿肺出血病情稳定但肺顺应性仍较差，或由于肺出血后富含蛋白的液体抑制肺泡表面活性物质的功能，或肺部疾病恶化时，可以单剂量应用外源性肺泡表面活性物质以改善肺的氧合[11]。

9. 关闭开放的动脉导管　发生新生儿肺出血的早产儿，常常有动脉导管开放。动脉导管开放及肺充血可加重肺水肿，影响肺出血的治疗。可在肺出血 24~48h、凝血障碍得到有效控制、低氧血症和酸碱平衡失调得到有效纠正后，考虑使用药物关闭开放的动脉导管，必要时可行外科结扎。

10. 其他治疗　如保暖、保证能量供给、纠正电解质紊乱、治疗原发病等，有感染者需给予敏感的抗生素。

六、预后

早期，PHN 的病死率可高达 50%，存活的患儿也容易发生多种远期预后不良，如神经感觉障碍的发生率在重度肺出血患儿增加 1 倍，早产儿容易发展为支气管肺发育不良，脑瘫和认知障碍的发生率增加 2.5 倍左右，日后发生惊厥和脑室周围白质软化的概率也显著增加[1]。近年来，随着多种新的治疗方法和技术的应用，只要诊断、治疗及时，很少有引起死亡者，预后明显改观。

第二节　新生儿肺出血的超声诊断

我们在国际上率先研究了超声对 PHN 的诊断价值，对肺出血患儿的肺脏超声表现进行了系统研究与观察，认为超声诊断 PHN 准确可靠，且可用于 PHN 的动态观察，有助于及时了解和掌握肺部病变状况，从而指导治疗和改善患儿预后。根据研究结果，我们认为 PHN 主要有以下超声表现[12, 13]：

1. 碎片征　这是肺出血最常见的超声征象。当实变肺组织与充气肺组织无明确分界时，常形成碎片样征象。在出血程度较重一侧肺脏的大面积实变区的边缘，常形成碎片征；出血程度较轻的患儿和出血程度较轻的一侧肺脏，可以范围较大的碎片征为主要表现。

2. 肺实变伴支气管充气征　由于出血程度或原发病变的不同，出血侧肺脏可表现为不同范围的实变伴支气管充气征，出血程度较重者常见较大范围实变，而轻度出血可仅见局限于胸膜下的小范围实变。

3. 胸腔积液　80% 以上的肺出血患儿有不同程度的单侧或双侧胸腔积液，胸腔穿刺可证实积液为血性；出血严重者在积液内可见纤维蛋白变性形成的纤维条索状漂浮物，实时超声下可见此纤维条索状物随积液运动而漂浮于其中。

4. 肺不张　重度患儿常有不同程度的肺不张，肺不张是否存在及其程度与原发病和出血量有关。

5. 胸膜线异常与 A 线消失　见于所有患儿，胸膜线异常表现为病变区胸膜线消失或增粗、模糊。

6. AIS 或肺水肿　少数轻度肺出血或重度肺出血的急性期，可以肺水肿（在超声上表现为 AIS）为主要表现。

附　肺出血的典型超声影像学表现

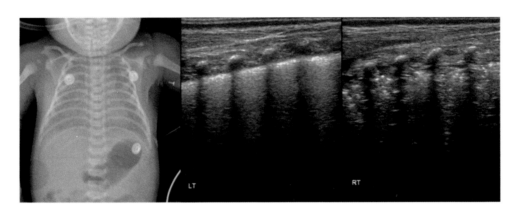

图 9-1　肺出血：碎片征

G_1P_1，胎龄41周。因窒息复苏后呼吸困难2h入院。母亲胎盘早剥，羊水呈血性，患儿出生时仅有心跳，无自主呼吸，给予气管插管、心脏按压等抢救措施后，Apgar评分3-6-10分/1-5-10min。随后见气管插管内有血性分泌物流出，肺部出现大量湿啰音，转入我院时呈休克状态。动脉血气分析：pH<6.8，$PaCO_2$ 26mmHg，PaO_2 31mmHg，BE 负值未测出，Lac（乳酸）>15mmol/L，血红蛋白（Hb）127g/L，血细胞比容（HCT）41%。胸部X线检查：右肺云絮状密度增高影，符合肺出血改变。肺脏超声：左肺呈肺泡-间质综合征改变，胸膜线增粗、模糊，A线消失（提示存在肺水肿）；右肺表现为广泛性碎片征，胸膜线与A线消失。提示肺出血以右肺为主。

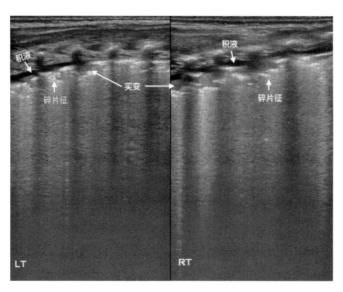

图 9-2 轻度肺出血

G_2P_1，胎龄 38^{+2} 周，自然分娩，出生体重 3 070g。出生时重度窒息，Apgar 评分 4-5-6 分 /1-5-10min。给予气管插管、正压通气、心脏按压等抢救。气管插管内有少许血性分泌物流出，肺部闻及较多细湿啰音。肺脏超声显示双侧胸膜下少许实变伴支气管充气征，实变区边缘碎片征，胸膜线模糊或消失，A 线消失，双侧均见少量胸腔积液。提示双肺均存在轻度出血。

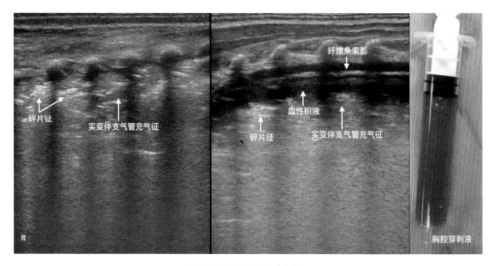

图 9-3 肺出血（1）

胎龄 37^{+1} 周，剖宫产分娩，出生体重 4 600g，羊水 Ⅲ° 污染。因胎粪吸入、进行性呼吸困难于出生后 13h 入院。入院后发生大量肺出血。肺脏超声显示双肺实变伴支气管充气征和碎片征，胸膜线与 A 线消失；右侧可见胸腔积液，其内可见纤维素沉着形成的漂浮物，实时超声下可见漂浮物随呼吸运动而波动。胸腔穿刺证实积液为血性。提示双肺均存在出血，且右肺更为严重。

漂浮物随呼吸运动而波动

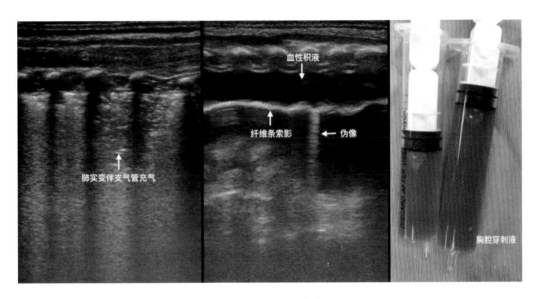

图 9-4 肺出血（2）

重度肺出血患儿。肺脏超声：左肺见肺实变伴支气管充气征，胸膜线与A线消失；右肺可见大量胸腔积液、纤维条索状影及其形成的伪像，胸腔穿刺证实积液为血性。提示双肺均存在不同程度的出血，且右肺更为严重。

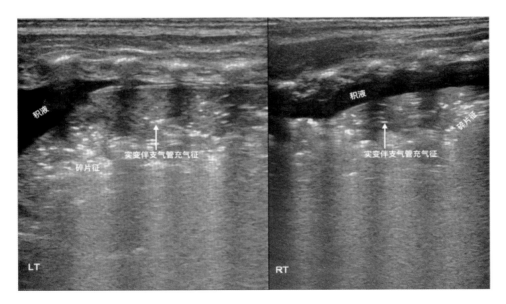

图 9-5 肺出血（3）

G_1P_1，胎龄39^{+6}周，自然分娩，出生体重3 180g。胎膜早破4h。出生30min后出现进行性呼吸困难，伴呻吟、吐沫。血气分析：pH 7.14，$PaCO_2$ 71mmHg，PaO_2 22mmHg，BE-9.5mmol/L，SaO_2 39%。立即予以呼吸机辅助呼吸，气管插管内可见血性液体涌出，诊断为肺出血。肺脏超声显示双侧肺脏均大面积实变伴支气管充气征，实变区边缘见碎片征，双侧胸腔积液，胸膜线与A线均消失。提示双肺均存在严重出血。

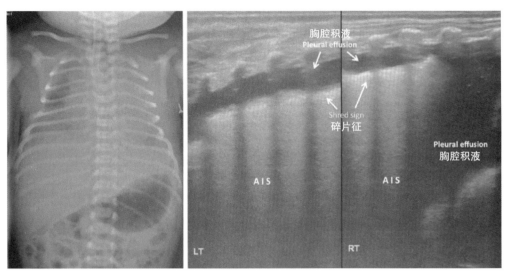

图9-6　肺出血（4）

G₃P₁，胎龄39周，剖宫产分娩，出生体重3 200g。入院时即已肺出血。胸部X线检查见双肺透过度减低，呈云雾状致密影，双侧肺野内均可见明显支气管充气征，双侧膈肌均圆钝上抬，右侧明显（提示存在胸腔积液）。肺脏超声显示双侧胸腔积液（右侧重）、肺泡-间质综合征和少许碎片征。提示双肺均存在严重出血，但右肺更严重。

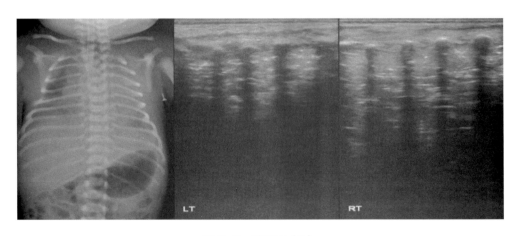

图9-7　肺出血（5）

B族链球菌感染患儿，出生后不久即发生严重呼吸困难，进行性加重。于出生后6h入院，气管插管时即见大量血性液体自插管内涌出。胸部X线片示双肺透过度明显降低，右下肺尤为严重，呈云雾状改变且可见支气管充气征。肺脏超声显示双肺均呈不同程度的实变，左肺实变较轻，可见明显碎片征；右肺实变较重，已形成肺不张，可见平行排列的支气管充气征，且在实时超声下可见动态支气管充气征。提示双肺均存在严重出血。

动态支气管充气征

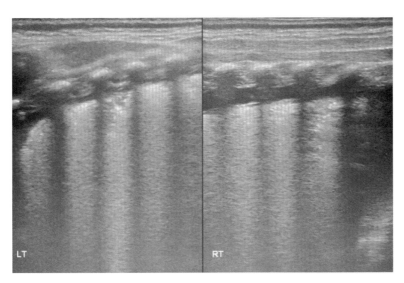

图9-8 肺出血（6）

G₁P₂，胎龄40⁺¹周，自然分娩，出生体重3 540g。胎膜早破10h。出生时呼吸好，出生后数分钟开始呼吸困难，肤色苍白发灰，肌张力低下，心率下降至60~70次/min。于出生后3h入院。入院时气管插管内见大量血性液体涌出，肺部可闻及大量湿啰音。肺脏超声显示均呈AIS改变，可见少许碎片征，右侧胸腔见明显胸腔积液，左侧胸腔见少许胸腔积液。此外，左肺可见累及1个肋间的胸膜下小实变。提示双肺均存在出血，右肺更严重。

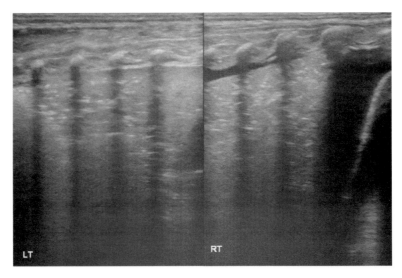

图9-9 肺出血（7）

G₁P₁，胎龄38⁺⁶周，剖宫产分娩，出生体重3 345g。宫内缺氧及出生时重度窒息，复苏后呼吸困难4h入院。气管插管内见大量血性液体涌出，肺部密集细湿啰音。肺脏超声显示双侧肺野大面积实变伴支气管充气征，形成肺不张，实变区边缘见少许碎片征，右侧可见明显胸腔积液，穿刺证实为血液。除窒息外，其肺不张可能与血性分泌物堵塞气管、支气管有关。提示双肺均存在严重出血。

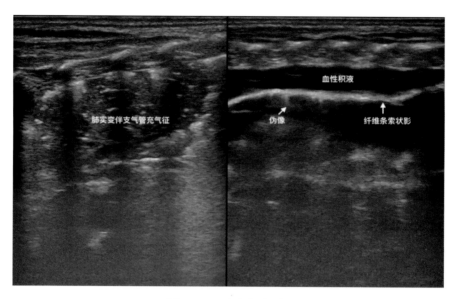

图9-10 肺出血（8）

G₂P₁，胎龄33⁺³周，自然分娩，出生体重2 160g。出生后2h开始严重呼吸困难，气管插管内涌出新鲜血性液体。肺脏超声显示左肺大面积实变伴支气管充气征，实变区边缘为碎片征；右侧胸腔大量积液，穿刺证实为血液，积液内可见破坏的细胞、蛋白质等变性形成的纤维条索状影及其形成的伪像。提示双肺均存在严重出血。

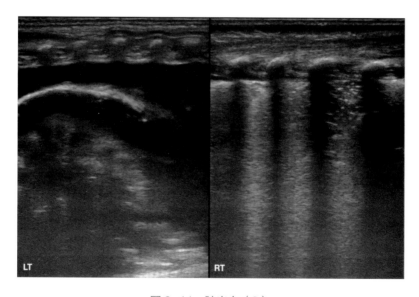

图9-11 肺出血（9）

G₂P₂，胎龄35⁺⁵周，自然分娩，出生体重2 580g。胎膜早破19h，孕母分娩前发热。婴儿出生后青紫、反应差、呼吸困难，以宫内感染、肺炎、败血症于出生后3h入院。入院时气管插管内即涌出大量新鲜血性液体。肺脏超声显示左侧胸腔积液和纤维条索状影，右肺可见累及1个肋间隙的实变伴支气管充气征。提示双肺出血，左肺更为严重。

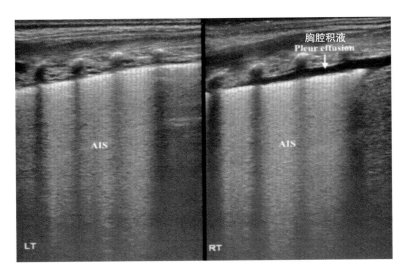

图9-12　肺出血（10）

G_1P_1，胎龄39^{+5}周，自然分娩，出生体重3 180g。因呼吸困难入院，呼吸困难逐渐加重，10h后自气管插管内吸出血性分泌物，提示发生肺出血。肺脏超声显示双肺呈AIS改变，胸膜线模糊，A线消失，右侧胸腔有少许积液。该病例提示在肺出血刚发生时可能主要表现为肺水肿（肺出血也曾被称为出血性肺水肿），随着病情进展可以导致肺实变或大量胸腔积液；肺实变和肺不张也可以是原发病的表现。因此，肺出血的超声表现并无特异性，需要结合病史和临床表现来诊断。

参考文献

［1］BERGER T M，ALLRED E N，VAN MARTER L J. Antecedents of clinically significant pulmonary hemorrhage among newborn infants. J Perinatol，2000，20（5）：295-300.

［2］ZAHR R A，ASHFAQ A，MARRON-CORWIN M. Neonatal Pulmonary Hemorrhage. NeoReviews，2012，13（5）：e302-e306.

［3］陈克正.新生儿肺出血诊断与治疗方案.中华儿科杂志，2001，38（4）：248.

［4］李雪莲，吴婷婷. 机械通气联合不同途径止血药治疗新生儿肺出血的疗效观察. 重庆医学，2014，43（32）：4363-4364.

［5］蔡凯乾，程光清. 高频振荡通气联合蛇毒血凝酶治疗新生儿肺出血的疗效. 临床肺科杂志，2015，20（8）：1478-1480.

［6］SHI Y，ZHAO J，TANG S，et al. Effect of Hemocoagulase for Prevention of Pulmonary Hemorrhage in Critical Newborns on Mechanical Ventilation：A Randomized Controlled Trial. Indian Pediatrics，2008，45（3）：199-202.

［7］邵肖梅，叶鸿瑁，丘小汕. 实用新生儿学. 4版. 北京：人民卫生出版社，2011：408-410.

［8］ALKHARFY T M. High-frequency ventilation in the management of very-low-birth-weight infants with pulmonary hemorrhage. Am J Perinatol，2004，21（1）：19-26.

［9］SHI Y，TANG S，LI H，et al. New treatment of neonatal pulmonary hemorrhage with hemocoagulase in addition to mechanical ventilation. Biol Neonate，2005，88（2）：118-121.

［10］LODHA A，KAMALUDDEEN M，AKIERMAN A，et al. Role of hemocoagulase in pulmonary hemorrhage in preterm infants：a systematic review. Indian J Pediatr，2011，78（7）：838-844.

［11］AZIZ A，OHLSSON S. Surfactant for pulmonary hemorrhage in neonates. Cochrane Database Syst Rev，2008：CD005254.

［12］刘敬，付薇，陈水文，等. 新生儿肺出血的超声诊断. 中华儿科杂志，2017，55（1）：46-49.

［13］REN X L，FU W，LIU J，et al. Lung ultrasonography to diagnose pulmonary hemorrhage of the newborn. J Matern Fetal Neonatal Med，2017，30（21）：2601-2606.

第十章

新生儿气胸

第一节　气胸的基础与临床

气胸是新生儿临床常见危重急症，也是导致新生儿、早产儿死亡的常见原因之一。胸膜腔由胸膜壁层和脏层构成，是不含气的密闭的潜在性腔隙。任何原因使胸膜破裂，空气进入胸膜形成胸腔内积气，即称为气胸（pneumothorax）。新生儿气胸是肺气漏（包括气胸、纵隔积气、肺气肿、心包积气和气腹等）的最常见形式。肺气漏是新生儿肺部疾病的常见并发症，其发病率在肺透明膜病患儿为 27%，在胎粪吸入综合征患儿为 41%，在湿肺患儿为 10%，尤其是那些正在接受正压通气的患儿发生率高[1, 2]。

一、病因与高危因素

气胸的形成多由于肺组织支气管破裂，空气逸入胸膜腔；或因胸壁损伤穿破胸膜，胸膜腔与外界相通，外界空气进入胸膜腔所致。新生儿气胸的高危因素如下。

1.肺部疾病　各种肺部疾病，包括肺透明膜病、胎粪吸入综合征、肺部感染、肺发育不良与畸形、膈疝等。肺部疾病是新生儿自发性气胸的主要原因。

2.医源性因素　如窒息复苏不当、医源性肺脏破裂、胸外按压时致肋骨骨折等。

3.呼吸机应用不当　如吸气峰过高、吸气末期压过高、自主呼吸与呼吸机不协调（人机对抗）、气管插管位置不当、抽吸管引起肺破裂等。

二、病理生理

任何原因引起肺泡充气不均都可造成肺泡破裂，进而导致气胸，气体进入肺间质则形成间质气肿。间质气肿可直接破入胸膜腔形成气胸，气体亦可沿血管、淋巴管或支气管周围到达纵隔形成纵隔气肿；反过来，纵隔的气体亦可进入胸腔形成气胸。如果气体沿大血管进入心包则形成心包积气，进入皮下组织则形成皮下气肿，进入腹腔则形成气腹，偶可见到空气破入毛细血管或淋巴管形成空气栓塞。

小量气胸，肺萎陷在 30% 以下者，对呼吸和循环功能影响较小。大量气胸，患儿可出现严重呼吸困难和发绀，气管与纵隔向健侧移位，伤侧胸部叩诊呈鼓音，听诊呼吸音减弱或消失。

气胸形成后胸膜腔内压力升高，甚至负压变为正压，使肺脏压缩，静脉血回流受阻，从而产生不同程度的肺心功能障碍。气胸通常分为闭合性气胸、开放性气胸和张力性气胸三种临床类型。

1.闭合性气胸（单纯性气胸） 闭合性气胸多为肋骨骨折的并发症。气胸形成后，胸膜腔内积气压迫脏层胸膜破裂口使之封闭，不再有空气继续漏入胸膜腔。

2.开放性气胸（交通性气胸） 由于胸壁外伤使胸膜腔与外界空气相通，外界空气可随呼吸自由进出胸膜腔，患侧胸膜腔内压力在 0 左右，抽气后观察胸膜腔内压力并不降低。

开放性气胸的病理生理特点：①伤侧胸膜腔内负压消失，肺脏被压缩、萎陷，两侧胸膜腔压力不等而使纵隔移位，健侧肺扩张因而受限。②吸气时健侧胸膜腔负压升高，与伤侧压力差增大，使纵隔向健侧进一步移位；呼气时两侧胸膜腔压力差减小，纵隔又移回伤侧。这种反常运动称为纵隔扑动。纵隔扑动可影响静脉血回流，导致循环功能严重障碍。③吸气时健侧肺扩张，同时吸入外界的空气和来自伤侧肺排出的含氧量低的气体；呼气时健侧肺呼出的气体除从上呼吸道排出外，也有部分气体进入伤侧肺。由于含氧量低的气体重点在两侧肺内交换，因而加重缺氧和呼吸困难。

3.张力性气胸（高压性气胸） 主要因各种原因引起的肺泡破裂或支气管破裂所致。胸膜破裂口形成活瓣性阻塞，吸气时活瓣开启，空气从裂口处进入胸膜腔内；呼气时活瓣关闭，气体无法从裂口排出。结果胸膜腔内气体愈积愈多，压力不断升高，形成胸膜腔内高压，使伤侧肺受压萎陷逐渐加重，纵隔被推向健侧，并挤压健侧肺脏，从而导致严重的呼吸和循环功能障碍。有时胸膜腔内的高压空气被挤入纵隔，进而扩散至皮下组织，形成颈部、面部、胸部等处的皮下气肿，须立即排气以缓解症状，必要时应安装持续胸膜腔排气装置。

三、临床表现

小量气胸（肺萎陷在 30% 以下）对患儿的呼吸和循环功能影响较小，多无明显临床症状，或仅表现为呼吸频率增快。大量气胸时，常表现为病情突然恶化，呼吸困难和青紫突然加重，患儿精神萎靡、反应低下。视诊常见严重吸气性呼吸困难，三凹征（＋），双侧胸部不对称，患侧胸廓膨隆饱满，呼吸运动减弱；叩诊呈鼓音，听诊呼吸音减弱或消失，气管向健侧移位；听诊心率减慢，心音低钝遥远，甚至心脏骤停。血压下降甚至休克。动脉血气分析显示 PaO_2 降低和 $PaCO_2$ 增高等。

四、胸廓 X 线检查

长期以来，胸廓 X 线检查被作为诊断气胸的主要手段和确诊依据。检查可见患侧肺组织明显萎陷，胸膜腔积气；常可见明显气胸线，气胸线外肺纹理消失；可有气管和心脏等纵隔器官向健侧移位、膈肌下降及健侧肺组织受压等表现，有时可见少量胸腔积液。纵隔旁出现透光带提示有纵隔气肿。X 线检查还有助于与先天性肺囊肿、膈疝及其他肺间质病变相鉴别。但胸片诊断气胸的敏感性和准确度不高，有人认为近 55% 的胸部外伤患者的气胸不能被胸片所诊断。CT 检查是气胸诊断的金标准，但也存在一定的缺陷，如严重的放射性损伤、需要搬运危重患者以及相对较高的检查费用等。

五、治疗

气胸的治疗原则是根据气胸的不同类型进行适当排气，以解除胸腔积气造成的呼吸和循环障碍，使肺脏尽早复张，恢复功能，同时积极治疗并发症和原发病。

1. 排气方法　根据症状、体征、X 线检查等判断气胸类型、是否需要立即排气治疗及选用何种排气方法。

2. 闭合性气胸　小量气胸、肺萎陷小于 20%~30% 者，对呼吸循环功能影响不大，气体可在 1~2 周内自行吸收，一般不需抽气，在严密监测下动态观察即可。气体量较多时，可每日或隔日抽气 1 次，至肺大部分复张即可，余下积气让其自行吸收。

3. 张力性气胸

（1）简易抽气法：使用静脉输液用头皮针或静脉留置针穿刺抽气，连接 20mL 或 50mL 注射器，在锁骨中线第 2 肋间或腋前线第 4~5 肋间，沿肋骨上缘垂直进针，进入胸腔后可见气体排出，用止血钳紧贴皮肤固定针头，至无气体排出为止。拔针后拍摄 X 线胸片了解肺复张情况。拔针后重新消毒，覆以无菌纱布，粘上胶布条。

（2）胸腔闭式引流：患儿仰卧，以锁骨中线第 2 肋间或腋前线第 4~5 肋间为穿刺点。戴消毒口罩、手套，常规消毒皮肤，局部麻醉后于穿刺点所在的肋骨上缘做一小切口，切开皮肤和皮下组织，钝性分离肌肉，以蚊式钳夹持带针芯的透明导管（或 8Fr、10Fr 乳胶导管）在距顶端 1.5~2.0cm 处经切口缓慢插入导管（与平面成 45°角），进入胸膜腔后拔出针芯（拔出一半时夹紧导管再全部拔出，以防空气进入），然后再向胸膜腔推进 2~3cm。切口处荷包缝合，固定导管，消毒，覆以无菌纱布，用胶布固定。拍摄 X 线胸片检查导管位置，连接导管与气胸引流装置，待症状消失、胸腔导管内无气体吸出、X 线片示气胸消失 24~48h 后，停止负压吸引并夹住导管，继续观察 10~12h，如无气漏征象，可以拔除引流管。拔管后缝合切口，重新消毒，覆以无菌纱布、固定。若这种水封瓶引流仍不能使胸膜破口愈合，透视下见肺脏持久不能复张，可在原引流管端加用负压吸引闭式引流装置。由于吸引器形成的负压可能过大，对肺脏造成损伤，用调压瓶可使负压维持在 -0.8~-1.2kPa（-8~-12cmH$_2$O）；如超过此负压，则室内空气即由压力调节管进入调压瓶，因此，患者胸腔所受的吸引负压不

超过 $-8\sim-12cmH_2O$。使用闭式负压吸引 12h 以上肺仍不能复张时，应查明原因。每日更换消毒水封瓶及管道。

（3）在应用人工呼吸机治疗过程中发生气胸及纵隔气肿时，参数调节的原则是用较高的频率和氧浓度、较短的吸气时间、较低的吸气峰压和 PEEP，维持血气正常（水封瓶连接低负压吸引装置）。最好使用高频通气。

（4）皮下气肿和纵隔气肿：提高吸氧浓度有利于气肿消散。新生儿纵隔气肿多为前纵隔气肿，前纵隔为胸骨与心包间的一个潜在间隙，无重要血管神经，积气后间隙增宽，充满气体，穿刺安全有效，采用胸骨侧缘多部位穿刺减压，可取得较好效果。

4. 开放性气胸的急救处理　先用无菌敷料如凡士林纱布棉垫封住伤口，再用胶布或绷带包扎固定，使开放性气胸转为闭合性气胸，然后行胸膜腔穿刺、抽气减压，暂时缓解呼吸困难，再进一步请外科医师处理。

第二节　气胸的超声诊断

近年来，肺脏超声已成功用于气胸的诊断，超声检查可以更加方便、快捷、可靠地诊断气胸。超声诊断气胸在成人急诊重症医学领域已经得到了较为广泛的应用，其敏感性和特异性被认为优于传统 X 线检查[3-7]。最近，Alrajhi 等[5]一项涉及 864 例成人气胸的系统综述和 Meta 分析发现，超声诊断气胸的敏感性和特异性分别达到 91% 和 98.2%，并很快被 Alrajab 等[6]进一步的文献分析所证实。Raimondi 等[8]的一项多中心研究发现超声诊断新生儿气胸的敏感性、特异性、阳性预测值和阴性预测值均达到 100%，在该多中心研究涉及的 42 例患儿中，有 7 例有导致气胸的高危因素及气胸的临床症状和体征，而 X 线检查阴性，但经肺部超声检查证实存在气胸。

一、气胸的超声诊断依据

气胸的超声诊断依据：①实时超声下肺滑消失。这是诊断气胸的最主要的征象。如肺滑存在，基本可排除气胸。②存在胸膜线及 A 线，否则可基本排除气胸。③无 B 线或彗星尾征。如存在，也可基本排除气胸。④明确存在的肺点，特异性 100%、敏感性 70%。大量气胸时没有肺点，因此，没有肺点不能排除气胸。⑤ M 型超声，正常的沙滩征被平流层征所代替。

在气胸患者 A 线是存在的，如果肺滑消失但 A 线存在，则对隐性气胸诊断的敏感性和特异性分别达到 95% 和 94%。因此，检查时首先观察是否存在肺滑，肺滑存在则排除气胸；若未发现肺滑，则观察是否存在彗星尾征或 B 线，彗星尾征或 B 线存在也可排除气胸。若肺滑和彗星尾征均未发现，则需考虑气胸可能；可进一步观察是否存在肺点，若发现肺点，则气胸诊断明确；若三种征象均不能观察到，则气胸诊断不能明确。超声检查的敏感性优于胸片检查，尤其是隐匿性气胸的诊断优于胸部 X 线片。Lichtenstein 等[9, 10]对 200 例重症监护室患者的回顾性研究报道，由监护室医生进行超声扫查，以 CT 作为标准，当仅以肺滑移征消失作为诊断气胸依据，其敏感性为 100%，特异性为 78%；以肺滑移征消失和只发现 A 线作为诊断标准时，其敏感性为 95%，特异性为 94%；以肺滑移征消失、只发现 A 线并且发现肺点作为诊断标准时，其敏感性为 79%、特异性为 100%。

通常利用 B 型超声就可以对气胸做出明确诊断，必要时可使用 M 型超声做进一步验证。M 型超声更容易发现气胸的特异性征象——"肺点"，正常肺组织的"沙滩征"被胸腔内气体所形成的"平流层征"所代替即可确诊[3-9]。

Meta 和前瞻性研究均证实，超声诊断气胸的敏感性和特异性均优于传统 X 线检查，结合文献报道及我们的研究结果和临床经验，超声诊断新生儿气胸主要依据以下几点[5-7, 11-13]：①实时超声下肺滑消失。这是超声诊断气胸最重要的征象，如存在，可基本排除气胸。②存在胸膜线与 A 线。如消失，可基本排除气胸。③无 B 线。如存在，也可基本排除气胸。④有明确存在的肺点。这是轻、中度气胸的特异性征象，而重度气胸时无肺点，故其诊断气胸的特异性为 100%、敏感性在 70% 左右。B 型与 M 型超声均可发现该点，但 M 型超声更容易。⑤在 M 型超声下，气体所在部位呈平流层征。

二、用肺脏超声检查和诊断气胸的注意事项

用超声检查气胸时，患儿可取坐位及仰卧位。取仰卧位时，要注意检查前胸壁及侧胸壁，多于锁骨中线、腋前线、腋中线逐个肋间隙扫查，探头可垂直或平行于肋骨。当超声探头垂直于肋骨方向扫查时，可借助肋骨的声影判断胸膜线等征象，每个肋间隙应扫查 4~5 个呼吸周期。当患儿取坐位时，应注意肺尖部的扫查，当发现可疑区域时，应重点扫查。检查时应结合患者病史、体征等综合考虑。对临床怀疑气胸者，可采取如下诊断步骤：①首先观察胸膜线与 A 线，如不存在，排除气胸。②如胸膜线与 A 线存在，实时超声下观察肺滑，如存在，排除气胸。③如胸膜线与 A 线存在而肺滑消失，进一步观察 B 线，如存在，排除气胸；如不存在，可确诊气胸。④在上述基础上观察肺点，如存在，则为轻、中度气胸；如不存在，则可能为重度气胸。⑤通常情况下，B 型超声就能够对气胸做出明确诊断，必要时可

做 M 型超声进一步确认，如呈沙滩征，排除气胸；如呈平流层征或发现肺点，则可确诊气胸（图 10-1）。

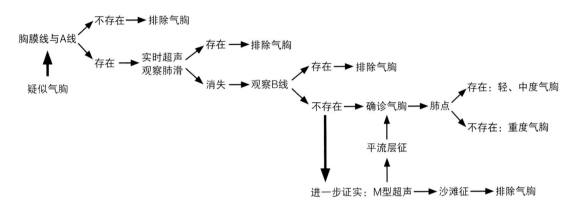

图 10-1　气胸诊断流程[13]

三、超声诊断气胸的局限性

超声诊断气胸也存在一定的局限性。超声结果受检查者的水平影响较大，对于超声影像的判断直接影响结果的准确性。例如，在某些正常情况及气胸时，均可见发自胸膜线的垂直高回声线条；与 B 线不同的是，这些高回声线条经过一段距离后即衰减消失（不能达到屏幕边缘），不能掩盖 A 线，不随呼吸而运动，需要与彗星尾征相鉴别。外周肺气肿时，可见由浅表组织垂直发出的高回声线条且直达屏幕边缘，此时胸膜线及肋骨声影都不可见，需与 B 线相鉴别。A 线可见于正常肺脏、某些疾病（包括气胸），应用超声检查时，需合理、准确地判断影像标准，更加准确可靠的超声征象还需要进一步深入研究才能发现。胸壁皮肤损伤及局部伤口包扎的敷料会限制超声检查的应用，皮下气肿可能会影响检查结果。

附　气胸的典型超声影像学表现

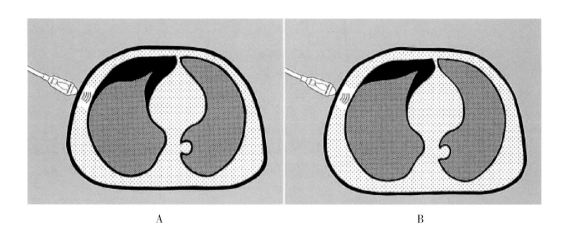

图 10-2　肺点（探头固定于胸壁某点）

呼气时，肺脏体积缩小，胸腔内气体向周边扩展，探头扫描到的图像是胸腔内的气体（A）。吸气时，肺脏体积增大，探头扫描到的图像为充气的肺脏（B）［引自 Lichtenstein D, Mezière G, Biderman P, et al. The "lung point": an ultrasound sign specific to pneumothorax. Intensive Care Medicine, 2000, 26（10）: 1434-1440］。

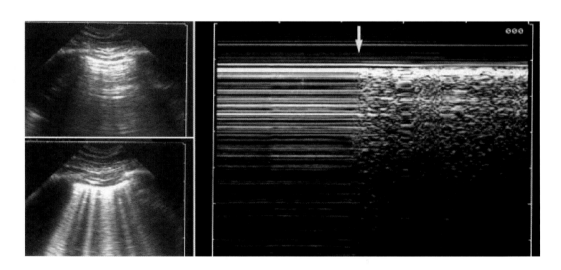

图 10-3　轻、中度气胸的超声表现：肺点（1）

呼气相（左上）：胸膜线消失，A线清晰可见，未见B线或彗星尾征，实时超声下肺滑消失。吸气相（左下）：吸气时肺滑出现伴彗星尾征；实时超声下，可见肺滑在吸气时出现、呼气时消失。M型超声（右）显示无气体处呈沙滩征、而气体积聚部位的肺野呈现水平混响伪像（平流层征），两种征象的分界点即肺点（箭头）［引自Lichtenstein D A, Lascols N, Prin S, et al. The "lung pulse": an early ultrasound sign of complete atelectasis. Intensive Care Medicine, 2003, 29（12）: 2187-2197］。

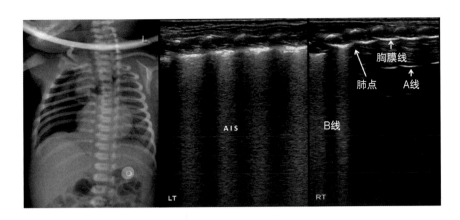

肺滑存在（左肺）

肺点（1）

图 10-4 轻、中度气胸的超声表现：肺点（2）

胎龄38周，出生体重2 550g，因呼吸困难入院，临床诊断为湿肺。胸部X线检查显示双肺纹理增多、模糊，右肺可见小量气胸影。肺脏超声显示左肺呈肺泡-间质综合征（AIS）改变，右肺上肺野表现为融合B线，下肺野胸膜线与A线清晰显示；实时超声下左肺肺滑存在，右肺上肺野（B线处）肺滑存在，下肺野（A线处）肺滑消失。肺滑存在与肺滑消失交替出现的分界点，称为肺点。证实该患儿为TTN伴（右侧）气胸。

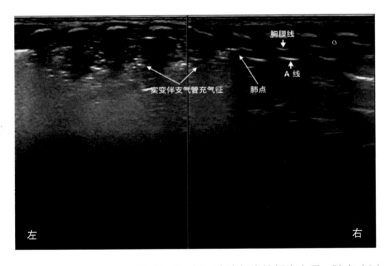

肺点（2）

图 10-5 轻、中度气胸的超声表现：肺点（3）

患儿系G$_5$P$_2$，胎龄37^{+6}周，剖宫产分娩，出生体重2 850g。无宫内窘迫及出生时窒息，Apgar评分10-10-10分/1-5-10min。因出生后呼吸困难进行性加重于生后32h入院。肺脏超声显示左肺多个肋间、右肺上野可见明显实变伴支气管充气征，右肺下野胸膜线与A线仍清晰存在，相应肋间未见B线；实时超声下右肺上野（实变处）肺滑存在而下野（胸膜线与A线存在处）肺滑消失，肺滑存在与肺滑消失交替出现的分界点即肺点。证实该患儿为RDS伴（右侧）气胸。

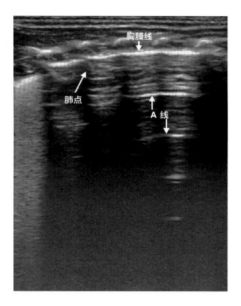

肺点（3）

图 10-6　轻、中度气胸的超声表现：肺点（4）

肺点是轻、中度气胸的特征性表现。B 型超声下，上肺野两个肋间表现为致密 B 线、下肺野三个肋间胸膜线与 A 线均清晰存在，二者之间的分界点即肺点。实时超声下上肺野两个肋间的肺滑存在，而下肺野三个肋间的肺滑消失，肺滑存在与肺滑消失交替出现的分界点即肺点。

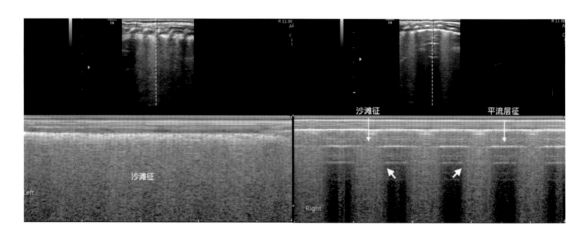

图 10-7　轻、中度气胸的超声表现：肺点（5）

右侧轻、中度气胸患儿。M 型超声下左肺呈沙滩征表现，右肺则呈现沙滩征与平流层征交替出现的征象，沙滩征与平流层征交替出现的分界点即肺点（粗箭头）。

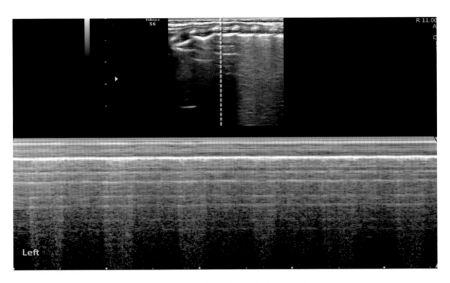

图 10-8　轻、中度气胸的超声表现：肺点（6）

左侧轻、中度气胸患儿。M型超声下，可见沙滩征与平流层征交替出现，二者之间的分界点即肺点。

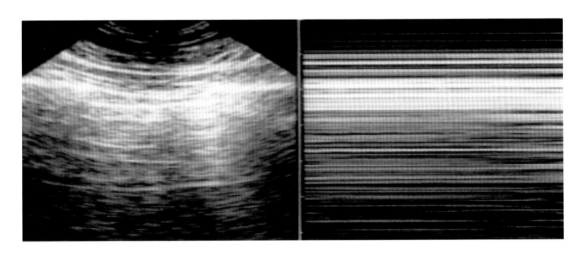

图 10-9　重度气胸的超声表现（1）

B型超声下（左）胸膜线与A线清晰存在，未见B线，实时超声下肺滑消失，胸膜线完全静止。M型超声下（右）呈水平的混响反射，即平流层征，肺滑完全消失［引自 Lichtenstein D A，Lascols N，Prin S，et al. The "lung pulse"：an early ultrasound sign of complete atelectasis. Intensive Care Medicine，2003，29（12）：2187–2197］。

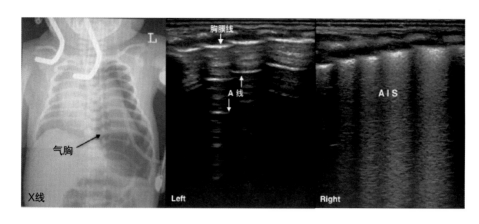

左肺肺滑消失

右肺肺滑存在

图 10-10 重度气胸的超声表现（2）

左侧大量气胸患儿（X线）。肺脏超声显示左肺胸膜线与A线均存在，光滑、清晰、规则，但未见B线，也未见肺点，且实时超声下肺滑消失，符合（大量）气胸的超声影像学特点（大量气胸时无肺点）。但右肺呈肺泡-间质综合征改变，且实时超声下肺滑存在，故排除该侧气胸。

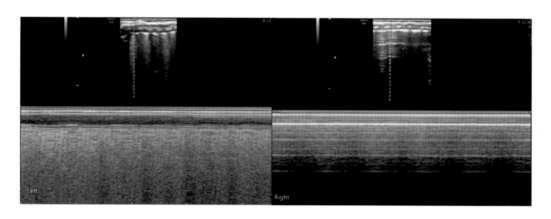

图 10-11 大量气胸的超声表现（1）

右侧大量气胸患儿。M型超声下，左侧肺脏呈沙滩征，右侧肺脏呈平流层征，未见肺点。提示大量气胸时没有肺点。

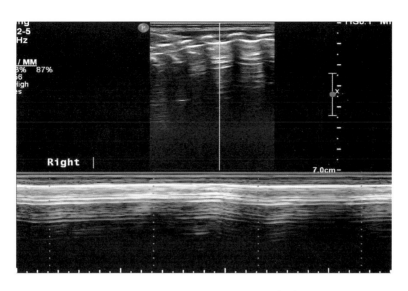

图 10-12　大量气胸的超声表现（2）

右侧大量气胸患儿。B型超声下胸膜线与A线清晰显示（上半部分），M型超声下呈平流层征，未见肺点。从图中尚可看出患儿呼吸运动的影响。

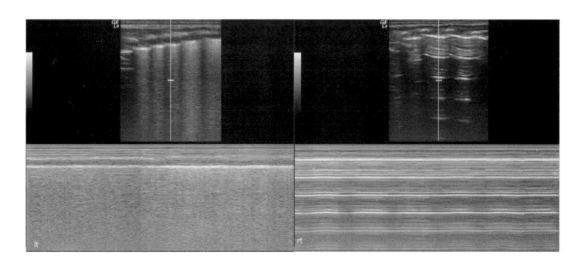

图 10-13　大量气胸的超声表现（3）

右侧大量气胸患儿。左肺：B型超声下呈AIS改变（左上）、M型超声下呈沙滩征表现（左下）；右肺：B型超声下胸膜线与A线清晰显示（右上），M型超声下呈平流层征（右下）。简单来说，B型超声下看似正常、M型超声下呈平流层征者，要考虑气胸。

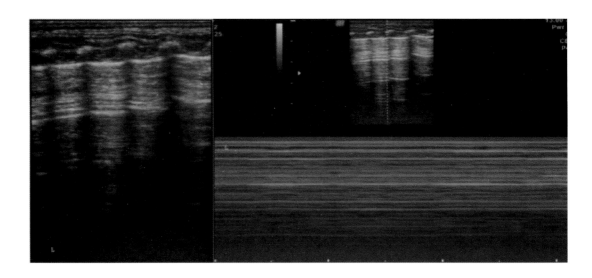

图 10-14　大量气胸的超声表现（4）

　　左侧大量气胸患儿。B型超声下胸膜线与A线清晰显示、光滑、规则，M型超声下呈平流层征，未见肺点，证实为左侧（大量）气胸。即B型超声下看似"正常"、M型超声下呈平流层征者，应高度怀疑气胸的可能。

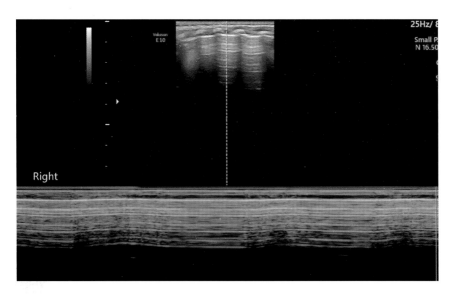

气胸的 M 型
超声表现

图 10-15　大量气胸的实时超声表现

　　右侧大量气胸患儿。B型超声下胸膜线与A线清晰显示、光滑、规则（B型超声下看似"正常"），M型超声下呈平流层征，实时超声下肺滑消失。B型超声、M型超声及实时超声下均未见肺点，证实该侧大量气胸。

参考文献

[1] DUONG H H，MIREA L，SHAH P S，et al. Pneumothorax in neonates：trends，predictors and outcomes. J Neonatal Perinatal Med，2014，7：29-38.

[2] BHATIA R，DAVIS P G，DOYLE L W，et al. Identification of pneumothorax in very preterm infants. J Pediatr，2011，159：115-120.

[3] VOLPICELLI G. Sonographic diagnosis of pneumothorax. Intensive Care Med，2011，37：224-232.

[4] VOLPICELLI G，ELBARBARY M，BLAIVAS，et al. International evidence-based recommendations for point-of-care lung ultrasound. Intensive Care Med，2012，38（4）：577-591.

[5] ALRAJHI K，WOO M Y，VAILLANCOURT C. Test characteristics of ultrasonography for the detection of pneumothorax：a systematic review and metaanalysis. Chest，2012，141：703-708.

[6] ALRAJAB S，YOUSSEF A M，AKKUS N I，et al. Pleural ultrasonography versus chest radiography for the diagnosis of pneumothorax：review of the literature and meta-analysis. Critical Care，2013，17：R208.

[7] BERLET T，FEHR T，MERZ T M. Current practice of lung ultrasonography（LUS）in the diagnosis of pneumothorax：a survey of physician monographers in Germany. Crit Ultrasound J，2014，6：16.

[8] RAIMONDI F，FANJUL J R，AVERSA S，et al. Lung Ultrasound for Diagnosing Pneumothorax in the Critically Ill Neonate. J Pediatr，2016，175（8）：74-78.e1.

[9] LICHTENSTEIN D A，MENU Y. Bedside Ultrasound Sign Ruling Out Pneumothorax in the Critically ill：Lung Sliding. CHEST，1995，108（5）：1345-1348.

[10] LICHTENSTEIN D，MEZIÈRE G，BIDERMAN P，et al. The 'lung point'：an ultrasound sign specific to pneumothorax. Intensive Care Med，2000，26（11）：1434-1440.

[11] CATTAROSSI L，COPETTI R，BRUSA G，et al. Lung Ultrasound Diagnostic Accuracy in Neonatal Pneumothorax.Canadian Respiratory Journal，2016：6515069，http：//dx.doi.org/10.1155/2016/6515069.

[12] LIU J，Chi J H，Ren X L，et al. Lung ultrasonography to diagnose pneumothorax of the

newborn. The American Journal of Emergency Medicine，2017，35（9）：1298–1302.

［13］刘敬，冯星，胡才宝，等. 新生儿肺脏疾病超声诊断指南. 中华实用儿科临床杂志，

2018，33（14）：1057– 1064.

第十一章

超声监测在新生儿肺疾病治疗与护理中的应用

由前述可知，超声诊断肺部疾病技术已经非常成熟，既往需要依赖胸部 X 线甚至 CT 检查才能诊断的常见肺部疾病，现在均可借助肺脏超声做出明确诊断，且较传统 X 线检查具有更高的准确性和可靠性[1]。自 2017 年 3 月起，在我们北京市朝阳区妇幼保健院新生儿科，肺脏超声已经全面替代 X 线成为肺脏疾病的常规检查手段，用于新生儿肺疾病的诊断和鉴别诊断。随着研究的深入，我们发现超声监测在指导肺疾病的治疗与护理中也具有重要作用，改变了我们对疾病的传统治疗管理模式和管理理念，极大地改善了患儿的预后。

第一节　超声监测下支气管肺泡灌洗术治疗不张性肺疾病

本节所述的不张性肺疾病是指在超声影像上以大面积实变为主要表现的严重肺部疾病，即因任何原因所导致的大面积肺组织萎陷、不能充气扩张而失去正常功能的肺部疾病，主要包括大面积肺不张、重症（感染或吸入性）肺炎和胎粪吸入综合征（MAS）等。它们既是新生儿临床常见疾病或并发症，也是新生儿严重呼吸困难、病情迁延及撤机困难的常见原因。在超声监测下经支气管肺泡灌洗（bronchoalveolar lavage，BAL）术治疗这些不张性肺疾病，效果显著（后面结合典型病例予以介绍）。

一、灌洗方法

根据胎龄或体重大小，每次向气管内注入生理盐水或气管保养液 1.5~3.0mL。分为以下几种情况[2]。

1.正在接受呼吸机治疗的患儿　在注入灌洗液前适当上调呼吸机参数，即在原呼吸机参数基础上，将吸气峰压（PIP）上调 3~5cmH$_2$O、呼气末正压（PEEP）上调 2~3cmH$_2$O、吸气时间（inspiratory time，Ti）延长至 0.55~0.60s、呼吸频率（RR）上调 10~15 次 / min，吸入氧浓度（FiO$_2$）酌情上调。每次注入灌洗液后在这种通气参数下正压通气 20~30min，然后在负压下进行气管插管内吸引将痰液吸出（注意对早产儿动作宜轻柔）。上述吸引可根据肺不张的程度重复 2~3 次，视为 1 个疗程。

2.未接受呼吸机治疗或已经撤机的患儿　需要重新进行气管插管和气管内灌洗，并根据患儿具体情况使用复苏囊或连接呼吸机进行辅助呼吸，但后者效果更好。

二、肺脏超声复查

每次或每个疗程灌洗结束后，均应立即复查肺部超声以了解肺复张情况，并根据检查所见决定是否需要下一次或下一个疗程灌洗，以及是否需要继续呼吸机治疗。

三、灌洗疗程

根据患儿病情，可每日重复 2~3 个疗程；并根据超声检查结果，确定次日是否需要重复灌洗。

四、典型病例介绍

1.BAL 治疗肺不张

病例一：窒息与胎粪吸入所致肺不张

患儿系 G_2P_2，胎龄 37^{+4} 周，羊水胎粪污染，剖宫产分娩。出生时重度窒息，仅有心跳，无自主呼吸，肌张力松弛，给予气管插管、正压通气等抢救措施后，Apgar 评分为 4-7-8 分 /1-5-10min。因复苏后呼吸困难给予呼吸机治疗，病程中发生肺不张。于是在超声下给予 BAL 术，连续 4 次灌洗后复查肺脏超声，已恢复正常，不张的右肺完全复张（图 11-1），呼吸机随之撤离。近年来，我们对超声发现肺不张的患儿，在超声监测下常规给予 BAL 治疗，取得了显著效果[2]。

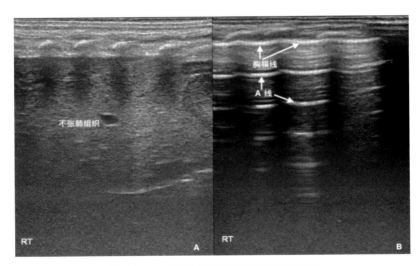

图 11-1　肺不张在灌洗前后的超声表现

A.灌洗前，右肺完全不张。
B.灌洗后肺脏超声显示胸膜线与A线出现，肺完全复张，在超声下完全正常。

病例二：重症感染性肺炎导致肺不张

重症感染性肺炎患儿，肺脏超声（宽景成像）显示左肺几乎全部不张，给予支气管肺

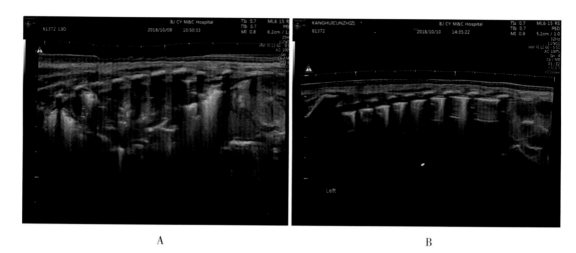

图 11-2　BAL 治疗肺不张

灌洗前（A），肺脏超声显示几乎累及整个肺野的大面积实变；灌洗后（B）肺实变完全消失，肺脏超声几乎完全恢复正常。

泡灌洗 3 次后，实变完全消失，肺脏超声几乎完全恢复正常，提示肺脏已完全复张（图 11-2）。

2. BAL 术治疗 MAS　在笔者所在科室，对以 MAS 入院的患儿，在入院后首先实施肺脏超声检查，并根据超声检查发现，决定是否需要给予 BAL 术，即存在明显肺部实变者常规给予 BAL，无肺部实变者则不需要 BAL。经过这种处理后，多数接受 BAL 的患儿不再需要接受呼吸机治疗或仅需要给予无创呼吸支持，少数极为严重者也仅需短时间给予低参数有创呼吸支持，从而大大减少了 MAS 呼吸机的应用概率、缩短了上机时间。

病例一：患儿，男，G_1P_1，胎龄 39 周。宫内窘迫，羊水胎粪污染（含胎粪颗粒），出生时重度窒息，因复苏后呼吸困难入院，诊断为 MAS。肺脏超声显示双肺均呈大面积实变伴支气管充气征，随即在超声监测下立即给予 BAL 术，连续 3 次灌洗后复查肺脏超声，结果显示双肺实变基本消失，患儿呼吸困难明显减轻，给予无创呼吸机治疗 1d 后安全撤机（图 11-3）。

病例二：重度 MAS 患儿。肺脏超声（宽景成像）显示右肺大面积肺实变伴显著支气管充气征，实变区边界不规则，入院后立即行气管插管，在呼吸机辅助通气下实施支气管肺泡灌洗术。连续 3 次灌洗（1 个疗程）后，复查肺部超声显示肺实变完全消失，胸膜线与 A 线清晰显示，仅存在少许 B 线（图 11-4）。于是拔除气管插管，停止呼吸机治疗，给予常规护理。

3. BAL 治疗重症肺炎　无疑，针对病原微生物的治疗是肺炎治疗的主要措施。但对于重症肺炎患儿，给予积极合理的辅助措施，促进或协助其呼吸道内黏稠分泌物的排出，将有

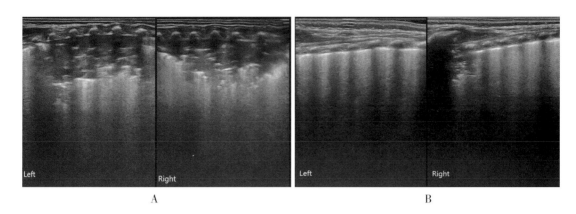

图 11-3　BAL 治疗 MAS（1）

灌洗前（A）肺脏超声显示双肺均呈大面积实变伴支气管充气征，边界不规则，胸膜线与 A 线消失。灌洗后（B）左肺实变完全消失；右肺实变也几乎消失，仅遗留 1 个肋间的胸膜下小实变，其余肺野呈 AIS 改变，胸膜线出现。

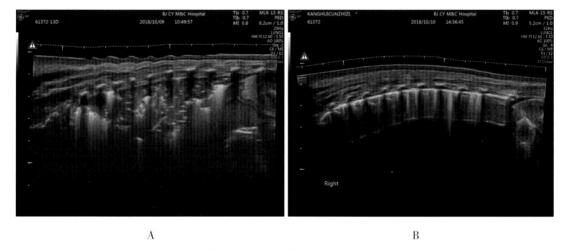

图 11-4　BAL 治疗 MAS（2）

灌洗前（A），肺脏超声显示右肺大面积肺实变伴明显支气管充气征。灌洗后（B）肺实变完全消失，仅存在少数几条 B 线。

助于肺炎患儿的恢复，大大缩短其病程、降低呼吸机使用概率或缩短其使用时间。近年来，我们对超声发现肺部存在大面积肺实变的重症肺炎患儿，在超声监测下常规给予支气管肺泡灌洗，极大地促进了患儿的恢复。

病例一：患儿系 G_1P_1，胎龄 28 周，因出生后进行性呼吸困难入院，诊断为 RDS 而给予呼吸机治疗。7d 后患儿呼吸困难再次加重，肺脏超声提示并发呼吸机相关性肺炎（重症）。实时超声下可

肺炎：动态支气管充气征

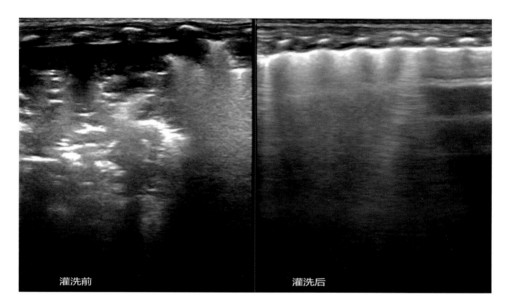

图 11-5 灌洗治疗重症肺炎（1）

灌洗前（左图）肺脏超声显示左肺呈大面积实变伴明显支气管充气征，边界不规则，胸膜线模糊，A 线消失；实时超声下可见明显动态支气管充气征。灌洗后（右图）肺实变完全消失，呈 AIS 改变。

见明显动态支气管充气征（图 11-5 左）。于是在呼吸机治疗下给予 BAL 术，连续两次灌洗后复查肺脏超声显示大面积肺实变消失，基本恢复正常（图 11-5 右），随即改为无创呼吸机治疗，12h 后安全撤离。

病例二：患儿，男，胎龄 37 周，出生时重度窒息、极重度贫血、严重宫内感染性肺炎，予呼吸机治疗。肺脏超声提示双侧肺炎、双侧胸腔积液，右肺尤为严重。给予 BAL 治疗，连续两个疗程后，右肺实变范围明显缩小，左肺基本恢复正常（图 11-6）。

五、灌洗效果不理想的原因

经过上述处理，多数不张性肺疾病均可收到良好效果，但仍有少数患儿治疗困难，灌洗效果不满意。如一例重症肺炎克雷伯菌肺炎、呼吸衰竭、休克患儿，给予抗感染治疗、抗休克治疗及呼吸机辅助呼吸等治疗后，病情逐渐稳定。但在住院过程中发生院内感染性肺炎再次出现轻度呼吸困难，医者误以为系患儿可能存在支气管肺发育不良（因该患儿为胎龄 28 周的超低出生体重儿）、呼吸功能不稳定而仅给予常规处理。但经常规处理后患儿呼吸困难持续不缓解，且呈加重趋势，行肺脏超声检查时发现双肺严重炎症性改变。于是给予 BAL 治疗，但患儿在每次灌洗后，或肺部实变无明显变化，或肺实变减小但又很快反复，如此经

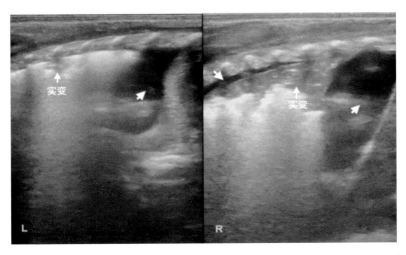

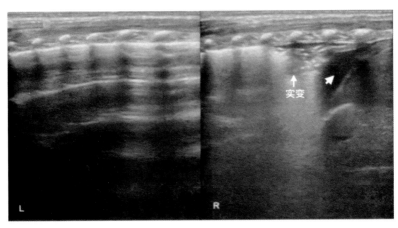

图 11-6　灌洗治疗重症肺炎（2）

灌洗前（A）肺脏超声显示双肺实变及胸腔积液，右肺严重；灌洗后（B）左肺恢复正常，右肺仅有累及1个肋间的小范围实变灶，积液也明显减少。

过近 10d 的反复灌洗，肺部才最终基本恢复正常。

综合临床所见 BAL 效果不理想的病例，分析其原因可能有：①疾病病程较久，未能及时发现，至明确诊断时肺部实变程度已非常严重，致灌洗液难以进入实变肺组织使分泌物溶解、稀释，这是灌洗效果不理想的主要原因。②可能存在的支气管肺发育不良及小胎龄早产儿咳嗽反射较弱，致呼吸道分泌物不易引流排出而易致支气管、细支气管堵塞。因此，早期发现、及时处置是取得满意治疗效果的关键。③灌洗方法与灌洗技巧没有掌握好。

第二节　超声定位／引导下胸腔穿刺治疗大量胸腔积液

在成人重症监护病房内，胸腔积液的发生率可高达 50%~60%[3]；其常见原因包括重症感染、机械通气、低蛋白血症、液体超负荷、心力衰竭及手术等，是患者死亡的潜在危险因素[3]。新生儿胸腔积液相对少见，且多为先天性，其最常见原因是乳糜胸[4-7]。严格说来，胸腔积液本身不属于肺脏疾病，但严重胸腔积液会压迫肺脏，影响肺脏的通气换气功能和气体交换，甚至引起压迫性肺不张，导致血流动力学紊乱，从而显著增加胎儿和新生儿的死亡率（甚至高达 43%）[7]。因此，早期发现、正确及时处置非常重要。我们在超声监测定位／引导下行胸腔穿刺引流术治疗大量胸腔积液及其所致的压迫性肺不张效果显著且安全，无不良反应。

一、穿刺方法

在超声检查确诊后，根据超声定位，于液体最深处的肋间隙，沿肋骨上缘进针进行穿刺引流。引流过程中可实时了解积液引流情况，并可根据积液量的变化调整穿刺点。操作过程中注意无菌操作。根据穿刺点不同，婴儿可采取不同的体位，但应保证婴儿安全、舒适[8]。

二、典型病例介绍

患儿，男，胎龄 38^{+6} 周，自然分娩，出生体重 3 870g。出生时无窒息，Apgar 评分 10 分 /1-5-10min。患儿出生后即呼吸困难入院。查体：足月儿外貌，生长发育良好，神志清楚。胸廓饱满，呼吸频率 70~80 次／min，三凹征（＋）（图 11-7）。肺脏超声显示右侧胸腔大量积液和该侧受压萎缩不张的三叶肺组织，呈实变伴支气管充气征，实时超声下可见被压缩的肺组织随呼吸运动在胸腔积液内的漂浮运动（图 11-8A 左和图 11-8A 右）；左侧胸腔及肺脏未见异常。于是在超声定位引导下行胸腔穿刺引流，抽出淡黄色液体 300mL 后，复查肺脏超声显示右侧胸腔积液消失，被压缩的肺脏完全复张（图 11-8B）。实验室检查证实为积液乳糜胸合并感染。

呼吸困难患儿（1）

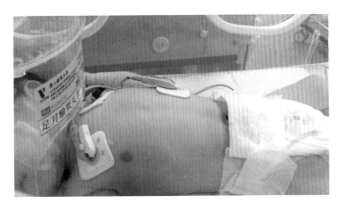

图 11-7　呼吸困难患儿（1）

因呼吸困难入院患儿，予头罩吸氧，SpO₂可维持正常。

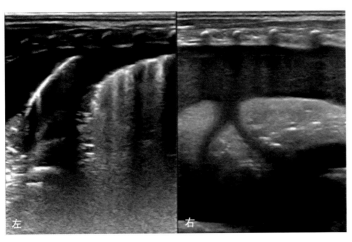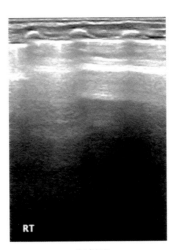

A. 穿刺前　　　　　　　　　　　　　　　　　B. 穿刺后

图 11-8　胸腔积液在穿刺前后的超声表现

穿刺前（A）超声显示右侧大量胸腔积液、右肺被压缩呈不张样改变的三叶肺组织（提示右肺压迫性肺不张），实时超声下可见被压缩肺组织随患儿呼吸在积液内的运动。穿刺后（B）胸腔积液消失，被压缩的肺脏完全复张，出现胸膜线与A线。

实时超声下胸腔积液（1）　　实时超声下胸腔积液（2）

第三节　超声定位 / 引导下胸腔穿刺治疗气胸

气胸（pneumothorax）是临床常见危重急症，也是导致新生儿、早产儿死亡的常见原因之一。虽然轻度气胸常可自行吸收，但中、重度气胸则需要尽快明确诊断并予以及时穿刺引流，以挽救患儿生命。超声诊断新生儿气胸的敏感性和特异性可达到100%[9、10]。既往气胸的穿刺引流均需在X线定位下实施，近年来我们发现在超声监测定位下实施胸腔穿刺抽气治疗气胸具有更大优势。

一、穿刺方法

1. 体位　在超声检查明确诊断后，患儿可取仰卧、侧卧或俯卧位，适度抬高上半身。

2. 穿刺点　可于实时超声下肺滑消失的肋间隙、B型超声下看似"正常"的肋间隙以及M型超声下呈"平流征"的肋间隙穿刺进针。

3. 注意事项　操作过程中注意无菌操作。在穿刺抽气过程中，应密切观察患儿呼吸、脉搏、血氧饱和度变化及呼吸困难缓解情况，并可使用超声随时监测了解肺脏复张情况，必要时改变患儿体位及调整穿刺点继续穿刺抽气。

二、典型病例介绍

病例一：患儿，男，胎龄 39^{+2} 周，自然分娩，出生体重 3 200g。出生时无窒息，因呼吸困难入院。查体：患儿极度呼吸困难、胸廓饱满、三凹征（＋）、呼吸频率 >120 次 /min。实时超声下见左侧肺脏肺滑存在，胸膜线与A线模糊，可见较多B线，在M型超声下呈"沙滩征"（图 11-9 左）；而右侧肺脏则肺滑消失，胸膜线与A线存在，未见B线，在M型超声下呈"平流征"，但未见肺点（图 11-9 右）；双侧肺野均可见累及多个肋间的明显的胸膜下实变伴支气管充气征，实变区边界不规则。证实为双侧肺炎伴右侧大量气胸。于是立即给予胸腔穿刺抽气。置患儿于俯卧位，于右肩胛下角线第 4~5 后肋间隙穿刺进针，随着气体抽出，患儿呼吸困难逐渐缓解，在抽气 420mL 后复查肺脏超声，气胸完全消失。

病例二：患儿，男，胎龄 36^{+4} 周，自然分娩，出生体重 3 230g。出生后 20min 呼吸困难，RR>90 次 /min。入院后即刻（出生后 1h）、6h、12h 和 20h 肺脏超声均符合 TTN 改变。出生 28h 后呼吸困难逐渐加重，至出生后 37h 呼吸困难尤为明显，但无呼气性呻吟（图 11-10）。肺脏超声检查：B型超声下左肺看似正常、右肺呈 RDS 改变（图 11-11）；M型超声下左肺呈平流层征、右肺呈沙滩征（图 11-12），提示为 RDS 伴左侧气胸。于是将患儿置于仰卧位，于左腋后线第 4~5 肋间穿刺抽气 155mL，复查肺脏超声显示两肺均呈 RDS 改变（图 11-13），证实为 RDS 导致的气胸。

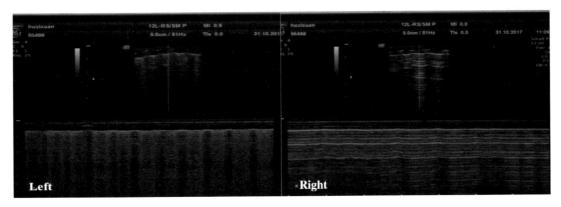

图 11-9 胸腔穿刺治疗气胸

M 型超声显示左肺"沙滩征"（左图）；右肺（右图）呈"平流层征"，未见"肺点"，提示该侧大量气胸。在超声定位下，于右肩胛下角线第 4~5 后肋间隙穿刺进针，穿刺抽气后恢复正常（如左图所示）。

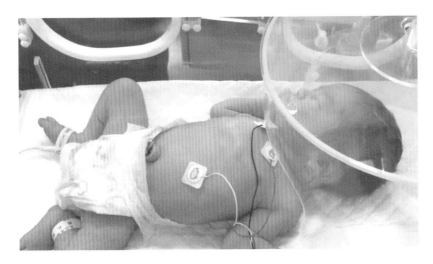

呼吸困难患儿（2）

图 11-10 呼吸困难患儿（2）

患儿呼吸困难突然明显加重，头罩吸氧不能维持氧合正常。

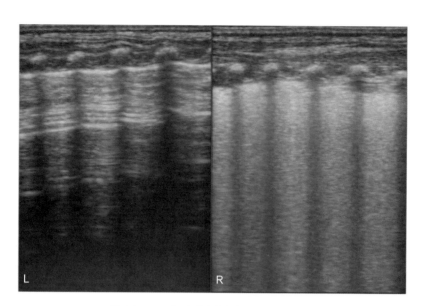

图 11-11　气胸穿刺前的 B 型超声表现

左肺看似"正常"，右肺呈典型RDS改变。

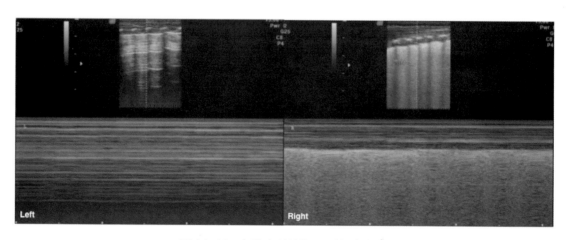

图 11-12　气胸穿刺前的 M 型超声表现

左肺呈平流层征，右肺呈沙滩征。

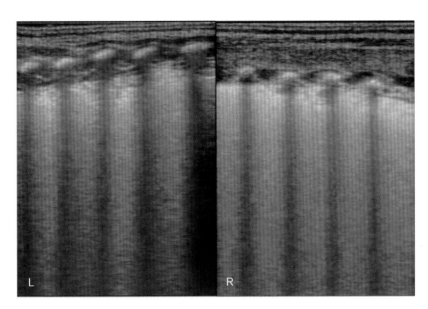

图 11-13　气胸穿刺后的超声表现

穿刺抽气155mL后，双肺均呈典型RDS改变。

第四节　超声指导呼吸机的应用与撤离

呼吸机治疗是新生儿呼吸困难救治的重要措施之一，但并非所有的呼吸困难患儿均需接受呼吸机治疗，快速、准确地鉴别呼吸困难的原因是确定是否需要呼吸支持以及给予何种形式呼吸支持的关键。对那些已经接受呼吸机治疗的患儿而言，虽然有明确的撤机指征供临床参考，但仍经常面临撤机困难或撤机后重复上机等难题。由于不能明确、直观地掌握肺脏病变的恢复情况，不但延长了上机时间，而且由于撤机具有一定的盲目性而常常导致撤机失败或撤机后重复上机。可见，传统的上机或撤机指征存在不可避免的缺陷。

我们根据观察研究与长期临床应用实践发现，在超声监测下指导呼吸机的应用与撤离，克服了传统上机或撤机指征的不足，具有较大优势。如：①显著降低呼吸机使用概率。肺脏超声能够对新生儿呼吸困难的原因做出比较准确的判断，使呼吸机治疗减少了40%以上。②显著缩短上机时间。对仍需接受有创呼吸机治疗者（包括 RDS、MAS、重症感染或吸入性肺炎、多器官功能衰竭等），在超声监测下撤机，患儿60%在24h内、80%在48h内、90%在72h内撤机，仅极少数上机时间超过1周。③有效避免或减少重复上机率。患儿在超声监测下撤机后，很少有重复上机者。

一、超声监测下的上机指征

所有呼吸困难的患儿，在入院后应常规进行肺脏超声检查，当超声影像上存在以下表现时，应考虑呼吸机治疗。

1. 以肺实变为主要表现的肺疾病 ①如为 RDS，可根据程度给予有创或无创呼吸机治疗。②如为重度 MAS、肺炎或肺不张，应先给予 BAL，如 BAL 后肺实变无明显变化，则需给予有创呼吸机治疗；如 BAL 后肺实变程度明显减轻，或实变范围明显缩小但未完全消失，可给予无创呼吸机治疗；如 BAL 后实变消失，则可不使用呼吸机治疗。③如为轻度 MAS、肺炎或肺不张（累及个别肋间的、局限性的胸膜下小范围实变灶），多无须有创呼吸机治疗，必要时可给予无创呼吸支持。

2. 以严重肺水肿（超声表现为致密 B 线或"白肺"）为主要表现的肺疾病（主要为重度湿肺） 可先给予无创呼吸支持，如在无创呼吸支持下呼吸困难仍明显或呈加重趋势，或动脉血气分析明显异常，可改为有创呼吸支持治疗。

二、超声监测下的撤机指征

对于所有呼吸困难患儿，均应动态监测肺部超声变化，并根据超声检查所见调整治疗方案，直至呼吸困难缓解。当达到以下指征时，可考虑撤机：①以肺实变为主要特点的肺疾病，超声检查显示肺实变消失，以 AIS 为主要表现；②以严重肺水肿为主要表现的肺疾病，肺水肿基本吸收，即在超声影像上由"白肺"和（或）致密 B 线转变为普通 AIS；③任何肺部疾病，B 线范围 < 整个肺野的 50% 或出现较多 A 线。

1. 以实变为主要表现的肺疾病 如 RDS、MAS 或重症肺炎等疾病，当实变完全消失，尤其当出现 A 线后即可安全撤机（图 11-14、图 11-15）。

2. 以肺水肿为主要表现的肺疾病 以肺水肿为主要表现的疾病多为暂时性呼吸增快症，肺水肿在超声影像上主要表现为 AIS、致密 B 线或"白肺"等。超声指导下撤机的指征是：①超声影像上由致密 B 线或"白肺"转变为普通 AIS；②出现较多 A 线，或 B 线范围 < 整个肺野的 50%（图 11-16）。

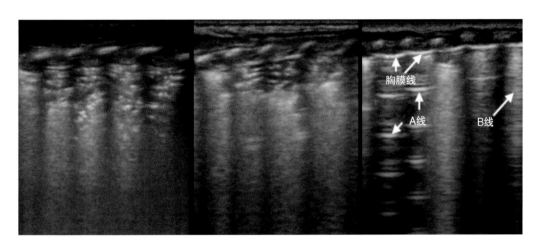

图 11-14 超声指导 RDS 患儿撤机

胎龄29周的呼吸窘迫综合征患儿。入院时肺脏超声显示明显肺实变伴支气管充气征（左图），给予呼吸机治疗，动态监测显示肺实变范围逐渐缩小（中图），17h后肺实变消失，胸膜线与A线恢复，可见少许B线（右图），安全撤机。

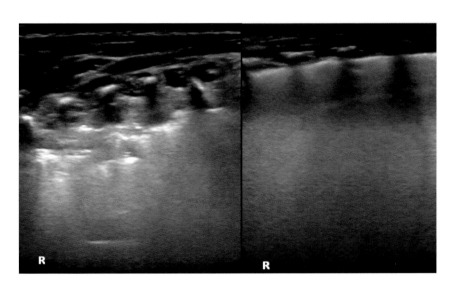

图 11-15 超声指导肺炎患儿撤机

胎龄40周的肺炎患儿。因呼吸困难1h入院，诊断为宫内感染性肺炎。肺脏超声显示右肺大面积实变伴支气管充气征，实变区边界不规则，胸膜线与A线消失（左图），给予呼吸机+PS治疗。15h后复查肺脏超声显示肺实变完全消失，呈AIS改变（右图），安全撤机。

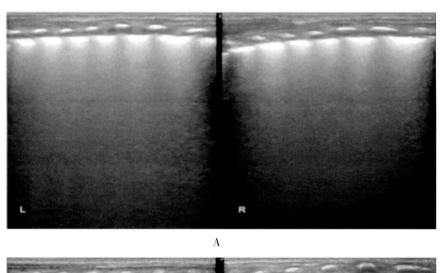

A

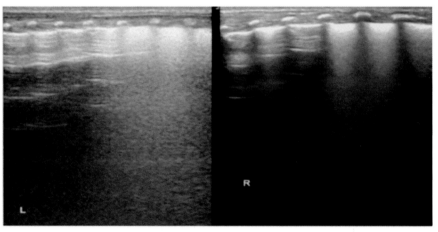

B

图 11-16　超声指导肺水肿患儿撤机

胎龄34^{+5}周，剖宫产分娩，出生体重2 370g。出生后20min出现进行性呼吸困难伴呼气性呻吟，三凹征（＋），呼吸频率>120次／min。动脉血气分析PaCO$_2$ 65.3mmHg，PaO$_2$ 52mmHg，SaO$_2$ 77%。入院时肺脏超声显示双肺重度水肿（接近"白肺"样改变）（A）。在入院后给予无创呼吸机辅助呼吸，出生9h复查肺部超声显示双肺水肿明显减轻，部分肋间胸膜线与A线出现，B线范围<整个肺野的50%（B），安全撤机。

第五节　超声指导外源性肺泡表面活性物质的应用及疗效评价

外源性肺表面活性物质（EPS）是治疗新生儿严重呼吸困难的常用而有效的药物之一，尤其是早产或足月儿RDS，EPS几乎成了常规用药[11, 12]。但由于误诊率高而无疑导致EPS应用的扩大化[13, 14]，而在超声监测下指导PS的应用和评价其疗效则具有重要价值。

一、超声监测下 PS 应用的指征

（1）以肺实变为主要表现的重症肺部疾病，均可给予 EPS 治疗。一般应在给予 EPS 2~4 h 后监测肺部变化情况，以后每 2~4 h 监测 1 次，直至撤机，并在动态观察过程中评估是否需要重复给予 EPS 制剂。

（2）以肺水肿为主要表现的肺疾病可不给予 EPS 治疗。

（3）有指征的新生儿和早产儿，可能需要预防性应用 EPS[12]。应在给予 EPS 前、后 2~4h 观察肺部超声变化，以后每 2~4h 监测 1 次，直至排除或明确 RDS 发生的可能性。

二、典型病例介绍

病例一：患儿，女，胎龄 32^{+1} 周，剖宫产分娩，出生体重 2 120g。出生后呼吸困难进行性加重伴呼气性呻吟，RR>80 次 /min，三凹征（ + ），以 RDS 收治入院。动脉血气分析：$PaCO_2$ 59.5mmHg，PaO_2 44mmHg，SaO_2 78%。肺脏超声显示双肺均呈典型 RDS 改变（图 11- 17）。故给予外源性 PS 补充后继续有创呼吸支持，17h 后撤离呼吸机。

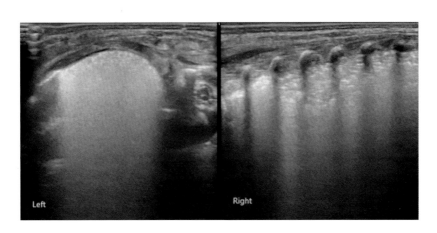

图 11-17　以实变为主要表现的肺疾病

以肺实变为主要表现的肺部疾病，如超声证实为RDS，均可给予EPS补充。

病例二：患儿，男，胎龄 30 周，剖宫产分娩，出生体重 1750g。出生后呼吸困难伴呼气性呻吟，RR>90 次 /min，三凹征（ + ）。动脉血气分析：$PaCO_2$ 64.5mmHg，PaO_2 39mmHg，SaO_2 72%。临床表现符合 RDS。但肺脏超声显示双肺呈水肿改变，未见实变及支气管充气征（图 11-18）。故诊断为 TTN，未用 EPS，给予无创呼吸支持 20h 后呼吸困难缓解。

病例三：胎龄 36^{+4} 周，因孕母严重妊娠高血压而剖宫产分娩，出生时无窒息，出生体重 2 780g。出生后不久呼吸困难伴呼气性呻吟，RR>80 次 /min。动脉血气分析：pH 7.20，

$PaCO_2$ 62.2mmHg，PaO_2 50mmHg，SaO_2 80%。根据上述特点，临床拟诊断为RDS（图11-19）。

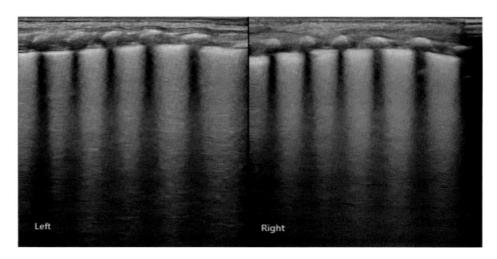

图 11-18　以水肿为主要表现的肺疾病

呼吸困难患儿，如肺超声以水肿为主要表现而无肺实变者，均可不补充EPS。

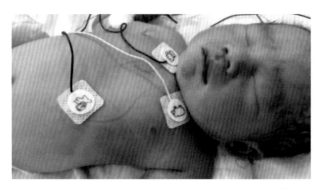

呼吸困难患儿（3）

图 11-19　呼吸困难患儿（3）

患儿病史、临床表现与动脉血气分析均符合RDS的特点，但动态超声监测及病程转归均支持湿肺的诊断（图11-20、图11-21、图11-22），未补充EPS，出生后42h恢复正常。

入院时（出生后1h）肺脏超声双肺均呈AIS改变，提示为水肿，未见实变和支气管充气征，符合湿肺的超声改变（图11-20）。于是未补充EPS，仅给予无创呼吸支持。

2h后血气分析：pH 7.38，$PaCO_2$ 35.8 mmHg，PaO_2 67.3mmHg，SaO_2 96.8 %。继续无创呼吸支持，出生后15h复查肺脏超声，仍呈AIS改变，同入院时相比无明显变化（图11-21）。氧合维持良好。继续呼吸支持至24h后撤机，出生后42h复查肺部超声，基本完全恢复正常（图11-22）。

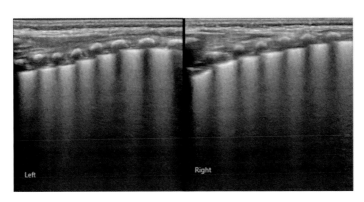

图 11-20 出生后 1h 肺脏超声

出生后1h，肺脏超声显示双肺呈AIS改变，未见实变及支气管充气征，符合湿肺的超声影像学特点。

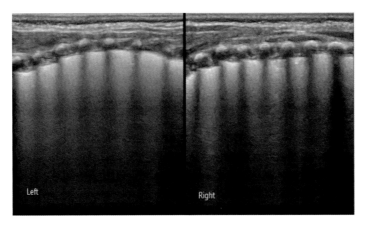

图 11-21 出生后 15h 肺脏超声

出生后15h，肺脏超声双肺仍呈AIS改变，未见实变及支气管充气征。

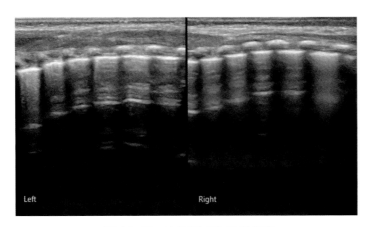

图 11-22 出生后 42h 肺脏超声

出生后42h，肺脏超声基本恢复正常，双肺野胸膜线与A线均清晰显示。

　　以上典型病例说明，在超声监测下指导外源性 PS 的应用准确可靠，可以避免误诊误治和 EPS 的滥用，既节约了医疗资源，也节约了患儿住院费用，具有良好的社会效益。

　　病例四：患儿，男，胎龄 36^{+6} 周，胎膜早破 25h，胎儿宫内窘迫，剖宫产分娩，出生体重 2 270g。出生时无窒息。出生后 12h 左右开始呼吸困难，三凹征（+），无呼气性呻吟（图 11-23）。动脉血气分析：pH 7.45，$PaCO_2$ 22.7mmHg，PaO_2 77.0mmHg，SaO_2 98.8 %。血常规：WBC 6.99×10^9/L，N 29.4%，PLT 141×10^9/L，Hb 156g/L，HCT 43.9%，PCT 0.28ng/mL，CRP 2.6mg/L。查体：肺部呼吸音正常，未闻及干、湿啰音。肺脏超声显示双肺完全正常，未见实变及水肿（图 11-24）。考虑为鼻黏膜水肿、上呼吸道阻塞所致患儿呼吸困难，给予地塞米松雾化吸入，3h 后呼吸困难完全缓解。如无肺脏超声，这种患儿往往被当成 RDS 而给予 EPS 或（和）呼吸机治疗。

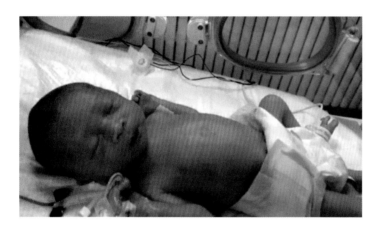

呼吸困难患儿（4）

图 11-23　呼吸困难患儿（4）

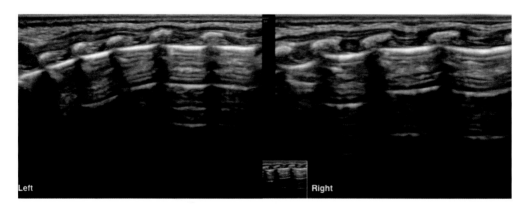

图 11-24　正常肺脏超声的影像学表现

　　肺脏超声显示胸膜线与A线清晰、光滑、规则，未见实变及支气管充气征，未见胸腔积液。鼻黏膜水肿是新生儿呼吸困难的常见原因之一，常被当作其他严重肺部疾病而予以治疗，而肺脏超声对排除相关肺部疾病有重要作用。

第六节　超声协助判断气管插管位置

熟练气管插管及准确判断气管插管位置是新生儿科医师的基本技能，也是重症患儿救治成功的关键所在。

一、判断气管插管位置的传统方法

1. 根据胎龄或者出生体重判断气管插管深度　首先根据患儿出生体重，大致判断气管插管需要插入的深度，如出生体重为 1.0kg、2.0kg、3.0kg 和 4.0kg 的患儿，气管插管插入深度（从上唇到尖端的距离）大致为 6.5cm、7.5cm、8.5cm 和 9.5cm。

2. 根据经验判断气管插管位置是否准确　在临床工作中，临床医师更多地借助经验判断气管插管位置是否正确。以下情况往往提示气管插管位置准确：胸廓随呼吸起伏良好、听诊双肺呼吸音对称、通气时胃不膨胀、呼气时雾气凝结在管腔内壁、正压通气后患儿缺氧迅速缓解等。在以下情况下，则提示插管位置可能不够准确：给予正压通气后无胸廓起伏、患儿发绀与缺氧无缓解、双肺无呼吸音或呼吸音不对称、通气时腹部膨胀及胃内闻及通气声、导管内壁无雾气凝结等。

3. CO_2 检测仪检测呼出气中是否有 CO_2　用 CO_2 检测仪检测呼出气体，若有 CO_2 呼出，提示插管在气管内，但不能提示导管尖端位置是否准确。

4. 胸部 X 线检查　胸部 X 线检查可以直观地、较为准确地告知气管插管尖端位置是否准确。但在实际工作中，为了减少射线对患儿的损害，很少有医师尤其是有经验的医师单纯为了判断插管位置而使用这一方法。

二、超声在判断气管插管位置中的应用

虽然在临床中很少需要借助超声来判断气管插管的位置，但超声确实具有这方面的作用。作为一种技术，有必要予以介绍。

准确的气管插管要求气管插管本身的位置及气管插管尖端的位置（endotracheal tube tip position，ETT）都准确。研究发现，使用超声判断气管插管位置较传统借助 X 线来判断更加快速（胸部 X 线需 47min，超声仅需 19.3min），二者的一致性可以达到 95%[15, 16]。根据现有文献报道，使用超声判断气管插管尖端的位置，一般有以下两种办法：一是 ETT 位于主动脉弓上缘 0.5~1.0cm 处；二是 ETT 对应于肺动脉主干上段[17]。此外，如果插管位置过深（如

深入右主支气管），则使一侧膈肌运动消失（如左侧）而对侧膈肌运动增强（如右侧）等，也可以协助大致判断。

第七节　超声指导肺部疾病的"精准护理"

呼吸道及肺部管理在肺部疾病的管理中具有极其重要的作用，细致、准确的护理措施对肺部疾病的恢复具有不可替代的重要作用。其中，在临床中经常用到的一项护理技术是"叩背吸痰"。但在此前，我们并不能随时明确肺部病变的具体部位、程度和性质，在对肺部疾病较重患儿的肺部进行护理或物理治疗时只能是"全面地、均匀一致地"对待肺部每一个部位，而这种不加区别的"同等对待"，对患儿可能是不利的。

肺脏超声的开展克服了上述缺点。床旁肺脏超声让我们可以在需要时随时了解肺部情况，并根据肺脏超声检查所见，对具体病变部位进行针对性的处理，从而做到"精准护理"（图 11-25），既可减轻患儿的痛苦，也可促进肺部病变的恢复。

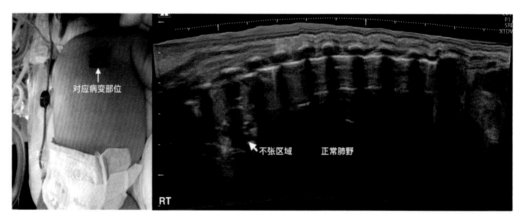

图 11-25　超声指导肺部疾病"精准护理"

肺脏超声（宽景成像）显示右上肺累及两个肋间的实变和不张，对应于患儿背部肩头所示部位，其余肺野完全正常。在超声检查后，可以针对患儿相应部位进行处理。

总之，超声可以准确地诊断和鉴别肺部疾病。随着研究的深入和认识的提高，我们发现在超声监测下对肺部疾病进行治疗和护理也具有突出优势，不但使临床医师对肺疾病有了新的认识，而且在一定程度上改变了他们对多种肺疾病的传统管理理念；既促进了医疗技术本身的进步，也可最大限度地使患儿受益。

参考文献

［1］LIU J，CAO H Y，WANG X L，et al. The significance and the necessity of routinely performing lung ultrasound in the neonatal intensive care units. J Matern Fetal Neonatal Med，2016，29（24）：4025-4030.

［2］LIU J，REN X L，FU W，et al. Bronchoalveolar lavage for the treatment of neonatal pulmonary atelectasis under lung ultrasound monitoring. J Matern Fetal Neonatal Med，2017，30（19）：2362-2366.

［3］WALDEN A P，JONES Q C，MATSA R，et al. Pleural effusions on the intensive care unit. Hidden morbidity with therapeutic potential.Respirology，2013，18（2）：246-254.

［4］SHIH Y T，SU P H，CHEN J Y，et al. Common etiologies of neonatal pleural effusion. Pediatr Neonatol，2011，52（5）：251-255.

［5］HAINES C，WALSH B，FLETCHER M，et al. Chylothorax development in infants and children in the UK. Arch Dis Child，2014，99（8）：724-730.

［6］TUTOR J D. Chylothorax in infants and children. Pediatrics，2014，133（4）：722-733.

［7］ATTAR M A，DONN S M. Congenital chylothorax. Semin Fetal Neonatal Med，2017，22（4）：234-239.

［8］LIU J，REN X L，LI J J. POC-LUS Guiding Pleural Puncture Drainage to Treat Neonatal Pulmonary Atelectasis Caused by Congenital Massive Effusion. The Journal of Maternal-Fetal & Neonatal Medicine，https：//doi.org/10.1080/14767058.2018.1526921.

［9］RAIMONDI F，RODRIGUEZ FANJUL J，AVERSA S，et al. Lung ultrasound for diagnosing pneumothorax in the critically Ⅲ neonate. J Pediatr，2016，175（8）：74-79.

［10］LIU J，CHI J H，REN X L，et al. Lung ultrasonography to diagnose pneumothorax of the newborn. Am J Emerg Med，2017，35（9）：1298-1302.

［11］刘敬，李静雅，韩涛，等.珂立苏治疗足月新生儿呼吸窘迫综合征临床研究.中国小儿急救医学，2014，21(5)：259-262.

［12］SWEET D G，CARNIELLI V，GREISEN G，et al. European consensus guidelines on the management of respiratory distress syndrome-2016 update. Neonatology，2017，111（2）：107-125.

［13］GREENOUGH A. Transienttachypnea of the newborn //Greenough A，Milner AD. Neonatal respiratory disorder. 2nd ed. Londen：CRC Press，2003：272-277.

［14］ROCHA G，RODRIGUES M，GUIMARÃES H. Respiratory distress syndrome of the preterm neonate-placenta and necropsy as witnesses. J Matern Fetal Neonatal Med，2011，24（1）：148-151.

［15］CHOWDHRY R，DANGMAN B，PINHEIRO J M B. The concordance of ultrasound technique versus X-ray to confirm endotracheal tube position in neonates. Journal of Perinatology，2015，35（7）：481-484.

［16］SETHI A，NIMBALKAR A，PATEL D，et al. Point of care ultrasonography for position of tip of endotracheal tube in neonates. Indian Pediatrics，2014，51（2）：119-121.

［17］SHARMA D，TABATABAII S A，FARAHBAKHSH N. Role of ultrasound in confirmation of endotracheal tube in neonates：a review.The Journal of Maternal-Fetal & Neonatal Medicine，2017，doi：10.1080/14767058. 2017.1403581.

第十二章

支气管肺发育不良

当早产儿对氧的需求或依赖超过28d时，常被诊断为新生儿支气管肺发育不良（bronchopulmonary dysplasia, BPD）[1]，是胎龄<32周的极早产儿和超早产儿临床常见呼吸系统疑难病症，胎龄越小、出生体重越低，发病率越高。根据国内多中心回顾性调查报告，我国早产儿BPD发生率在胎龄28周以内者为14.2%，胎龄在32周以内者为4.2%[2]。随早产儿存活率的提高，BPD发生率呈逐年增加的趋势，严重影响早产儿存活和生存质量。因此，有关BPD的诊断与治疗，一直是新生儿科医师关注和研究的方向。

一、BPD 的诊断缺乏统一标准

随着超声在肺疾病诊断和治疗中的应用，人们也期望或试图用超声诊断BPD。早期，我们也曾对这一课题进行研究，但发现在50例明确符合所谓BPD临床诊断标准的患儿中，超声检查发现肺不张9例、肺炎4例、严重肺水肿2例、肺水肿伴局灶性肺实变3例。进行相应处理后，患儿对氧依赖消失或程度明显减轻，超过1/3（18/50=36%）患儿对氧依赖并非BPD或非单纯BPD引起[3, 4]。究其原因，可能有以下几种。

（1）目前临床采用的BPD诊断标准存在明显不足之处，急需修订。早期由Northway等于1967年首次报道并命名的BPD被认为是经典型BPD。主要特点是：①患儿为胎龄和出生体重相对较大的早产儿；②原发肺部疾病为重度RDS；③有长期接受100%浓度氧及高吸气峰压机械通气史；④持续对氧依赖超过28d；⑤特征性的胸部X线改变。近年来，经典、严重的BPD已明显减少，代之为一种轻型的BPD。2000年6月，由美国国家儿童保健和人类发展研究院，美国国家心脏、肺和血液研究院及美国罕见疾病委员会共同举办了BPD专题研讨会，在此会议上达成了用BPD替代CLD的共识，以与发生在婴儿期的其他慢性肺疾病相区别；同时制定了BPD新定义。根据该定义，任何新生儿，只要对氧依赖（$FiO_2 > 21\%$）超过28d均诊断为BPD。对胎龄< 32周者，根据校正胎龄36周时或出院时对氧的依赖程度将BPD分为三度：①轻度，无须用氧；②中度，需用氧，但$FiO_2 < 30\%$；③重度，需用氧，且$FiO_2 \geq 30\%$，或需要机械通气。如胎龄≥ 32周，则根据出生后56d或出院时对氧的依赖程度分为轻、中、重度，标准同上。肺部X线检查结果表现不再作为疾病严重性的评估依据[1, 2, 5]。

虽然自2000年至今，已经近二十年过去了，但人们对于BPD的认识似乎并没有改变。临床上对于BPD的诊断主要是由对氧依赖时间的长短决定的，即对任何新生儿只要对氧依赖（$FiO_2 > 21\%$）超过28d均诊断为BPD。这个定义显然存在很大的局限性，由于其只关注患儿对氧的依赖时间而没有考虑到对氧依赖的原因，把可能由于其他原因而引起的对氧依赖也包括了在内，必然导致诊断范围的扩大化及对疾病认识的简单化。BPD 是多种因素综合作用引起的新生儿（尤其早产儿）肺组织单纯的发育成熟障碍或发育不良。虽然它可与其他疾病如肺部感染等合并存在，但如果患儿对氧的依赖仅仅是由于肺部感染、肺不张，甚至心源性肺水肿或其他原因的肺水肿等引起时，仍诊断为 BPD 则显然是不适当的。在我们的上述研究中，有超过 1/3 患儿对氧依赖是由肺部存在不张、炎症、严重水肿或实变等原因而引起；当上述原因去除后，患儿对氧依赖随之消失或对氧依赖的程度显著减轻。因此，对这些患儿不能轻易诊断为 BPD。这些患儿的肺脏超声检查所见不应是 BPD 的超声表现。

（2）目前文献中有关 BPD 诊断的仅有 10 个之多，但不同标准诊断的 BPD 发生率可相差 50% 以上。近来，美国学者 Pomar 等[6]对目前国际上最常用、最权威的两个 BPD 诊断标准进行了比较，即按照 Shennan 标准和 the National Institutes of Health（NIH）标准对同一组病例进行回顾性分析（后一标准也是被国内广泛采用的标准），结果按照 NIH 标准，BPD 的发生率高达 80% 以上，而按照 Shennan 定义则不到 50%，二者相差 32% 以上。可见，不同标准之间 BPD 的诊断率误差之大。针对同一种疾病，之所以存在如此多的诊断标准，根本原因是人们对这一疾病的认识不同，尚没有真正搞清楚其病因及病理生理，这也就导致了"BPD"的超声检查结果会有很多表现，但可能并非是 BPD 真正的表现[3, 4]。

综上所述，BPD 应该不是一个独立的疾病，而是其他疾病（也可能不单纯是肺部疾病）发展至晚期的一种并发症或后遗症，或可称之为一种综合征，或者仍称为慢性肺疾病（CLD）更合理。

（3）胸廓发育不良、稳定性较差、需要压力支持的早产儿，常被误诊为 BPD。临床上常见一些小胎龄早产儿，他们在日龄满 28d 之后所依赖的不是氧，而是呼吸支持或压力支持，这些患儿也被诊断为 BPD。但实际上可能与其胸廓发育不良、稳定性与弹性较差、胸廓顺应性过大有关；随着体位的改变，胸廓内脏器（肺、心脏等）随之变形，进而影响患儿的呼吸，但实际上其肺组织本身并无异常。对这些患儿进行肺脏超声检查，往往无异常发现。

二、BPD 的超声诊断

由前述可知，由于目前对 BPD 的临床认识、临床诊断尚存在较多不确定性，因此，用超声诊断 BPD 存在更多不确定性。但根据 BPD 的主要病理机制或病理学改变，BPD 早期主要表现为肺间质纤维化，晚期则导致肺组织囊泡化。根据我们的初步观察与研究结果，这些慢性病理改变在超声上可能会存在以下影像学改变：胸膜线增粗、模糊、呈虫蚀样改变，弥漫存在的密集 B 线和囊泡充气征（图 12-1、图 12-2），而肺实变伴或不伴支气管充气征、肺滑消失、胸腔积液等则不是 BPD 自身的改变（图 12-3、图 12-4）。B 线明显增多与肺组织纤维化有关，但磁共振研究发现肺水肿、肺不张及肺纤维化普遍存在于有或无 BPD 的早产儿[7]，因此，即使存在长期对氧依赖的早产儿，B 线增多并不表示就已经发展为 BPD。"囊泡充气征"是我们针对 BPD 命名的一个超声影像学征象，在超声影像上表现为散在分布的单个或多个点状强回声反射，位于水肿肺组织范围内（须与支气管充气征相鉴别，支气管充气征位于实变的肺组织内）。可能对应于 BPD 晚期在胸部 X 线或 CT 上发现的肺囊泡或肺囊肿，尚需进一步研究验证。由此可见，上述征象仅在 BPD 发展至晚期时才有可能出现，而且均非定论，而按照目前有关 BPD 诊断标准，新诊断的 BPD 则无上述表现，此时虽然可能有较多 B 线存在，但与肺纤维化无关。

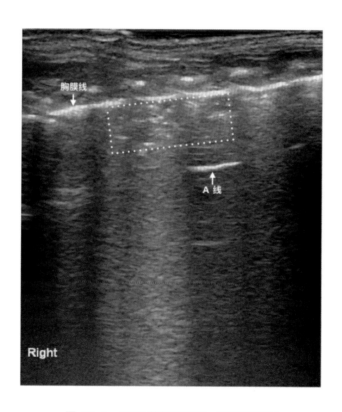

图 12-1　BPD 的超声表现：囊泡充气征

胎龄 28^{+1} 周，自然分娩，出生体重 1 205g，因早产、呼吸困难入院。临床诊断为 RDS，给予呼吸机和外源性肺泡表面活性物质治疗。持续对氧依赖，至出生后 54d 仍需 CPAP 呼吸支持，FiO_2 为 28%，诊断为 BPD。肺脏超声显示胸膜线增粗、模糊，可见较多 B 线，虚线区域内可见较多点状高回声反射，其所在部位无肺实变，我们称之为囊泡充气征。

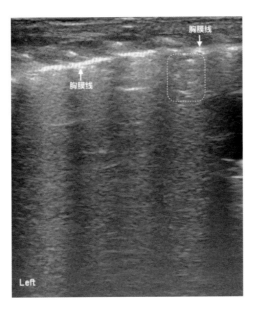

图 12-2 BPD 的超声表现

胎龄28周，因母重度妊娠高血压、先兆子痫剖宫产分娩，出生体重1 200g，Apgar评分8-8-8分/1-5-10min。因早产、呼吸困难于出生后1h入院。出生后36d仍需有创呼吸机治疗，出生后62d仍对氧依赖。肺脏超声（出生后61d）以肺泡-间质综合征（水肿）为主要表现，胸膜线增粗、模糊或连续性中断，下野部分肋间可见点状或短线状高回声反射（虚线范围内），我们将其称为囊泡充气征。

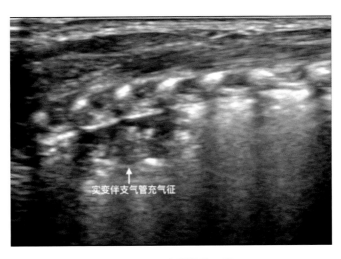

图 12-3 隐匿性肺不张

胎龄26^+2周，出生体重900g，因RDS入院，呼吸机治疗58d，出生后近100d仍需要吸氧，临床诊断为BPD。出生后62d，肺脏超声显示右肺超过两个肋间肺组织实变及支气管充气征，而胸部X线片并未见特异性异常，提示存在隐匿性肺不张。这种隐匿性肺不张可能是患儿长期对氧依赖的原因，因此，这种大面积肺实变不应是BPD本身应该有的病理改变，只能是伴随存在的病变，不能当作BPD的超声影像学改变。

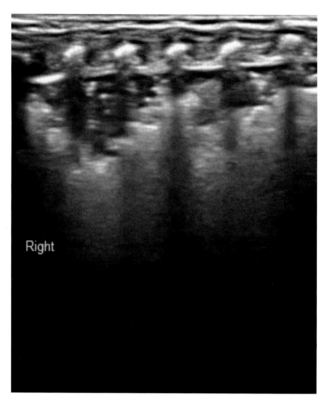

图 12-4　肺部炎症性改变

胎龄29^{+2}周，自然分娩，出生体重1 200g，Apgar评分8-10-10分/1-5-10min。气管插管正压通气下转入我院，因RDS予呼吸机治疗。出生后58d仍需氧疗，临床诊断为BPD。肺脏超声显示右肺内存在累及整个肺野的、边缘不规则的大面积实变伴支气管充气征，部分肋间胸膜线模糊或消失，符合肺炎的超声影像学特点，提示该患儿存在呼吸机相关性肺炎或院内感染性肺炎。反复发生或长期没有治愈的慢行肺炎为该患儿对氧依赖的原因。因此，对这种存在明显肺实变的对氧依赖患儿，不能轻易诊断为BPD，小即实变不应该是BPD本身应该具备的病理改变。

参考文献

［1］MOSCA F，COLNAGHI M，FUMAGALLI M. BPD：old and new problems. J Matern Fetal Neonatal Med，2011，24（Suppl 1）：80-82.

［2］早产儿支气管肺发育不良调查协作组. 早产儿支气管肺发育不良发生率及高危因素的多中心回顾性调查分析. 中华儿科杂志，2011，49（9）：655-662.

［3］刘敬，黄俊谨，陈颖，等. 肺脏超声对早产儿长期氧依赖肺部原因的鉴别价值. 中国小儿急救医学，2014，21（12）：786-789.

［4］LIU J，CHEN S W，LIU F，et al. BPD，not BPD，or Iatrogenic BPD：findings of lung ultrasound examinations. Medicine，2014，93(23)：e133.

［5］JOBE A H. What is BPD in 2012 and what will BPD become?. Early Human Development，2012，88（suppl 2）：s27-s28.

［6］POMAR E G，CONCINA V A，SAMIDE A，et al. Bronchopulmonary Dysplasia：Comparison Between the Two Most Used Diagnostic Criteria. Front Pediatr，2018，6：397.

［7］Walkup L L，Tkach J A，Higano N S，et al. Quantitative Magnetic Resonance Imaging of Bronchopulmonary Dysplasia in the Neonatal Intensive Care Unit Environment. Am J Respir Crit Care Med，2015，192（10）：1215-1222.